U0107531

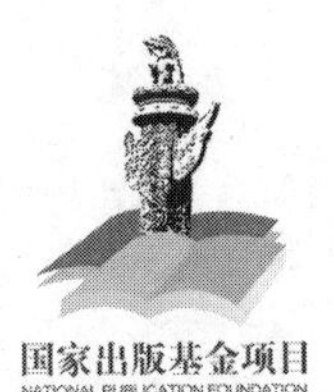

「十三五」国家重点图书出版规划项目

中医古籍名家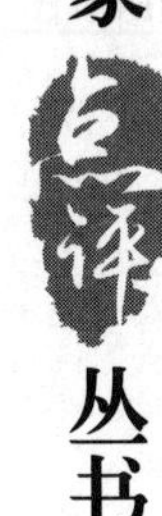丛书

总主编◎吴少祯

卫生宝鉴

元·罗天益◎著

史欣德◎点评

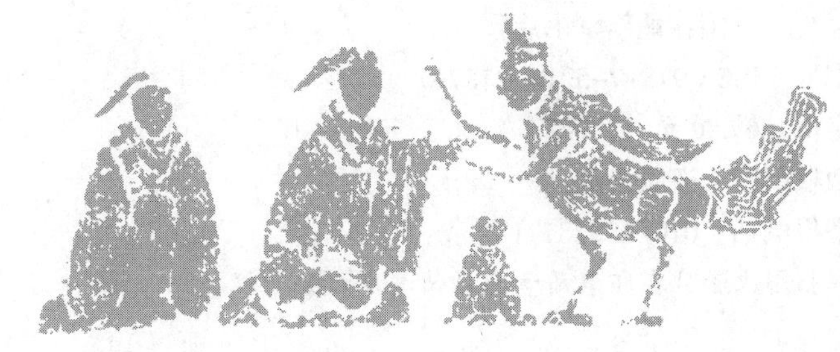

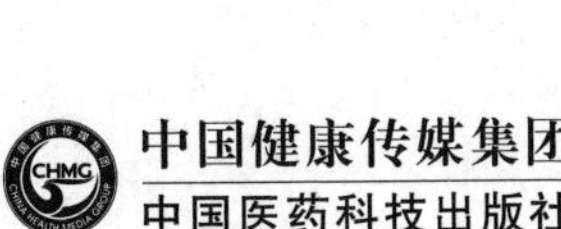

中国健康传媒集团
中国医药科技出版社

图书在版编目（CIP）数据

卫生宝鉴 /（元）罗天益著；史欣德点评．— 北京：中国医药科技出版社，2021.11

（中医古籍名家点评丛书）

ISBN 978-7-5214-2767-7

Ⅰ．①卫… Ⅱ．①罗… ②史… Ⅲ．①中国医药学—中国—元代 Ⅳ．① R2

中国版本图书馆 CIP 数据核字（2021）第 223843 号

美术编辑 陈君杞

版式设计 也 在

出版 **中国健康传媒集团** | 中国医药科技出版社

地址 北京市海淀区文慧园北路甲 22 号

邮编 100082

电话 发行：010-62227427 邮购：010-62236938

网址 www.cmstp.com

规格 710 × 1000mm 1/16

印张 25 3/4

字数 345 千字

版次 2021 年 11 月第 1 版

印次 2021 年 11 月第 1 次印刷

印刷 三河市万龙印装有限公司

经销 全国各地新华书店

书号 ISBN 978-7-5214-2767-7

定价 69.00 元

获取新书信息、投稿、为图书纠错，请扫码联系我们。

《中医古籍名家点评丛书》

编委会

出版者的话

中医药是中国优秀传统文化的重要组成部分之一。中医药古籍中蕴藏着历代名家的思维智慧与实践经验。温故而知新，熟读精研中医古籍是当代中医继承、创新的基石。新中国成立以来，中医界对古籍整理工作十分重视，因此在经典、重点中医古籍的校勘注释，常用、实用中医古籍的遴选、整理等方面，成果斐然。这些工作在帮助读者精选版本、校准文字、读懂原文方面发挥了良好的作用。

习总书记指示，要“切实把中医药这一祖先留给我们的宝贵财富继承好、发展好、利用好”，从而对弘扬中医药学、更进一步继承利用好中医药古籍提出了更高的要求。为此我们策划组织了《中医古籍名家点评丛书》，试图在前人整理工作的基础上，通过名家点评的方式，更进一步凸显中医古代要籍的学术精华，为现代中医药的发展提供借鉴。

本丛书遴选历代名医名著百余种，分批出版。所收医药书多为传世、实用，且在校勘整理方面已比较成熟的中医古籍。其中包括常用经典著作、历代各科名著，以及古今临证、案头常备的中医读物。本丛书致力于将现有相关的最新研究成果集于一体，使之具备版本精良、校勘细致、内容实用、点评精深的特点。

参与点评的学者，多为对所点评古籍研究有素的专家。他们学验俱丰，或精于临床，或文献功底深厚，均熟谙该古籍所涉学术领域的整体状况，又对其书内容精要揣摩日久，多有心得。本丛书的“点评”，并非单一的内容提要、词语注释、串讲阐发，而是抓住书中的主旨精论、蕴含深义、疑惑谬误之处，予以点拨评议，或考证比勘，溯源寻流。由于点评学者各有专擅，因此点评的形式风格也或有不同，但其共同之点是有益于读者掌握、鉴识所论医籍或名家的学术精华，领会临床运用关键点，解疑破惑，举一反三，启迪后人，不断创新。

我们对中医药古籍点评工作还在不断探索之中，本丛书可能会有诸多不足之处，亟盼中医各科专家及广大读者给予批评指正。

中国医药科技出版社

2017年8月

余序

作为毕生研读整理、编纂古今中医临床文献的一员，前不久，我有幸看到张同君编审和全国诸多相关教授专家们合作编撰《中医古籍名家点评丛书》的部分样稿。感到他们在总体设计、精选医籍、订正校注，特别是名家点评等方面卓有建树，并能将这些名著和近现代相关研究成果予以提示说明，使古籍的整理探索深研，呈现了崭新的面貌。我认为这部丛书不但能让读者系统、全面地传承优秀文化，而且有利于加强对丛书所选名著学验主旨的认识。

在我国优秀、靓丽的文化中，岐黄医学的软实力十分强劲。特别是名著中的学术经验，是体现“医道”最关键的文字表述。

《礼记·中庸》说:“道也者，不可须臾离也。”清代徽州名儒程瑶田说:“文存则道存，道存则教存。”这部丛书在很大程度上，使医道和医教获得较为集中的“文存”。丛书的多位编集者在精选名著的基础上，着重“点评”，让读者认识到中医药学是我国优秀传统文化中的瑰宝，有利于读者在系统、全面的传承中，予以创新、发展。

清代名医程芝田在《医约》中曾说:“百艺之中，惟医最难。”特别是在一万多种古籍中选取精品，有一定难度。但清代造诣精深的名医尤在泾在《医学读书记》中告诫读者说:“盖未有不师古而有济于今者，亦未有言之无文而能行之远者。”这套丛书的“师古济今”十分昭著。中国医药科技出版社重视此编的刊行，使读者如获宝璐，今将上述感言以为序。

中国中医科学院

余瀛鳌

2017年8月

目录 | Contents

卷十　名方类集

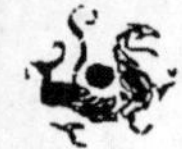

全书点评

《卫生宝鉴》为元代罗天益晚年所著。据考证，此书约成书于元至元二十年（1283），全书共25卷，是一部综合性医书，内容相当丰富，涉及内、外、妇、儿、五官各科病证。《卫生宝鉴》不仅记载了大量前人的经典名方及罗氏自创的有效方药，还有许多罗氏的医论、医案、方论，其中大多是对《内经》《难经》及张元素、李东垣易水学派理论的阐述、验证与发挥，至今仍有很高的参考价值。

一、成书背景

罗天益，字谦甫，元代真定路藁城（今河北石家庄市藁城区）人。生于金兴定四年（1220），卒于元至元二十七年（1290），享年70岁。

李濂《医史》（明正德八年）一书中有元代名士砚坚所撰的《东垣老人传》，其中记载了罗天益拜李东垣为师一事。李氏年老时想把他的医术传给后世，但一直没有找到合适的人选。友人周德父向他推荐了罗天益，推荐他的理由是他"性行敦朴，尝恨所业未精，有志于学"。当李东垣了解到罗天益学习不是为钱，而是为了传承医术时，欣然收他为徒，且承担了罗氏及其家人的一切生活费用，目的是让他安心坚持学习。罗天益一直跟随李东垣，直到李氏去世。李氏临终前，将其一辈子所写的手稿分门别类，全部交给了罗天益，并吩咐说:"此书付汝，非为李明之、罗谦甫，盖为天下后世，慎勿湮没，推而行之。"罗氏不负老师之嘱托，将李东垣的书一一整理、编辑、付梓。故蒋用文在本书序中曰："夫李氏之学，得罗氏而益明。"老师的高尚与学生的勤奋才使得这些医学研究成果代代相传，绵延至今。

罗天益在李东垣多年的精心指导下，不但深谙由张洁古开创，李东垣发扬光大的易水学派理论，同时在李氏授意、指导下撰写了《内经类编》。可见罗氏在正统中医理论的研究上有很深的造诣！另外，从《卫生宝鉴》所引文献来看，罗氏对《难经》《神农本草经》、张仲景的《伤寒论》与《金匮要略》、王叔和的《脉经》、王焘的《外台秘要》、孙思邈的《备急千金要方》、王冰的《补注黄帝内经素问》、钱乙的《小儿药证直诀》、朱肱的《类证活人书》、成无己的《注解伤寒论》、许叔微的《伤寒发微论》、张璧的《云岐子保命集》等前世医家的著作都有深入研究。

因罗氏医术非同一般，后受蒙元皇室征召，封为太医，曾多次随军应诊，所治病人多为忽必烈身边的近臣亲卫及他们的亲属，所涉病证有内外妇儿等各科，所用治法以内服及外用方药为主，也兼用针灸疗法。其医术正如本书胡广序所曰："今观谦甫是书，备诸证疗，盖斟酌古方而参以己意，且一一经试用之，无不神应，如养由基之于射，百发百中，诚有裨于医道为不少矣。"

罗氏至晚年，因担心其师爷张洁古、师父李东垣的宝贵学术思想与临床经验失传，遂将自己毕生所学所用之体会一一记录，精心编撰成书，名曰《卫生宝鉴》。其目的和意义正如砚坚之序所云："夫鉴之本明，其应物也，无心乎妍丑，而妍丑莫能掩。得是书者诚能习而读之，玩而味之，了然于心而无疑，一旦临用，如鉴之虚明，物来而应，若妍若丑，无纤毫之差，其用岂不博哉？不然，未用时置之高阁，仓猝间但备检阅，殆有辨之不明，似是而非，其所失不啻霄壤"。《卫生宝鉴》书名的意义与价值正如杨荣序所言："世之为医者得此书，诚如鉴之烛物，一举了然在目，必不至于差谬。凡有疾者观于此书，诚足以卫生，不至于危殆"。

二、主要内容

《卫生宝鉴》全书共25卷，约30万字。

卷一至卷三为“药误永鉴”，为罗氏的25篇医论。罗氏以《内经》理论和大量真实案例分析临床常见的误诊误治现象，来佐证自己的学术观点。以前车之覆，为后车之鉴，警示医者不要犯类似的治疗用药错误。

卷四至卷二十为“名方类集”，是本书的重点部分，篇幅最大。罗氏当时编撰“名方类集”的动机是“予受学于东垣先生，先生授以《内经》要奥，仍授以制方之法。中书左丞董公彦明，中统辛酉夏领军攻济南，时暑隆盛，军人饮冷，多成痢疾。又兼时气流行，左丞遣人来求医于予，遂以数药付之。至秋城陷矣，公回，谓予曰：向所付药，服之多效，其方君自制耶？古方耶？予曰：有自制方，有古方。公曰：君用药如此，可谓得医之三昧矣。以自制方及古方用之经验者，类而集之以济人，不亦善乎？予遂允之。凡古今名方亲获效者，类以成书，详列于后”。可见“名方类集”所收入之方多为罗氏亲试有效者，包括前世名方与自创方近800首，以内、外、妇、儿、五官、肛肠等各科分门别类，归类方药，每方下均列有主治病证、药物组成、各药剂量、制法、用法等，重点方剂还有详细的方解与医案，如卷五“劳倦所伤虚中有寒”门中的理中汤、建中汤等。最后还有“杂方门”与“针法门”。

卷二十一为“药类法象”，主要论述张洁古、李东垣的药物分类思想，即用自然界风、热、湿、燥、寒五气的特征来归类、解释药物功效。分别介绍了风升生、热浮长、湿化成、燥降收、寒沉藏五大类100味常用中药的药性、功效与备制法。另外对《内经》中药物的阴阳、寒热、气味厚薄、升降浮沉补泻法、脏气法时补泻法，以及君臣佐使等方剂配伍理论进行了论述。

卷二十二至卷二十四为“医验纪述”，记载了罗氏16则验案及2篇医论，其中包含很多有价值的学术观点、方剂解析与临床经验。如北方下疰脚气论、病宜早治、阴证阳证辨、病有远近治有缓急、风痰治验、上热下寒治验、阴黄治验、中寒治验等。

卷二十五为补遗，由罗氏门人根据其旨意与经验，系统补充伤寒等外感病症的常用有效治方。包括外感伤寒、表证、里证、半表半里证、伤感有内伤证、外感伤寒急证、表里杂证、烦躁、发黄、发斑、发狂、多汗、结胸、心下痞、呕、吐、下利、衄血、吐蛔、差后劳复、阴阳易、内伤似外感证、似外感阳明热证、似外感恶风寒证、似外感杂证等的治疗方药。其中有仲景等前世医家的方剂，也有罗氏自创之方。

三、主要学术思想

1. 以圣贤之心为心——奉《内经》为圭臬

罗天益对《内经》推崇备至，《卫生宝鉴》一书中，提及《内经》者有100多处。罗氏将《内经》理论奉为圭臬，如“革春服宣药歌”中云：“天与圣人同一体，长养万物不言利，《黄帝内经》福万世，惟恐生民触邪气。《调神四气》谨依行，身体康强无病滞……保生君子勿他求，当向《内经》求圣意。”同时罗氏也引用了大量《内经》理论，如：“大毒去病，十去其六；小毒治病，十去其七；常毒治病，十去其八；无毒治病，十去其九。如不尽行，复如法以谷肉果菜养之，无使过之，过则伤其正矣”；“阳气者若天与日，失其所则折寿而不彰”等。罗氏用很多《内经》理论来佐证自己的学术观点，批驳当时医界的一些错误认识与方法，这在卷一《药误永鉴》的医论中有大量体现。可见罗氏对《内经》的研究相当深入，且处处以《内经》理论为准绳。

2. 以仲景之心为心——庶得制方之旨

罗氏对张仲景推崇备至，《卫生宝鉴》一书中有100多处引用了仲景原文。如卷一“古方名实辨”曰:“昔在圣人，垂好生之德，著《本草》，作《内经》，仲景遵而行之以立方，号群方之祖。后之学者，以仲景之心为心，庶得制方之旨。”列专篇解释仲景的“阴盛阳虚汗之则愈下之则死”“阳盛阴虚下之则愈汗之则死”“汗多亡阳”“下多亡阴”等治则。罗氏对仲景理论与方药的研究也颇有心得，认为仲景之方药证相对，名实相符，制方之用意明确，如分析仲景小柴胡汤之方义曰:“治少阳证，口苦舌干，往来寒热而呕。盖柴胡味苦平，行少阳经；黄芩味苦寒为佐，治发热口苦；生姜辛温，半夏辛热，治发寒而呕；人参甘温，安胃和中；大枣甘平温，和阴阳，调荣卫，生津液，使半表半里之邪而自解矣。”在卷一“承气汤辨”中，罗氏对仲景三承气汤的运用指征进行了细致的论述，同时批判了三承气合用的时弊:“若不恶寒反恶热，谵语烦渴，腹满而喘，手足濈然汗出者，急下之，宜大承气汤。如邪气入深，恐有燥屎，欲知之法，与小承气汤试之。若腹中转矢气者，有燥屎也，乃可攻之；不转矢气者，必初硬而后溏，尚未可攻，攻之则腹满不能食。若腹大满不通者，亦以小承气汤微和其胃气，勿令大泄也。如发汗后不恶寒但热者，胃实也，当和其胃气，调胃承气汤主之……此仲景所以分而治之，未尝越圣人之制度。后之学者，以此三药合而为一，且云通治三药之证，及无问伤寒杂病内外一切所伤，一概治之。若依此说，与仲景之方，甚相违背，又失轩岐缓急之旨，红紫乱朱，迷惑众听，一唱百和，使病者暗受其弊。将何诉哉？”在卷二十一“用药用方辨”中，罗氏详细论述了桂枝汤与小建中汤的区别:“仲景治表虚，制桂枝汤。桂枝味辛热发散，助阳体轻，本乎天者亲上，故桂枝为君，芍药、甘草佐之。阳脉涩，阴脉弦，法当腹中急痛，仲景制小建中汤。芍药味酸寒，主收补中，本乎地者亲下，故芍药为君，官桂、甘草佐之，一则治表虚，一则治里虚，各言其主用也。”

另外，书中还大量引用了《小儿药证直诀》《太平惠民和剂局方》等前世医者中的名方，可见罗氏也是一位勤求古训、博采众方的医家，所用治法、治方并不局限于其老师李东垣的理论与经验。

3. 诊治重脾胃之气

在其师李东垣《脾胃论》《内外伤辨惑论》的影响下，罗氏对疾病的诊断与治疗十分重视脾胃之气，同时对饮食、劳倦等引起的脾胃病研究非常细致，这一点我们可以从《卫生宝鉴》一书的编辑顺序窥见一斑。如卷一开篇即论春天不可用通下法，原理是春天“当少阳用事，万物向荣生发之时，惟当先养脾胃之气，助阳退阴，应乎天道以使之平”。“名方类集”开篇即论“饮食自倍肠胃乃伤”的治法、方药，并细分食伤脾胃论与方、饮伤脾胃论与方。其次论劳倦所伤脾胃，又将治方细分为劳倦所伤虚中有寒、劳倦所伤虚中有热。在“北方下疰脚气论”一篇中，论述了饮食调整治法：“凡治此疾，每旦早饭，任意饱食，午饭少食，日晚不食，弥佳。恐伤脾胃营运之气，失其天度，况夜食则血气壅滞，而行阴道，愈增肿痛。”充分体现了罗氏对脾胃所伤病证的重视程度。

另外，本书所记载的大量医案也能反应罗氏重视固护脾胃的学术思想。如晋才卿至春病衄案，他医反复用清凉饮子、黄连解毒汤等苦寒之剂泻火止血，终至脾胃受伤，衄血不止，罗氏分析原因：“彼惟知见血为热，而以苦寒攻之，抑不知苦泻土。土，脾胃也。脾胃，人之所以为本者。今火为病而泻其土，火固未尝除而土已病矣。土病则胃虚，胃虚则营气不能滋荣百脉，元气不循天度，气随阴化而无声肌寒也。意粗工嘻嘻以为可治，热病未已，寒病复起，此之谓也”。

又如治真定路总管刘仲美自利腹痛案，罗氏用补脾方黄芪建中汤加芍药附子治之，“每服一两，依法水煎服之，再服而愈”。

再如67岁省郎中张子敬，“病眼目昏暗，唇微黑色，皮肤不泽，六脉弦细而无力。一日出示治眼二方，问予可服否？予曰：此药皆以黄连大苦之药为君，诸风药为使，凡人年五十，胆汁减而目始不明。《内经》云：土位之主，其泻以苦。诸风药亦皆泻土，人年七十，脾胃虚而皮肤枯，重泻其土，使脾胃之气愈虚，而不能营运营卫之气，滋养元气。胃气不能上行，膈气吐食诸病生焉。又已年高衰弱，起居皆不同，此药不可服。只宜慎言语，节饮食，惩忿窒欲，此不治之治也。子敬以为然。明年春，除关西路按察使，三年致仕还，精神清胜，脉遂平和，此不妄服寒药之效也”。罗氏详细论述了高年眼疾不能用大苦之药与风药的原理，均从脾胃角度阐述。

又治65岁刘巨源，因夏月“苦身体沉重，四肢逆冷，自利清谷，引衣自覆，气难布息，懒语言……口干但欲嗽水不欲咽，早晨身凉而肌生粟，午后烦躁，不欲去衣，昏昏睡而面赤，隐隐红斑现于皮肤”，其证有寒有热，脾有寒湿，中气不足，表实而里虚，治疗上“用寒则顺时而违本，用热则从本而逆时”，有违《内经》“用热远热”之诫。两难之时，罗氏选择“从乎中治”，“中治者，温之是也。遂以钱氏白术散，加升麻，就本方加葛根、甘草以解其斑；少加白术、茯苓以除湿而利其小便也。人参、藿香、木香，安脾胃，进饮食”。结果“每服一两，煎服，再服斑退而身温，利止而神出。次服异功散、治中汤辛温之剂，一二服，五日得平”。这个案例提示后人当寒热用药两难之时，可从脾胃论治。

在卷二十五《卫生宝鉴补遗》治伤寒方的最后，罗氏也不忘列治当用补中益气汤的“内伤似外感证”、用清暑益气汤的“似外感阳明中热证”、用小建中汤的“似外感杂证（发黄）”，以示脾胃内伤证与外感证的区别。

4. 治病用药当因时制宜，时不可违

罗氏之医论、医案非常重视因时制宜，强调用方用药应根据不同的季节与气候，采取适当的措施。如卷一“春服宣药辨”中引用古代天文历法著作《月令》以及《内经》的理论，分析、批驳了当时让无病之人在万物向荣生发的春天服通下药的错误方法。

又如卷一“汗多亡阳”篇中分析齐大哥冬天过汗而亡原理时说：“今以时月论之，大法夏月宜汗，此大法焉，然并以太过为戒。况冬三月闭藏之时，无扰乎阳，无泄皮肤，使气亟夺，为养藏之道也。逆之则少阴不藏，此冬气之应也。凡有触冒，宜微汗之，以平为期，邪退乃已。急当衣暖衣，居密室，服实表补卫气之剂，虽有寒邪，弗能为害。此从权之治也。今非时而大发其汗，乃谓之逆，故仲景有云：一逆尚引日，再逆促命期。今本伤而汗，汗而复伤，伤而复汗，汗出数回，使气亟夺，卫气无守，阳泄于外，阴乘于内，故经云：独阳不生，独阴不长。不死何待？虽卢扁亦不能治之活也"。均以时令特点来分析、判断治疗之正误、疾病之愈后。

又如52岁中书左丞张仲谦春月在大都患风证，欲速瘥，不听罗氏劝告，他医用汗法治疗后症状反而加重，后"再来邀予视之曰：果如君言，官事繁剧，不敢出门，当如之何？予曰：仲景云：大法夏宜汗，阳气在外故也。今时阳气尚弱，初出于地，汗之则使气亟夺，卫气失守，不能肥实腠理，表上无阳，见风必大恶矣"。罗氏不主张用汗法，也是从当时大都之地气候的特点来判断的，罗氏曰："治风当通因通用，汗之可也。然此地此时，虽交春令，寒气独存，汗之则虚其表，必有恶风寒之证。"此患后以"黄芪建中汤加白术服之，滋养脾胃，生发荣卫之气，又以温粉扑其皮肤，待春气盛，表气渐实，即愈矣。《内经》曰：心不可伐，时不可违。此之谓也"。可见罗氏的因时制宜思想，源自《内经》。

5. 中风需分经论治

罗天益当时在蒙元朝中当太医，治疗的大多是中老年达官贵人。且元代蒙古人以肉食为主，脑血管病的发病率比较高，罗氏接触这类病人应该比较多，故能积累丰富的治疗经验。在《卫生宝鉴》一书中，罗氏用七、八两卷的篇幅，详细论述了中风的辨证治疗思路、方药，及针灸疗法。其中最值得关注的就是罗氏活用前世名方小续命汤的思路与经验。此方列于中风诸方之首，说明是当时治疗中风最常用、最有效的方剂。但是在具体运用时，需因人而异，仔细观察风邪所中的经络部位，加减变通，按六经分治。罗氏曰："凡治中风，不审六经之形证加减，虽治与不治无异也。"又曰："上古之续命，混淆无别，今立分经治疗，又分各经针刺，无不愈也。”罗氏认为在运用小续命汤治疗中风时，必须分清邪在何经，按经分治。根据所犯经络不同，分别化裁出七方。如太阳经中风，无汗恶寒者用麻黄续命汤，有汗恶风者用桂枝续命汤；阳明经中风，无汗身热不恶寒者用白虎续命汤，有汗身热不恶寒者用葛根续命汤；太阴经中风，无汗身凉者用附子续命汤；少阴经中风，有汗无热者用桂枝附子续命汤。同时，在以上四经下都配有对应的针刺穴位。若无以上四经六证者，则归入少阳、厥阴经，用羌活连翘续命汤治疗。这种以小续命汤为基础，分经加药调量的方法，是罗氏治疗急性中风的重要学术思想与经验，值得学习与研究。

6. 主张无病不服药

药有偏性，用药治病的目的是以偏纠偏。药物偏性古人认为也是一种毒性，故《素问·五常政大论》云：“大毒治病，十去其六；常毒治病，十去其七；小毒治病，十去其八；无毒治病，十去其九。谷肉果菜，食养尽之，无使过之，伤其正也。”《内经》的意思是，最后的一分病，连无毒的药都不应该用，而要用食养的方法善后，更何况无病之人。罗氏秉承《内经》之旨，在卷一的第3篇就论“无病服药辨”，引用《内经》原文，同时列举了大量真名实姓的案例，论证了“无病服药”的严重弊端。如：“僧阎仲章服火炼丹砂二粒，项出小疮，肿痛不任，牙痒不能嚼物，服凉膈散半斤始缓。后饮酒辄发，药以寒凉之剂则缓，终身不愈。镇人李润之，身体肥盛，恐生风疾，至春服搜风丸。月余，便下无度，饮食减少，舌不知味，口干气短，脐腹痛，足胫冷，眩晕欲倒，面色青黄不泽，日加困笃，乃告亲知曰：妄服药祸，悔将何及。后添烦躁喘满，至秋而卒。张秀才者，亦听方士之说，服四生丸，推陈致新。服月余，大便或溏或泻，饮食妨阻，怠惰嗜卧，目见黑花，耳闻蝉声，神虚头旋，飘飘然身不能支，至是方知药之误也。遂调饮食，慎起居，谨于保养。三二年间，其证犹存，逾十年后方平复。刘氏子闻人言腊月晨，饮凉水一杯，一月，至春而无目疾，遂饮之。旬余，觉腹中寒痛不任，咳嗽呕吐，全不思食，恶水而不欲见，足胫寒而逆，医以除寒燥热之剂急救之，终不能效。此皆无故求益生之祥，反生病焉，或至于丧身殒命。壁里安柱，果如何哉……洁古老人云：无病服药，乃无事生事。此诚不易之论。人之养身，幸五脏之安泰，六腑之和平，谨于摄生。春夏奉以生长之道，秋冬奉以收藏之理，饮食之有节，起居而有常。少思寡欲，恬淡虚无，精神内守。此无病之时，不药之药也。"罗氏的这一观点，也正好击中了当今将滥用保健药的时弊！

四、学习要点

《卫生宝鉴》一书是罗天益多年学习研究、临证感悟与经验的结晶。其医论、方药、医案等都是罗氏真实的体会与实践记录，有很高的学术价值，值得我们认真学习研究。

1. 医论部分学习要点

卷一至卷三为"药误永鉴"，篇幅不大，内容比较分散，但都是罗氏在临床中发现的各种误识、误治及经验教训，至今仍有重要的借鉴意义，值得大家反复阅读体会。

2. 名方类集部分学习要点

从卷四至卷二十是"名方类集"部分，是本书篇幅最大的部分，记载了饮食所伤、劳倦所伤，以及泻热、除寒、内外妇儿各科方剂近800首，其中大多为前世医方，罗氏收集或自创方近300首，都值得学习。卷四至卷六是饮食所伤、脾胃、劳倦所伤、泻热、除寒类方，是能反应罗氏学术思想的重点部分，值得仔细阅读，反复领会。

3. 药类法象部分学习要点

"药类法象"是张元素提出的药物分类方法，虽然现在已很少运用，但仍有其合理、实用的部分。如李东垣所创的升阳散火汤，用了羌活、防风、独活等大量风药，其目的并不在散风，而在升阳，若用

“风升生”的理论解释则更易说明其配伍原理。“药类法象”所列药物仅 100 味，是常用药中的常用药，值得大家反复研读、揣摩。

4. 医验纪述部分学习要点

卷二十二至二十四为“医验纪述”，共记载了罗氏临证的 16 则验案及 2 篇医论。每个案例都描述得极其详细，有患者的职务、姓名、年龄或长相、诊治过程，也有罗氏的治疗思路，对临床诊疗有很大帮助。所以每个案例都值得仔细品读、回味。

5. 补遗部分学习要点

补遗部分仅 1 卷，内容虽然不多，但浓缩了外感病的重要治疗方药。分类上也有特点，可以作为学习仲景《伤寒论》的补充参考资料。其中值得关注的是“内伤似外感证”“似外感阳明热证”“似外感恶风寒证”“似外感杂证”4 种与伤寒病类似的内伤病的辨证与治疗方法。

重刊卫生宝鉴序

医自轩岐设教，其为天下斯民虑，至深远也。然去圣既远，教虽存而不免浸至失真，此所以必又待豪杰之士为之维持发越，而后可以永其传也。历代以来，若秦越人、淳于意、张仲景、华元化、孙思邈，盖皆其人焉。奈何自思邈而下，世代益远，所失益甚。士之习医业者，各尊所闻、行所知，伥伥乎莫知适从矣。是故凡遗书所存，其处方立论，纷纷乖谬。或气运之有遗，或经络之不审，或表里升降而混于所施，君子于此不能无识议焉。天悯斯民，嗣生豪杰，而刘河间、张洁古、李东垣诸公者，挺然复出，启前圣不传之秘，焕然为后学之模范。然当时学者，惟真定罗谦甫氏，独得李氏之正传，故所辑《卫生宝鉴》一书，论病则本于《素》《难》，必求其因。其为说也详而明，制方则随机应变，动不虚发；其为法也简而当，大抵皆采摭李氏平日之精确者，而间檃括以己意，旁及于诸家者也。江左旧有刻板，兵燹不存。士大夫家罕有其书，虽间有能誊录者，往往病于差谬，弃置不省。后生晚学，殆有未尝经目者矣。吾友院判韩公公达，为予言其幼稚时，尝承先君子复斋先生之训：谓罗氏深得李氏不传之奥，其处方立论，不偏于一，而于针法本草，莫不备述，实医家至要之书，尝雠校其讹舛，欲重刊行而未暇，汝辈当继志勿忘也。先人没已久，言犹在耳。某今幸承泽余，叨仕医垣，日近圣天子清光，思所以报称万一者，惟是书为然。恒惜其传布之不广，乃命医士钱垣缮写。捐俸资，鸠工锓木，与众共之，子盍为序。呜呼！罗氏之书，将翕然为人所争诵矣。夫李氏之学，得罗氏而益明；罗氏之书，得韩氏而传播不朽。是其嘉惠后学，羽翼医教之盛心，于何如也？因不辞而书以为末序云。

永乐十五年岁在丁酉冬十一月癸丑

太医院院判淮南蒋用文书

序

《卫生宝鉴》者，罗谦甫所著之书也。谦甫，东垣李明之之门人。东垣在当时，有国医之目，已达窔[①]奥。谦甫盖升其堂而入其室者，发言造诣，酷类其师，有裨于前人之未备。书已板行，元末毁于兵燹，故今少见全籍。近年以米，间有抄录之者，又多遗逸，独吴郡韩氏家藏为善本，盖复斋韩公恒补其缺略，正其讹误，此书之不废，其有幸矣。复斋尝欲锓梓以惠于世，有志未遂而卒，遗命嘱其子公达。公达拳拳服膺不忘，既刻东垣《脾胃论》及《内外伤辨》《用药珍珠囊》三书已，又刻完是书，为费不赀，卒成其先人之志，间徵广文为序。窃观方书，古今不一家，其或有非出于良医师之手集录，往往用之，或失其宜，不能收效而反有戕贼人者，非方之罪，盖不知医之误也。大抵医家著述，其说尤难，一或失理，生死安危在毫忽间耳！世或病张长沙著论，有大人之病而无婴儿之患，有北方之药而无南方之治，斯殆所谓难也欤！今观谦甫是书，备诸证疗，盖斟酌古方而参以己意，且一一经试用之，无不神应，如养由基之于射，百发百中，诚有裨于医道为不少矣。复斋深究其然，乃欲广其传，以寿斯人于无穷，闵世疾苦之心切矣。公达克推是心，无所违焉。果能俾是书之传，如其先人之欲，贤哉！公达之为人子也！使其书家列而户置之，其功不亦溥乎？穷乡下邑之士，猝然有疾，不得良医师，得是书而观之，对证以求方，依方而服药，必洒然如褫，不至于束手待毙。使凡

① 窔（yào 要）：幽深。

浅之夫为医者，得是书而观之，于用药必有所循倣[①]，必不至于谬误。其为惠泽于人者，讵可涯乎？遂书以为序，以见公达父子之用心也。今国家覃至仁以为治，跻斯世斯民于寿域之中，而公达之为，盖有所助也欤！公达名夷，仕为太医院判，忠勤端悫[②]，小心慎密，尤为上所知遇云。

永乐十五年岁次丁酉十二月戊戌

文渊阁大学士兼左春坊大学士奉政大夫庐陵胡广序

---

① 倣（fǎng 纺）：同“仿”。

② 悫（què 确）：诚实。

序

吴郡韩公复阳，精于医学，尝以李东垣门人罗谦甫所著《卫生宝鉴》书，详加考订，将寿诸梓，未就而殁。公之季子公达，克世其业，遭逢圣明，仕为太医院判。尝持此书语予曰：吾将刻之以成先志，幸一言以序之。予既诺而未暇为，今年冬，公达又殁。其子布复泣且拜，恳求不已。予惟上古圣神，闵斯民之扎瘥[①]夭阏[②]，不得以全其寿，于是为之医药以济之。厥后名医世出，各以意见著方书，联篇累牍，非止一家，然用而试之，有得有失。独近世东垣所著《内外伤辨》等篇，发前人之所未发，故其所著之方，靡不神效。谦甫受业其门，得闻至论。其为此书，斟酌损益，具载悉备，嘉惠于世者厚矣。公达既精通其艺，上承于眷遇，下济于斯人，而尤惓惓以继先志为务，此仁人孝子之用心。予与公达素相知，于其殁岂能忘言哉？世之为医者得此书，诚如鉴之烛物，一举瞭然在目，必不至于差谬。凡有疾者观于此书，诚足以卫生，不至于危殆。然则此书之传，其功不亦博乎？遂书以序于后。

永乐十五年岁次丁酉十二月戊申

翰林院学士奉政大夫兼右春坊右庶子建安杨荣书

---

① 扎瘥：为病所困。

② 夭阏（yāo è 腰厄）：夭亡；夭折。

序

太医罗先生，学于东垣李君，源流于易水张君，其道大行。惧夫二君之传久而泯没也，集录铨次而刻之梓者，非一编矣。暇日携成书四帙见示，而曰：且将板行，一序毋吝。翻而阅之，曰《药误永鉴》者，知前车之覆，恐后人蹈之也；曰《名方类集》者，古今之方，择之已精，详而录之，使后人有所据依也；曰《药类法象》者，气味厚薄，各有所用，证治增损，欲后人信之也；曰《医验纪述》者，遇如是病，用如是药，获如是效，使后人慎之也，大抵皆仁者之用心。抑论之：天下之事，辨之不明，固有似是而非，利于此而害于彼者。况医之为道，阴阳虚实，千状万态，神圣工巧，存乎其人，合四者而一之，名曰《卫生宝鉴》。夫鉴之本明，其应物也，无心乎妍丑，而妍丑莫能掩。得是书者诚能习而读之，玩而味之，了然于心而无疑，一旦临用，如鉴之虚明，物来而应，若妍若丑，无纤毫之差，其用岂不博哉？不然，未用时置之高阁，仓猝间但备检阅，殆有辨之不明，似是而非，其所失不啻霄壤。诗云：伐柯伐柯，其则不远。执柯以伐柯，睨而视之，犹以为远，殆非先生垂示后人之意也。

至元辛巳冬至日郧城砚坚题于卷首

序

夫医与造化参，学之精者为难。至著书垂训，冀后世必然之用者为尤难。罗君谦甫，东垣先生之高弟，尝谓予言，初受简席下，东垣先生曰：汝将为为人之学欤？闻道之士乎？请曰：愚虽不敏，幸蒙先生与教理之深旨，乃所愿也。故十数年间，虽祁寒盛暑，亲炙不少辍，真积力久，尽传其私淑不传之妙。大抵人之疾疢，不外乎阴阳变征，我能参两间，会一身，推穷其所受根源，方为可尔。用是以所得日用之间，如敌在目中，然后审药为攻，未尝不如吾之所必取也。因集为一书，题曰《卫生宝鉴》。曰《辨误》者，证世之差谬，明其理之所自也；曰《择方》者，别夫药之精粗寒燠，以酌其疾证之宜否也；曰《纪验》者，述其己之治疗，与彼之深浅，见其功效之实也。仆平昔所得者如是，吾子其为我序之。余闻医之为学，古圣贤致知格物之一端也。轩岐以来，《难》《素》《灵枢》等书，累千万言，自非以医为任者，孰克而究之？若罗君者，可谓以医为任而究其理之所自欤。昔王彦伯医声既著，列三四灶，煮药于庭，老幼塞门来请。彦伯曰：热者饮此，寒者饮此，风者气者各饮此，初不计其酬谢。今罗君亦以道心济物，复能著书垂后，冀必然之用，其仁心普济，当以彦伯同流。其谁曰不然？故乐为题其端云。

至元癸未清明日

中议大夫治书侍御史汲郡王恽序

自　启

天益上东垣先生启曰：窃以射不师于后羿，岂能成弹日之功？匠非习于公输，未易耸连云之构。惟此医药之大，关乎性命之深，若非择善以从之，乌得过人之远矣？兹者伏遇先生聪明夙赋，颖悟生资，言天者必有验于人，论病者则以及于国。驱驰药物，如孙吴之用兵；条派病源，若神禹之行水。是以问病而证莫不识，投药而疾靡不瘳，有元化涤胃之神功，得卢扁起人之手段，犹且谦以接物，莫不忠于教人。如天益者[①]鼓聚[②]晚生，东垣名[③]族，幼承父训，俾志学于诗书；长值危时，遂苟生于方技。然以才非卓荦，性实颛蒙，恐贻费[④]人之讥，常切求师之志。幸接大人之余论，始惭童子以何知？即欲敬服弟子之劳，亲炙先生之教，朝思夕诵，日就月将。其奈千里孑身，一家数口，内以生涯之逼，外为官长之拘，不得免焉。是以难也！今乃谨修薄礼，仰渎严颜，伏望怜鄙夫之间，为之竭焉。见互乡之童，与其进也，使得常常之见，得闻昧昧之思，若味亲糟粕之余，是赐获丘山之重。过此以往，未知所裁，谨启。

① 者：明德堂本作“斋”

② 鼓聚：原脱，据明德堂本补。

③ 名：原脱，据明德堂本补。

④ 费：原脱，据明德堂本补。

重刊卫生宝鉴后序

夷幼承先子严训，言东垣李先生医术之精，古今罕及，门人罗谦甫深得其秘奥。二公所著《脾胃论》《卫生宝鉴》诸书，皆补前人之未备，分门辨误，不执于一偏，以至针法、本草，无不详尽，诚医家切要而不可缺者。或乃论其用药不施攻法而多补，迂缓难用，此不能深究其旨而妄为之说也。观各方中所用麻黄、葛根，汗剂也；瓜蒂、赤豆，吐剂也；大黄、芒硝、牵牛、巴豆，下剂也。三攻之法，未尝不用。特其攻补随宜，施之先后，各有攸当。传诸书皆已版行于世，惜乎毁于元兵。今抄本传讹者多，吾尝正其缺误，欲寿诸梓，因循未果，汝他日当成吾志焉。未几，先子下世，夷拳拳服膺弗敢忘。迩年以来，东垣《脾胃论》《内外伤辨》《用药珍珠囊》三书，刊板已就。今复捐俸资，令医士钱垣缮写罗氏《卫生宝鉴》二十四卷，补遗一卷，计四百八十一板，共一十五万五千余字，募工刊完，将以广布四方，庶几不负我先子平昔之志。非惟从事于活人之术者，究心于此，大有所益，而遐壤僻邑无医之处，仓卒遇病，检方用药，亦必得其效也。

永乐十五年十二月初一日

承德郎太医院院判吴郡韩夷公达谨识

补刻卫生宝鉴后序 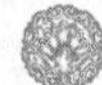

神农氏尝百药以治人病，于是为有医之始。厥后《素》《难》诸篇继作，而医乃大备。然上古之治疾，简略不繁，所用不过一二味而已。自张仲景制伤寒诸方，而后世相承，竞撰方书，至有充栋之富。然或奇峻太过，或泛杂不专，求其一验者盖鲜矣。若东垣李明之，生金源[①]之时，得轩岐之髓，用药处方，如衡准物，攻补之施，未尝有毫发苟，盖二三百年来，南北所共遵用，而不敢有异议者。此岂非杰然于其学者哉？罗谦甫氏，为东垣高弟子，《卫生宝鉴》则李氏十书之羽翼也。有论有方，跬步不敢越其师家法，而发明遗蕴，时有裨所未备者，盖今学东垣者之所必由，而世决不可少者也。旧刻在苏，余因弭节之暇，取而览之，则残缺特甚。乃嘱郡守史侯，订正其讹，且求善本而补焉。呜呼！济人利物，士君子之急务，而有位者尤甚。若是书不完，则是览者必废，而东垣无辅也。何忍其若是哉？此固予之心也。倘今既全之后，从此流传，或穷乡乏医之处，一有所需，而无遗珠之叹，则前贤及物之仁，举在是矣，孰谓不收于一补之功乎？书成宜志，乃书其后，以为有志泽世者之告，非直为医家之言也矣。

弘治七年夏五月既望

赐进士出身巡按直隶监察御史汝南刘廷瓒宗敬跋于姑苏之冰玉堂

① 源：疑为“元”之误。

卷一　药误永鉴

春服宣药辨

戊申春，先师东垣老人论春月奉生之道。《月令》云：是月也，不可以称兵，称兵必天殃。毋杀孩虫胎夭飞鸟，毋伐山林。又云：祭先脾，孟春行冬令，则首种不入；行秋令，则民大疫。故国有春分停刑之禁，十二经有取决于胆之戒。仲景云：大法，春宜吐，故少阳证禁下，宜小柴胡汤和解之。少阳用事，万物方生，折之则绝生化之源，此皆奉生之道也。有假者反之，且春初服宣药者，乃伐天和而损脾胃，非徒无益而又害之。予因演先师之论，著为此论。世传宣药，以牵牛、大黄之类，或丸或散，自立春后，无病之人服之，辄下数行。云凡人于冬三月，厚衣暖食，又近于火，致积热于内，春初若不宣泄，必生热疾。又云：解三焦积热，去五脏余毒，殆无此理。方冬严气凝寒，厚衣暖食近火，所以敌天气之寒也。冬裘夏葛，冬饮汤而夏饮水，皆自然之道，何积热于内而生疾乎？且阴阳偏胜则疾，果三焦积热，是阳亢阴绝，岂有得生之理哉？故《难经》云：腑病易治，脏病难愈。邪气中脏，病之极矣。今言五脏俱有邪毒，则神将何依？《内经》亦曰：春三月，此谓发陈。天地俱生，万物以荣，夜卧早起，广步于庭，披发缓形，以使志生，生而勿杀，予而勿夺，赏而勿罚，此春气之应，养生之道也。逆之则伤肝，夏为寒变，奉长者少。又曰：必先岁气，无伐天和。故智者之养生也，必顺四时，适寒温，和喜怒而安居处，节阴阳而调刚柔，如是则邪僻不至。又曰：苍天之气清净，则志意治。顺之则阳气固，虽有贼邪，弗能害也。失之则内闭九窍，外壅肌肉，卫气散解，此谓自伤，气之削也。当少阳用事，万物向荣生发之时，惟当先养脾胃之气，助阳退阴，应乎天道以使之平。今反以北方寒水所化，气味俱厚，苦寒之剂投之，是行肃杀之令于奉生之月，当升反降，伐脾胃而走津液，使营运之气减削，其不能输精皮毛经络必矣。奉长之气，从何而生？脏腑何所以禀受？脾胃一衰，何病不起？此诛罚无过，是谓大惑。无病生之，有病甚之。所谓春服宣药者，自轩岐而下，历代明医，俱无是说。呜呼！此理明白，非难知也。世多雷同，莫革其弊，深可痛哉！凡有志保生者，但以圣贤之言为准，则可免疑误之悔，夭折之祸矣。

革春服宣药歌

天与圣人同一体，长养万物不言利，《黄帝内经》福万世，惟恐生民触邪气。《调神四气》谨依行，身体康强无病滞，去圣逾远医道衰，谁解非非而是是。初春宣药服寒凉，无故令人遭疫疠，肠鸣腹痛下数行，脾土既衰复损胃，周身百脉失经常，安乐身中强生事。少阳用事物向荣，一夜风霜反凋弊，春不生荣秋不收，奉养之气从何至，四时失序化难成，血气一衰神不炽。主明下安养生昌，心不明时灾患继，哀哉此理久不明，故以言理革其弊，保生君子勿他求，当向《内经》求圣意。

【点评】“宣药”不是指麻黄、荆芥等发散药，而是指牵牛、大黄之类的通下药。罗氏引用古代天文历法著作《月令》以及中医经典《内经》中的大量观点，并作“革春服宣药歌”，批驳了当时世传让无病之人春天服通下药的错误卫生方法。春为升发之季，“当少阳用事，万物向荣生发之时，惟当先养脾胃之气，助阳退阴，应乎天道以使之平。今反以北方寒水所化，气味俱厚，苦寒之剂投之，是行肃杀之令于奉生之月，当升反降，伐脾胃而走津液，使营运之气减削，其不能输精皮毛经络必矣。奉长之气，从何而生？脏腑何所以禀受？脾胃一衰，何病不起？此诛罚无过，是谓大惑。无病生之，有病甚之”。故“仲景云：大法，春宜吐，故少阳证禁下，宜小柴胡汤和解之”。罗氏详细解释了春季不可用泻下药的道理。当然，临床也要看患者的具体情况，如果确为阳明腑实证，即使是春天，也当下。

无病服药辨

谚曰：无病服药，如壁里安柱，此无稽之说，为害甚大。夫天之生物，五味备焉，食之以调五脏，过则生疾。故经云：阴之所生，本在五味。阴之五宫，伤在五味。又曰：五味入胃，各归其所喜。故酸先入肝，辛先入肺，苦先入心，甘先入脾，咸先入肾，久而增气，气增而久，夭身之由也。又云：酸走筋，辛走气，苦走骨，咸走血，甘走肉，五味口嗜而欲食之，必自裁制，勿使过焉。至于五谷为养，五果为助，五畜为益，五菜为充，气味合而食之，补精益气；倘用之不时，食之不节，犹或生疾。况药乃攻邪之物，无病而可服焉？《圣济经》曰：彼修真者，蔽于补养，轻饵药石。阳剂刚胜，积若燎原，为消狂痈疽之属，则天癸竭而荣涸；阴剂柔胜，积若凝冰，为洞泄寒中之属，则真火微而卫散。一味偏胜，一脏偏伤。一脏既伤，四脏安得不病？唐孙思邈言，药势有所偏胜，令人脏气不平。裴潾谏唐宪宗曰：夫药以攻疾，非朝夕常用之物。况金石性酷烈有毒，又加炼以火气，非人五脏所能禁。至于张皋谏穆宗曰：神虑清则气血和，嗜欲多而疾疢作。夫药以攻疾，无疾不可饵。故昌黎伯铭李子之墓曰：余不知服食说自何世起，杀人不可计。而世慕尚之益至，此其惑也！今直取目见亲与之游，而以药败者六七，公以为世诫。工部尚书归登、殿中御史李虚中、刑部尚书李逊、弟刑部侍郎建、襄阳节度使工部尚书孟简、东川节度使御史大夫卢植、金吾将军李道古，今又复取目见者言之：僧阎仲章服火炼丹砂二粒，项出小疮，肿痛不任，牙痒不能嚼物，服凉膈散半斤始缓。后饮酒辄发，药以寒凉之剂则缓，终身不愈。镇人李润之，身体肥盛，恐生风疾，至春服搜风丸。月余，便下无度，饮食减少，舌不知味，口干气短，脐腹痛，足胫冷，眩晕欲倒，面色青黄不泽，日加困笃，乃告亲知曰：妄服药祸，悔将何及。后添烦躁喘满，至秋而卒。张秀才者，亦听方士之说，服四生丸，推陈致新。服月余，大便或溏或泻，饮食妨阻，怠惰嗜卧，目见黑花，耳闻蝉声，神虚头旋，飘飘然身不能支，至是方知药之误也。遂调饮食，慎起居，谨于保养。三二年间，其证犹存，逾十年后方平复。刘氏子闻人言腊月晨，饮凉水一杯，一月，至春而无目疾，遂饮之。旬余，觉腹中寒痛不任，咳嗽呕吐，全不思食，恶水而不欲见，足胫寒而逆。医以除寒燥热之剂急救之，终不能效。此皆无故求益生之祥，反生病焉，或至于丧身殒命。壁里安柱，果如何哉？且夫高堂大厦，梁栋安，基址固，坏涂毁塈，柱于壁中，甚不近人情。洁古老人云：无病服药，乃无事生事。此诚不易之论。人之养身，幸五脏之安泰，六腑之和平，谨于摄生。春夏奉以生长之道，秋冬奉以收藏之理，饮食之有节，起居而有常。少思寡欲，恬淡虚无，精神内守。此无病之时，不药之药也。噫！彼数人者既往不咎矣，后人当以此为龟鉴乎。

【点评】罗氏引用《内经》原文，同时列举了大量真名实姓的案例，论证了“无病服药”的严重弊端。其认为食物“倘用之不时，食之不节，犹或生疾”，更不必说有明显寒热偏性的药物。并以洁古先生的“无病服药，乃无事生事”谆谆告诫后人：“人之养身，幸五脏之安泰，六腑之和平，谨于摄生。春夏奉以生长之道，秋冬奉以收藏之理，饮食之有节，起居而有常。少思寡欲，恬淡虚无，精神内守。此无病之时，不药之药也”。罗氏的这一观点也正好击中了现代人盲目服用安宫牛黄丸等时弊。

古方名实辨

仲景以小柴胡治少阳证口苦舌干，往来寒热而呕。盖柴胡味苦平，行少阳经；黄芩味苦寒为佐，治发热口苦；生姜辛温，半夏辛热，治发寒而呕；人参甘温，安胃和中；大枣甘平温，和阴阳，调荣卫，生津液，使半表半里之邪而自解矣。大承气汤治阳明本实，痞满燥实。枳实苦微寒，泄痞；厚朴苦温，除满；芒硝辛寒，润燥。邪入于腑而作热实，以大黄苦寒下之，酒制者为因用。热散气升而作汗解矣，因以承气名之。钱仲阳以升麻汤[①]治小儿寒暄不时，阳明经受邪，身热目疼，鼻干不得卧，及疮疹未发，发而不匀。升麻苦平，葛根甘平，解散外邪；甘草甘温，芍药酸微寒，调和中气，拒邪不能伤其里。白术散治小儿阳明本虚，阴阳不和，吐利后而亡津液，虚热口干。人参、甘草、白术甘温，和中补胃；藿香、木香辛温芳馨，可以助脾；茯苓甘平，分阴阳而导其湿；葛根甘平，倍于众药，其气轻浮，鼓舞胃气上行，生津液而解肌热。《局方》中四物汤，调荣养卫，益气滋血。当归辛温，熟地黄甘温，能滋血；川芎辛温，白芍药味酸微寒，能养气。盖血为荣，气为卫，四物相合，故有调益滋养之实。黄芪建中汤治面色萎黄，脐腹急痛。脾胃不足者，肝木乘之也。木胜其中，土走于外，故萎黄见于面。《难经》曰：其平和不可得见，衰乃见耳。黄芪、甘草甘温能补脾土；芍药之酸，能泻肝木，水挟木势，亦来侮土，故作脐腹急痛；官桂辛热，散其寒水；生姜、大枣、饴糖辛甘大温，益气缓中，又与脾胃行其津液，以养四脏，健脾制水，补子泻母，使四脏各安其气。必清必净，则病气衰去。建中之名，亦不诬矣。上数方，药证相对，名实相辅，可垂法于世。近世用双解散，治风寒暑湿，饥饱劳逸，殆无此理。且如风邪伤卫，必自汗

① 升麻汤：即钱乙升麻葛根汤。

而恶风；寒邪伤荣，必无汗而恶寒。又云：伤寒伤风，其证不同。中暑自汗，必身热而气虚；中湿自汗，必体疼而沉重。且四时之气，更伤五脏，一往一来，未有齐至者也。饥则损气，饱则伤胃，劳则气耗，逸则气滞。其证不同，治法亦异。盖劳者温之，损者补之，逸者行之，内伤者消导之。今内外八邪，一方治之，有此理乎？《内经》云：调气之方，必别阴阳，内者内治，外者外治。故仲景云：且除其表，又攻其里，言仍似是，其理实违。其是之谓欤！如搜风丸、祛风丸，有搜风、祛风之名，无搜风、祛风之实。百解散亦此类也。谚云：看方三年，无病可医；疗病三年，无药可用。此亦名实不相辅故也。噫！去圣逾远，其术暗昧，人自为法，无可考证。昔在圣人，垂好生之德，著《本草》，作《内经》，仲景遵而行之以立方，号群方之祖。后之学者，以仲景之心为心，庶得制方之旨。

【点评】罗氏先分析了仲景小柴胡汤、大承气汤、黄芪建中汤，钱乙升麻葛根汤、白术散，《太平惠民和剂局方》四物汤的组方原理，以示古方药证相对，名实相符。转而批驳了当时广泛使用的双解散、百解散、搜风丸、祛风丸，认为这些方“眉毛胡子一把抓”，有名无实、名实不符。“以仲景之心为心，庶得制方之旨”是罗氏的观点。

承气汤辨

仲景《伤寒论》云：寒邪外伤，传而入里。里者，入胃是也。邪气入胃，则变而为热。胃中之气郁滞，糟粕秘结，壅而为实。实则泻之，人所共知。如缓急轻重之剂，则临时消息焉。若不恶寒反恶热，谵语烦渴，腹满而喘，手足濈然汗出者，急下之，宜大承气汤。如邪气入深，恐有燥屎，欲知之法，与小承气汤试之。若腹中转矢气者，有燥屎也，乃可攻之；不转矢气者，必初硬而后溏，尚未可攻，攻之则腹满不能食。若腹大满不通者，亦以小承气汤微和其胃气，勿令大泄也。如发汗后不恶寒但热者，胃实也，当和其胃气，调胃承气汤主之。成无己云：大热结实者，大承气；小热微结者，小承气。以热不甚大，故于大承气汤内去芒硝，又以结不至坚，故不减厚朴、枳实也。如不至大坚满，邪气盛而须攻下者，亦未可投大承气汤，必以轻缓之剂攻之，于大承气汤中去厚朴、枳实，加甘草，乃轻缓之剂也。若大承气证，反用调胃承气汤治之，则邪气不散；小承气汤证，反用大承气汤下之，则过伤正气而腹满不能食，故有勿大泄之戒。此仲景所以分而治之，未尝越圣人之制度。后之学者，以此三药合而为一，且云通治三药之证，及无问伤寒杂病内外一切所伤，一概治之。若依此说，与仲景之方甚相违背，又失轩岐缓急之旨，红紫乱朱，迷惑众听，一唱百和，使病者暗受其弊。将何诉哉？有公心审是非者，于《内经》、仲景方内求责，使药证相对。以圣贤之心为心，则方之真伪，自可得而知矣。

【点评】罗氏在详细分析大、小、调胃三首承气汤不同适应证的基础上，批驳了后世将三方合而为一以通治三方之证的做法，认为此“与仲景之方甚相违背，又失轩岐缓急之旨，红紫乱朱，迷惑众听，一唱百和，使病者暗受其弊”，强调用方应当“药证相对”。

阴盛阳虚汗之则愈下之则死

仲景云：阴盛阳虚，汗之则愈，下之则死者。此言邪气在表之时也。夫寒邪属阴，身之外者属阳，且夫各脏腑之经络，亦属阳也。盖阳气为卫，卫气者，所以温分肉，充皮毛，肥腠理，司开阖，此皆卫外而为固也。或烦劳过度，阳气外损，不能卫固，阳为之虚。阳虚者阴必凑之，故阴得以胜。邪气胜则实，阴盛阳虚者此也。阴邪既盛，腠理致密，阳气伏郁，不得通畅，所以发热恶寒，头项痛，腰脊强。应解散而药用麻黄者，本草云：轻可去实，葛根、麻黄之属是也。盖麻黄能退寒邪，使阳气伸越，作汗而解。故曰阴盛阳虚，汗之则愈。里气和平而反下之，中气既虚，表邪乘虚而入，由是变证百出，故曰下之则死。《外台秘要》云：表病里和，汗之则愈，下之则死，正此意也。

阳盛阴虚下之则愈汗之则死

仲景云：阳盛阴虚，下之则愈，汗之则死者。此言邪气在里之时也。夫寒邪始伤于表，不解而渐传入于里，变而为热。人之身在里者为阴。华佗云：一日在皮，二日在肤，三日在肌，四日在胸，五日在腹，六日在胃，入胃谓之入腑也。腑之为言聚也，若府库而聚物焉，又为水谷之海、荣卫之源。邪气入于胃而不复传流水谷，水谷不消去，郁而为实也，此阳盛阴虚者此也。故潮热引饮，腹满而喘，手足漐漐汗出，大便难而谵语，宜大承气汤，下之则愈。潮热者为实也，此外已解，可攻其里而反汗之，表无阴邪，汗又助阳，阳实而又补，表里俱热，不死何待？《外台秘要》云：表和里病，下之则愈，汗之则死，正此意也。

【点评】上两篇详细解释了仲景提出的“阴盛阳虚，汗之则愈，下之则死”以及“阳盛阴虚，下之则愈，汗之则死”的治疗原则。理解的难点在于“阳虚”“阴虚”。此“虚”并非指物质的绝对不足，而是指功能的虚，或相对的物质不足。“阴盛”指在表之阴寒之邪盛，“阳虚”指“阳气伏郁，不得通畅”，故要用汗法鼓舞阳气，透发外寒。“阳盛”指邪气入里，郁而为实为热；“阴虚”当指“表无阴邪”，或指阳热亢盛，灼伤津液，阴液相对不足，故当“急下存阴”。其实，此两篇篇名用罗氏篇末所引

《外台秘要》的“表病里和”与“表和里病”理解更易。

汗多亡阳

齐大哥十一月间，因感寒邪，头项强，身体痛，自用灵砂丹四五粒并服，以酒引下，遂大汗，出汗后身轻。至夜，前病复来，以前药复汗，其病不愈。复以通圣散发汗，病添，身体沉重，足胻冷而恶寒，是日方命医。医者不究前治，又以五积散汗之。翌日，身重如石，不能反侧，足胻如冰，冷及腰背，头汗如贯珠，出而不流，心胸躁热，烦乱不安，喜饮冷，西瓜、梨、柿、冰水之物，常置左右。病至于此，命予治之。诊得六脉如蛛丝，微微欲绝，予以死决之。主家曰：得汗多矣，焉能为害？予曰：夫寒邪中人者，阳气不足之所致也，而感之有轻重，汗之者岂可失其宜哉？仲景曰：阴盛阳虚，汗之则愈。汗者，助阳退阴之意也。且寒邪不能自出，必待阳气泄，乃能出也。今以时月论之，大法夏月宜汗，此大法焉，然并以太过为戒。况冬三月闭藏之时，无扰乎阳，无泄皮肤，使气亟夺，为养藏之道也。逆之则少阴不藏，此冬气之应也。凡有触冒，宜微汗之，以平为期，邪退乃已。急当衣暖衣，居密室，服实表补卫气之剂，虽有寒邪，弗能为害。此从权之治也。今非时而大发其汗，乃谓之逆，故仲景有云：一逆尚引日，再逆促命期。今本伤而汗，汗而复伤，伤而复汗，汗出数回，使气亟夺，卫气无守，阳泄于外，阴乘于内。故经云：独阳不生，独阴不长。不死何待？虽卢扁亦不能治之活也。是日，至夜将半，项强身体不仁，手足搐急，爪甲青而死矣。《金匮要略》云：不当汗而妄汗之，令人夺其津液，枯槁而死。今当汗之，一过亦中绝其命，况不当汗而强汗之者乎？

【点评】罗氏以齐大哥案例说明用灵砂丹、通圣散、五积散等发散剂反复发汗致不救的原因——“汗多亡阳”。同时强调冬三月闭藏之时尤不可大汗，以免扰动阳气，如有外感，也只宜用微汗法。

下多亡阴

真定赵客，乙丑岁六月间，客于他方，因乘困伤湿面，心下痞满，躁热时作，卧不得安，遂宿于寺中。僧以大毒食药数丸，下十余行，心痞稍减，越日困睡。为盗劫其财货，心有所动，遂躁热而渴，饮冷酒一大瓯。是夜脐腹胀痛，僧再以前药复下十余行，病加困笃。四肢无力，躁热，身不停衣，喜饮冷水。米谷不化，痢下如烂鱼肠脑，赤水相杂，全不思食，强食则呕，痞甚于前，噫气不绝。足胻冷，少腹不任其痛。请予治之，诊其脉浮数八九至，按之空虚。予溯流而寻源，盖暑天之热已伤正气，以有毒大热之剂下之，一下之后，其所伤之物已去而无余矣，遗巴豆之气，流毒于肠胃之间，使呕逆而不能食，胃气转伤而然。及下脓血无度，大肉陷下，皮毛枯槁，脾气弱而衰也。舌上赤涩，口燥咽干，津液不足，下多亡阴之所致也。阴既已亡，心火独旺，故心胸躁热，烦乱不安。经曰：独阳不生，独阴不长，夭之由也。遂辞而退，后易他医。医至，不审其脉，不究其源，惟见痞满，以枳壳丸下之。病添喘满，利下不禁而死。《金匮要略》云：不当下而强下之，令人开肠洞泄，便溺不禁而死。此之谓也。夫圣人治病，用药有法，不可少越。《内经》云：大毒去病，十去其六；小毒治病，十去其七；常毒治病，十去其八；无毒治病，十去其九。如不尽行，复如法以谷肉果菜养之，无使过之，过则伤其正矣。记有之云：医不三世，不服其药。盖慎之至也。彼僧非医流，妄以大毒之剂下之太过，数日之间，使人殒身丧命。用药之失，其祸若此，病之择医，可不谨乎？戒之。

【点评】罗氏以真定赵客案例说明反复用大毒攻下药致死的

原因——“下多亡阴”。引《内经》“大毒治病，十去其六；小毒治病，十去其七；常毒治病，十去其八；无毒治病，十去其九”，强调治病用药当把握好“度”。最后还告诫患者择医当谨慎，不可将身家性命交给“非医流”。

方成弗约之失

丁巳冬十月，予从军回，至汴梁。有伶人李人爱谓予曰：大儿自今岁七月间，因劳役渴饮凉茶，及食冷饭，觉心下痞，请医治之。医投药一服，下利两行，其证遂减。不数日，又伤冷物，心腹复痞满，添呕吐恶心，饮食无味，且不饮食，四肢困倦，懒于言语。复请前医诊视，曰：此病易为，更利几行即快矣。遂以无忧散对[①]，加牵牛末，白汤服。至夕，腹中雷鸣而作阵痛，少焉既吐又泻，烦渴不止，饮冷无度，不复能禁，时发昏聩。再命前医视之，诊其脉，不能措手而退。顷之冷汗如洗，口鼻气渐冷而卒矣。小人悔恨无及，敢以为问。予曰：未尝亲见，不知所以然。既去。或曰：予亲见之，果药之罪欤而非欤？对曰：此非药之罪，乃失其约量之过也。夫药用之无据，反为气贼。《内经》云：约方犹约囊也。囊满弗约则输泄，方成弗约则神与气弗俱，故仲景以桂枝汤治外伤风邪，则曰：若一服汗出病瘥，停后服，不必尽剂。大承气汤下大满大实，则曰得更衣止后服，不必尽剂。其慎如此，此为大戒，盖得圣人约囊之旨也。治病必求其本，盖李人以俳优杂剧为戏，劳神损气而其中疢[②]然。因时暑热，渴饮凉茶，脾胃气弱，不能运化而作痞满。以药下之，是重困也。加以不慎，又损其阳。虚而复伤，伤而复下，阴争于内，阳扰于外，魄汗未藏，四逆而起。此仲景所谓一逆尚引日，再逆促命期。如是则非失约量之过而何？故《内经》戒云：上工平气，中工乱脉，下工绝气。危

① 对：疑为衍文。

② 疢（chèn 衬）：泛指疾病。

生下工，不可不慎也。

【点评】此篇以伶人李人爱之子案例说明方成弗约、治疗过量的危害，强调“中病即止”。

卷二 药误永鉴

灸之不发

国信副使覃公中四十九岁，至元丙寅春，病脐腹冷疼，完谷不化，足胻寒而逆，皮肤不仁，精神困弱。诊其脉沉细而微，遂投以大热甘辛之剂，及灸气海百壮，三里二穴各三七壮，阳辅各二七壮。三日后，以葱熨、灸疮皆不发。复灸前穴依前壮数，亦不发。十日后，疮亦更不作脓，疮口皆干。癸丑岁初，予随朝承应，冬屯于瓜忽都地面，学针于窦子声先生。因询穴腧，曰：凡用针者气不至而不效，灸之亦不发。大抵本气空虚，不能作脓，失其所养故也。更加不慎，邪气加之，病必不退。异日因语针灸科忽教授，亦以为然。至元戊辰春，副使除益都府判，到任未几时，风疾。半身麻木，自汗恶风，妄喜笑，又多健忘，语言微涩。医以续命汤复发其汗，津液重竭，其证愈甚，因求医还家。日久神气昏聩，形容羸瘦，饮食无味，便溺遗失，扶而后起，屡易医药，皆不能效。因思《内经》云：阳气者若天与日，失其所则折寿而不彰。今因此病，而知子声先生之言矣。或云：副使肥甘足于口，轻暖足于体，使令足于前，所为无不如意，君言失其所养，何也？予曰：汝言所养，养口体者也，予论所养，养性命者也。且覃氏壮年得志，不知所养之正，务快于心，精神耗散，血气空虚，因致此疾。《灵枢经》云：人年十岁，五脏始定，血气已通，其气在下，故好走；二十岁血气始盛，肌肉方长，故好趋；三十岁五脏大定，肌肉坚，血气盛满，故好步；四十岁五脏六腑十二经脉，皆大盛以平定，腠理始疏，华荣颓落，发颇斑白，平盛不摇，故好坐；

五十岁肝气始衰，肝叶始薄，胆汁始减，目始不明；六十岁心气始衰，善忧悲，血气懈惰，故好卧；七十岁脾气始衰，皮肤已枯；八十岁肺气衰，魄魂散离，故言善误；九十岁肾气焦脏枯，经脉空虚；百岁五脏皆虚，神气皆去，形骸独居而终矣。盖精神有限，嗜欲无穷，轻丧性命，一失难复，其覃氏之谓欤！

【点评】罗氏以49岁国信副使覃公中用灸法治疗后灸疮不化脓为例，提示患者本气空虚，若不加重视，起居不慎，加之邪气，后必病重难愈。指出这种本气空虚是因“不知所养之正，务快于心”“嗜欲无穷”，以致“精神耗散，血气空虚”，“轻丧性命，一失难复”。

脱营

《疏五过论》云：尝贵后贱，虽不中邪，病从内生，名曰脱营。镇阳有一士人，躯干魁梧而意气雄豪，喜交游而有四方之志，年逾三旬，已入任至五品。出入从骑塞途，姬侍满前，饮食起居，无不如意。不三年，以事罢去。心思郁结，忧虑不已，以致饮食无味，精神日减，肌肤渐至瘦弱，无如之何。遂耽嗜于酒，久而中满，始求医。医不审得病之情，辄以丸药五粒，温水送之，下二十余行。时值初秋，暑热犹盛，因而烦渴，饮冷过多，遂成肠鸣腹痛而为痢疾有如鱼脑，以至困笃，命予治之。诊其脉乍大乍小，其证反覆闷乱，兀兀欲吐，叹息不绝。予料曰：此病难治。启玄子云：神屈故也。以其贵之尊荣，贱之屈辱，心怀慕眷，志结忧惶，虽不中邪，病从内生，血脉虚减，名曰脱营。或曰：愿闻其理。《黄帝针经》有曰：宗气之道，纳谷为宝。谷入于胃，乃传之脉，流溢于中，布散于外。精专者行于经隧，终而复始，常营无已，是为天地之纪。故气始从手太阴起，注于阳明，传流而终于足厥阴。循腹里，入缺盆，下注肺中。于是复注手太阴，此营气之所行也。故日夜气行五十营，漏水下百刻，凡一万三千五百息。所谓变通者并行一数也，故五十营备，得尽天地之寿矣。今病者始乐后苦，皆伤精气。精气竭绝，形体毁阻。暴喜伤阳，暴怒伤阴，喜怒不能自节。盖心为君主，神明出焉，肺为相辅，主行荣卫，制节由之。主贪人欲，天理不明，则十二官相使，各失所司，使道闭塞而不通。由是则经营之气脱去，不能灌溉周身，百脉失其天度，形乃大伤，以此养生则殃。何疑之有焉？

【点评】罗氏举镇阳一位年逾三旬身材魁梧之士人为例，说明先贵后贱，始乐后苦，虽不中邪，病从内生，喜怒不能自节的"脱营"之病。罗氏认为这种因"贵之尊荣，贱之屈辱，心怀慕眷，志结忧惶"而致的"心病"会导致"精气竭绝，形体毁阻"，故难治。

泻火伤胃

经历[①]晋才卿，膏粱而饮，至春病衄。医曰：诸见血者为热，以清凉饮子投之，即止。越数日，其疾复作。医又曰：药不胜病故也。遂投黄连解毒汤，既而或止，止而复作。易医数回，皆用苦寒之剂，俱欲胜其热而已，然终不愈。而饮食起居，浸不及初。肌寒而时躁，言语无声，口气臭秽，恶如冷风，然其衄之余波，则未绝也。或曰：诸见血者热。衄，热也。热而寒之，理也。今不惟不愈而反害之，何哉？《内经》曰：以平为期。又言下工不可不慎也。彼惟知见血为热，而以苦寒攻之，抑不知苦泻土。土，脾胃也。脾胃，人之所以为本者。今火为病而泻其土，火固未尝除而土已病矣。土病则胃虚，胃虚则营气不能滋荣百脉，元气不循天度，气随阴化而无声肌寒也。意粗工嘻嘻以为可治，热病未已，寒病复起，此之谓也。

① 经历：官名，职掌出纳文书。明代都察院、通政使司等均置经历。

【点评】罗氏以经历晋才卿至春病衄，用清凉饮子、黄连解毒汤等苦寒泻火药治疗反复不愈为例，说明泻火过度易伤胃，热病未愈，寒病复起的道理。

肺痿辨

华严寺和尚座代史侯出家，年未四十。至元癸酉四月间，因澡浴大汗出，还寺剃头，伤风寒。头疼，四肢困倦，就市中购通圣散服之。又发之汗，头疼少减。再日复作，又以通圣散发之。发汗数回，反添劳动喘促，自汗恶风，咳而有血，懒于言语，饮食减少。求医治之，医与药，多以生姜为引子。至六月间，精神愈困，饮食减少，形体羸瘦，或咳或唾红血极多，扶而后起。请予治之，具说前由。诊其脉，浮数七八至，按之无力。予曰：不救矣。或曰：何谓不救？《内经》曰：血之与汗，异名而同类，夺汗者无血，夺血者无汗。《金匮要略》云：肺痿之病，从何而得之？师曰：或从汗出，又被快药下利，重亡津液，故得之。今肺气已虚，又以辛药泻之，重虚其肺，不死何待？《脏气法时论》曰：肺欲收，急食酸以收之。用酸补之，辛泻之，盖不知《内经》之旨。仲景云：祸术浅狭，懵然不知病源为治，乃误发汗吐下之相反，其祸至速。世上之士，但务彼翕习之荣，而莫见此倾危之败，惟明者居然能识其本。近取诸身，夫何远之有焉？其僧不数日，果亡。

【点评】罗氏以年未满四十的华严寺和尚伤风寒后反复发汗致肺痿不救为例，说明“血之与汗，异名而同类，夺汗者无血，夺血者无汗”“肺欲收，急食酸以收之”，以及“肺痿之病，从何而得之？师曰：或从汗出，又被快药下利，重亡津液，故得之。今肺气已虚，又以辛药泻之，重虚其肺，不死何待”等理论的可信性。

下工绝气危生

丁巳予从军至开州，夏月，有千户高国用谓予曰：父亲年七十有三，于去岁七月间，因内伤饮食，又值霖雨，泻痢暴下数行。医以药止之，不数日又伤又泻。止而复伤，伤而复泄。至十月间，肢体瘦弱，四肢倦怠，饮食减少，腹痛肠鸣。又以李医治之，处以养脏汤。治之数日，泻止后添呕吐。又易以王医，用丁香、藿香、人参去白、橘皮、甘草，同为细末，煎生姜数服而呕吐止。延至今正月间，饮食不进，扶而后起，又数日不见大便。予问医曰：父亲数日不见大便，何以治之？医口：老官人年过七旬，气血衰弱，又况泻痢半载，脾胃又虚，津液耗少，以麻仁丸润之可也。众亲商议，一亲知曰：冯村牛山人，见证不疑，有果决。遂请治之。诊其脉，问其病证，曰此是风结也。以搜风丸百余丸服之，利下数行而死。予悔恨不已，敢以为问。予曰：未尝亲见，将何以言？高千户退而去。或者曰：予亲见之，细说其证。予曰：人以水谷为本，今年高老人久泻，胃中津液耗少，又重泻之，神将何依？《灵枢经》云：形气不足，病气不足，此阴阳俱不足也，不可泻之，泻之则重不足。重不足则阴阳俱竭，血气皆尽，五脏空虚，筋骨髓枯，老者绝灭，少者不复矣。又曰：上工平气，中工乱脉，下工绝气危生。绝气危生，其牛山人之谓欤！

【点评】罗氏以73岁高龄老人患泻痢，几度更医，所遇均为不明医理的“下工”，治疗一误再误而死为例，说明“下工”不但不会治病，反会令人气绝，危及性命。

酸多食之令人癃

至元己巳上都住，夏月，太保刘仲晦使引进史柔明来曰：近一两月，作伴数人，皆有淋疾，是气运使然，是水土耶？予思之，此间别无所患，此疾独公所有之，殆非运气水土使然。继问柔明近来公多食甚物，曰：宣使赐木瓜百余对，遂多蜜煎之。每客至以此待食，日三五次。予曰：淋由此也。《内经》曰：酸多食之令人癃。可与太保言之，夺饮则已。一日，太保见予问曰：酸味致淋，其理安在？予曰：小便主气。《针经》云：酸入于胃，其气涩以收。上之两焦，弗能出入也。不出则留胃中，胃中和温则下注膀胱之胞。胞薄以懦，得酸则缩绻，约而不通，水道不行，故癃而涩，乃作淋也。又曰：阴之所生，本在五味。阴之五宫，伤在五味。五味口嗜而欲食之，必自裁制，勿使过焉。五味过则皆能伤其正，岂止酸味耶？太保叹曰：凡为人子不可不知医。信哉！

【点评】本篇讲述了一两个月内数人因多食酸而同时发淋疾的案例。数人同时患相同的疾病，通常考虑与气运、水土相关，而罗氏却想到了饮食因素。一则提示五味太过能伤正，二则表明详细问诊十分必要。

冬藏不固

刑部侍郎王立甫之婿，年二十五岁，至元丁卯十一月间，困劳役忧思烦恼，饮食失节而病。时发躁热，肢体困倦，盗汗湿透其衾，不思饮食，气不足一息，面色青黄不泽。请予治之，具说前证。诊其脉，浮数而短涩，两寸极小。予告曰：此危证也，治虽粗安，至春必死，当令亲家知之。夫人不以为然，遂易医。至正月躁热而卒。异日，立甫同外郎张介夫来谓予曰：吾婿果如君言，愿闻其理。予曰：此非难知也。《内经》曰：主胜逆，客胜从，天之道也。盖时令为客，人身为主。冬三月人皆惧寒，独渠躁热盗汗，是令不固其阳，时不胜其热。天地时令，尚不能制，药何能为？冬乃闭藏之月，阳气当伏于九泉之下，至春发为雷，动为风，鼓坼万物，此奉生之道也。如冬藏不固，则春生不茂，又有疫疠之灾。且人身阳气，亦当伏潜于内，不敢妄扰，无泄皮肤，使气亟夺，此冬藏之应也。令婿汗出于闭藏之月，肾水已涸，至春何以生木？阳气内绝，无所滋荣，不死何待？二君乃叹息而去。

主胜客则逆

古廉韩子玉父，年逾六旬有三，病消渴。至冬添躁热，须裸袒，以冰水喷胸腋乃快。日食肉面数回，顷时即饥，如此月余，命予治疗。诊得脉沉细而疾，予以死决之。子玉及弟泣跪予前曰：病固危笃，君尽心救治，则死而无悔。予答曰：夫消之为病，其名不一，曰食亦，曰消中，曰宣疾，此膏粱之所致也。阳明化燥火，津液不能停，自汗，小便数，故饮一溲二。胃热则消谷善饥，能食而瘦。王叔和云：多食亦饥，虚是也。此病仲景所谓春夏剧，秋冬瘥，时制故也。令尊今当瘥之时反剧，乃肾水干涸不能制其心火，而独旺于不胜之时。经曰：当所胜之时而不能制，名曰真强，乃孤阳绝阴者也。且人之身为主，天令为客。此天令大寒，尚不能制其热，何药能及？《内经》曰：主胜逆，客胜从。正以此也。设从君治疗，徒劳而已，固辞而归。遂易医与灸，不数日而卒。其后子玉感予之诚，相好愈厚。

【点评】上两篇，罗氏列25岁男子冬季患病，躁热盗汗，脉浮数短涩，两寸极小，判断至春必死之案；又列63岁消渴病男子至冬极度躁热，脉沉细而疾，断为死证的案例。解读了冬为闭藏之月，若冬不能藏，春必不能生，及“主胜逆，客胜从”的天人相应的道理，也提示了一种判断疾病预后的方法。

用药无据反为气贼

北京按察书吏李仲宽，年逾五旬，至元己巳春，患风证。半身不遂，四肢麻痹，言语謇涩，精神昏聩。一友处一法，用大黄半斤，黑豆三升，水一斗，同煮豆熟，去大黄，新汲水淘净黑豆，每日服二三合，则风热自去。服之过半，又一友云：通圣散、四物汤、黄连解毒汤，相合服之，其效尤速。服月余，精神愈困。遂还真定，归家养病。亲旧献方无数，不能悉录。又增喑哑不能言，气冷手足寒。命予诊视，细询前由，尽得其说。予诊之，六脉如蛛丝细。予谓之曰：夫病有表、里、虚、实、寒、热不等，药有君、臣、佐、使、大、小、奇、偶之制。君所服药无考凭，故病愈甚。今为不救，君自取耳。未几而死。

有曹通甫外郎妻萧氏，六旬有余，孤寒无依。春月忽患风疾，半身不遂，语言謇涩，精神昏聩，口眼㖞斜，与李仲宽证同。予刺十二经井穴，接其经络不通，又灸肩井、曲池。详病时月，处药服之，减半。予曰：不须服药，病将自愈。明年春，张子敬郎中家见行步如故。予叹曰：夫人病全得不乱服药之力。由此论李仲宽乱服药，终身不救。萧氏贫困，恬淡自如获安。《内经》曰：用药无据，反为气贼，圣人戒之。一日，姚雪斋举许先生之言曰：富贵人有二事反不如贫贱人，有过恶不能匡救，有病不能医疗。噫！其李氏之谓欤！

【点评】罗氏举富贵之人与贫困之人同患中风而预后完全不同的案例，说明用药当有据，不可杂乱。富贵之人因富裕、多友，出法献方者众多，用药杂乱无章，终致不救。而贫困之人正相反，预后反佳。这也提示了过度治疗的危害。

卷三　药误永鉴

主不明则十二官危

癸丑春，稾城令张君，年三十有余，身体丰肥，精神康健，饮食倍于常人。太医王彦宝曰：君肥盛如此，若不预服凉药，恐生热疾。张君从之，遂服三一承气汤二两，下利三十余行。异日，觉阴阴腹痛，且不欲食，食而无味，心下痞满，精神困倦。次添胸膈闭塞，时作如刀刺[①]之痛。稍多食则醋心腹胀，不能消化，以此告予。予曰：昔君刚强，饮啖如常，血气周流，循其天度，十二脏之相使，各守所司，神气冲和，身体太平。君自戕贼，冲气败乱而致病如此。虽悔何及？予遂以四君子汤甘温之剂，补脾安胃，更加人参、黄芪、升麻，升阳补气，戒以慎起居，节饮食。服之月余，胸中快利而痛止。病气虽去，终不复正气，未几三[②]旬中风而死。《灵兰秘典》云：主不明则十二官危，形乃大伤。以此养生则殃，以为天下者，其宗大危，戒之戒之！启玄子云：心不明，邪正一；邪正一，则损益不分；损益不分，则动之凶咎，陷身于羸瘠矣，故形乃大伤。夫主不明，则委于左右；委于左右，则权势妄行；权势妄行，则吏不奉法；吏不奉法，则人民失所，而皆受枉曲矣。且民惟邦本，本固邦宁，本不获安，国将何有？宗庙之主，安得不至于倾危乎？故曰戒之戒之！张君安危不察，损益不分，妄加治疗以召其祸，可痛也哉！此既往不可咎，后人当以此为明鉴。

---

① 刺：明德堂本、日抄本皆作“劙”。

② 三：明德堂本、日抄本皆作“五”。

【点评】罗氏以张君轻信太医之言，无病服泻药，致先伤后死案，警示后人当有主见，明察安危，分清损益，否则“主不明则十二官危”。养生一步做错，步步皆错！

时气传染

总帅相公，年近七旬，戊午秋南征。过扬州，俘虏万余口。内选美色室女近笄年者四，置于左右。予因曰：总帅领十万余众，深入敌境，非细务也。况年高气弱，凡事宜慎。且新虏之人，惊忧气蓄于内，加以饮食不节，多致疾病。近之则邪气相传，其害为大。总帅笑而不答，其副帅时亦在坐。异日召予曰：我自十三岁从征回鹘，此事饱经，汝之言深可信矣。至腊月中班师，值大雪三日，新掠人不禁冻馁，皆病头疼咳嗽，腹痛自利，多致死亡者。逮春正月至汴，随路多以礼物来贺，相公因痛饮数次，遂病。脉得沉细而弦，三四动而一止。其证头疼咳嗽，自利腹痛，与新虏人病无异。其脉短涩，其气已衰，病已剧矣，三日而卒。邪气害人，其祸如此。《内经》云：乘年之虚，遇月之空，失时之和，因而感邪，其气至骨。又曰：避邪如避矢石。钱仲阳亦曰：粪履不可近襁褓。婴儿多生天吊惊风，亦犹正气尚弱，不能胜邪故也。由是观之，圣贤之言，信不诬矣！

【点评】南征七旬总帅相公不顾罗氏规劝，班师途中近俘虏之美色，又痛饮烦劳。恰逢大雪3天，瘟疫爆发，总帅相公未能幸免，感疾而死。罗氏以此案告诫后人“避邪如避矢石”，时气传染极其凶险。

戒妄下

真定钞库官李提举，年逾四旬，体干魁梧，肌肉丰盛。其僚友师君告之曰：肥人多风证，君今如此，恐后致中风。搜风丸其药推陈致新化痰，宜服之。李从其言，遂合一料，每日服之。至夜下五行，如是半月，觉气短而促。至一月余，添怠惰嗜卧，便白脓，小便不禁，足至膝冷，腰背沉痛，饮食无味，仍不欲食，心胸痞满，时有躁热，健忘，恍惚不安。凡三易医皆无效，因陈其由，请予治之。予曰：孙真人云，药势有所偏助，令人脏气不平。药本攻疾，无病不可饵。平人谷入于胃，脉道乃行；水入于经，其血乃成。水去则荣散，谷消则卫亡。荣散卫亡，神无所依。君本身体康强，五脏安泰，妄以小毒之剂，日下数行。初服一日，且推陈下行，疏积已去，又何推焉？今饮食不为肌肤，水谷不能运化精微，灌溉五脏六腑，周身百脉，神将何依？故气短而促者，真气损也。怠惰嗜卧者，脾气衰也；小便不禁者，膀胱不藏也；便下脓血者，胃气下脱也；足胻寒而逆者，阳气微也；时有躁热、心下虚痞者，胃气不能上荣也；恍惚健忘者，神明乱也。《金匮要略》云：不当下而强下之，令人开肠洞泄便溺不禁而死。前证所生非天也，君自取之，治虽粗安，促君命期矣。李闻之，惊恐，汗浃于背，起谓予曰：妄下之过，悔将何及！虽然，君当尽心救其失。予以谓病势过半，命将难痊，固辞而退。至秋疾甚作，医以夺命散下之，躁热喘满而死。《内经》曰：诛罚无过，是谓大惑。如李君者，盖《内经》所谓大惑之人也，卫生君子，可不戒哉？

【点评】年逾四旬的钞库官李提举，本体健无疾，因听友人之言，误服搜风丸通下，损伤脾胃，终至不起，说明“药本攻疾，无病不可饵”。此与“主不明则十二官危”篇所载稾城令张君案相似，二者均为无病乱服药以致不救。

轻易服药戒

何秀才一女子病，其父谓予曰：年十三时，五月间，因伤冷粉，腹中作痛，遂于市药铺中，赎得神芎丸服之。脐腹渐加冷疼，时发时止。今逾七八年不已，何也？答曰：古人云寒者热之。治寒以热，良医不能废其绳墨而更其道也。据所伤之物，寒也；所攻之药，亦寒也。重寒伤胃，其为冷痛，岂难知哉？凡人之脾胃，喜温而恶冷。况女子幼小，血气尚弱，不任其寒。故阳气潜伏，寒毒留连，久而不除也。治病必先求其本，当用温中养气之药，以救前失。服之月余方愈。呜呼！康子馈药，孔子拜而受之，以未达不敢尝，此保生之重者也。奈何常人命医，拱默而令切脉，以谓能知病否。且脉者，人之血气附行于经络之间。热胜则脉疾，寒胜则脉迟。实则有力，虚则无力。至于所伤何物，岂能别其形象乎？医者不可不审其病源，而主家不可不说其病源。如何氏女子，不以病源告医，而求药于市铺，发药者亦不审其病源，而以药付之，以致七八年之病，皆昧此理也。孙真人云：未诊先问，最为有准。东坡云：只图愈疾，不图困医。二公之语，其有功于世大矣。

【点评】罗氏以一女子伤冷粉，又以寒凉药神芎丸泻下，致脐腹冷痛时发时止，反复不愈七八年为例，强调问诊的重要性与脉诊的局限性。并引孙思邈所云“未诊先问，最为有准”为证。又以苏东坡“只图愈疾，不图困医”告诫世人面对医生“主家不可不说其病源”。

妄投药戒

高郎中家好收方书，及得效药方，家人有病，自为处治，亦曾有效。中统庚申五月间，弟妇产未满月，食冷酪苦苣及新李数枚，渐觉腹中痛。太夫人以自合槟榔丸七十丸服之，至夜痛尤甚。恐药力未达，又进五十丸，须臾间大吐且泻，其痛增极，肢体渐冷，口鼻气亦冷。急求医疗，未至而卒。后太夫人见予，诉其由，曰：天命耶？药之过耶？君试裁之。予曰：非难知也。凡医治病，虚则补之，实则泻之，此定法也。人以血气为本，今新产血气皆损，胃气虚弱，不能腐熟生硬物，故满而痛也。复以寒剂攻之，又况夏月阴气在内，重寒相合，是大寒气入腹，使阴盛阳绝。其死何疑？《难经》曰：实实虚虚，损不足而益有余。如此死者，医杀之耳，非天命也。太夫人然其言。噫！《曲礼》谓医不三世，不服其药。其慎如此！彼过已往而不可咎，后之用药者，当以此为戒之。

【点评】体虚产妇产后未满一月，因食生冷不消化之物致腹中痛，两次误用泻实药槟榔丸而卒。罗氏以此案例警示不懂医理、不顾体质妄投药物的危害。

福医治病

丙辰秋，楚丘县贾君次子二十七岁，病四肢困倦，躁热自汗，气短，饮食减少，咳嗽痰涎，胸膈不利，大便秘，形容羸削，一岁间更数医不愈。或曰：明医不如福医。某处某医，虽不精方书，不明脉候，看证极多，治无不效，人目之曰福医。谚云：饶你读得王叔和，不如我见过病证多。颇有可信，试命治之。医至，诊其脉曰：此病予饱谙矣，治之必效。于肺腧各灸三七壮，以蠲饮枳实丸消痰导滞。不数服，大便溏泄无度，加腹痛，食不进，愈添困笃。其子谓父曰：病久瘦弱，不任其药。病剧遂卒。冬予从军回，其父以告予。予曰：思《内经》云，形气不足，病气不足，此阴阳俱不足。泻之则重不足，此阴阳俱竭，血气皆尽，五脏空虚，筋骨髓枯，老者绝灭，壮者不复矣，故曰不足补之。此其理也。令嗣久病羸瘦，乃形不足，气短促乃气不足，病潮作时嗜卧，四肢困倦，懒言语，乃气血皆不足也。补之惟恐不及，反以小毒之剂泻之。虚之愈虚，损之又损，不死何待？贾君叹息而去。予感其事，略陈其理。夫高医愈疾，先审岁时太过不及之运，察人之血气饮食勇怯之殊。病有虚实浅深在经在脏之别，药有君臣佐使大小奇偶之制，治有缓急因用引用返正之则。孙真人云：凡为大医，必须谙《甲乙》《素问》《黄帝针经》、明堂流注、十二经、三部九候、五脏六腑、表里孔穴、本草、药对、仲景、叔和诸部经方。又须妙解五行阴阳，精熟《周易》，如此方可为大医。不尔，则无目夜游，动致颠损。正五音者，必取师旷之律吕，而后五音得以正；为方圆者，必取公输之规矩，而后方圆得以成。五音方圆，特末技耳，尚取精于其事者。况医者人之司命，列于四科，非五音方圆之比，不精于医，不通于脉，不观诸经本草，赖以命通运达而号为福医。病家遂委命于庸人之手，岂不痛哉！噫！医者之福，福于渠者也。渠之福安能消病者之患焉？世人不明此理而委命于福医，至于伤生丧命，终不能悟。此惑之甚者也。悲夫！

【点评】贾君次子患病后听信“明医不如福医”的传言，结果治疗不当，最终死亡。罗氏举此例告诫后人千万不可委命于“不精于医，不通于脉，不观诸经本草，赖以命通运达”的所谓的“福医”。

卷四　名方类集

予受学于东垣先生，先生授以《内经》要奥，仍授以制方之法。中书左丞董公彦明，中统辛酉夏领军攻济南，时暑隆盛，军人饮冷，多成痢疾。又兼时气流行，左丞遣人来求医于予，遂以数药付之。至秋城陷矣，公回，谓予曰：向所付药，服之多效，其方君自制耶？古方耶？予曰：有自制方，有古方。公曰：君用药如此，可谓得医之三昧矣。以自制方及古方用之经验者，类而集之以济人，不亦善乎？予遂允之。凡古今名方亲获效者，类以成书，详列于后。

【点评】本卷卷首罗氏表明了撰写《名方类集》的起因，并告知读者篇中所列古今名方皆为“亲获效者”，所以有非常高的可信度。

饮食自倍肠胃乃伤论

《痹论》云：阴气者，静则神藏，躁则消亡。饮食自倍，肠胃乃伤。谓食物无务于多，贵在能节，所以保冲和而遂颐养也。若贪多务饱，饫塞难消，徒积暗伤，以召疾患。盖食物饱甚，耗气非一，或食不下而上涌，呕吐以耗灵源；或饮不消而作痰，咯唾以耗神水；大便频数而泄，耗谷气之化生；溲便滑利而浊，耗源泉之浸润。至于精清冷而下漏，汗淋漉而外泄，莫不由食物之过伤，滋味之太厚。如能节满意之食，省爽口之味，常不至于饱甚者，即顿顿必无伤，物物皆为益。糟粕变化，早晚溲便按时；精华和凝，上下津液含蓄[①]。神藏内

① 精华和凝，上下津液含蓄：济生拔粹本作“津液内蓄，华精和凝”。

守，荣卫外固，邪毒不能犯，疾疢无由作。故圣人立言垂教，为养生之大经也。

食伤脾胃论

论曰：人之生也，由五谷之精，化五味之备，故能生形。经曰：味归形，若伤于味亦能损形。今饮食反过其节，以至肠胃不能胜，气不及化，故伤焉。经曰：壮火食气，气食少火；壮火散气，少火生气。《痹论》云：饮食自倍，肠胃乃伤。失四时之调养，故能为人之病也。经曰：气口紧盛伤于食。心胃满而口无味，口与气口同。气口曰坤口，乃脾之候，故胃伤而气口紧盛。夫伤者有多少，有轻重。如气口一盛，得脉六至，则伤于厥阴，乃伤之轻也，枳术丸之类主之；气口二盛，脉得七至，则伤于少阴，乃伤之重也，雄黄圣饼子、木香槟榔丸、枳壳丸之类主之；气口三盛，脉得八至九至，则伤太阴，填塞闷乱则心胃大痛，备急丸、神保丸、消积丸之类主之。兀兀欲吐则已，俗呼食迷风是也。经曰：上部有脉，下部无脉，其人当吐，不吐者死。瓜蒂散吐之，如不能吐，则无治也。经曰其高者因而越之，在下者引而竭之也。

枳术丸　治痞、消食、强胃。

白术二两　枳实一两，麸炒

上为末，荷叶裹，烧饭为丸，如梧子大。每服五十丸，多用白汤下，无时。

用白术者，本意不取其食速化，但久服令胃气强实，不复伤也。

橘皮枳术丸　治老幼元气虚弱，饮食不消，或脏腑不调，心下痞闷。

白术二两　枳实麸炒　橘皮各一两

上为末，荷叶裹，烧饭为丸，如桐子大。每服五十丸，温水送下，食远。夫内伤用药之大法，所贵服之强人胃气，令胃气益厚，虽猛食多食重食而不伤，此能用食药者。此药久久益胃气，令不复致伤。

半夏枳术丸　治因冷食内伤。

白术二两　半夏泡七次　枳实麸炒，各一两

上为末，荷叶裹，烧饭为丸，如桐子大。每服五十丸，温水送下，食远。汤浸蒸饼丸亦可。如食伤，寒热不调，每服加上二黄丸十丸，白汤送下。

木香枳术丸　破滞气，消饮食，开胃进食。

白术二两　木香　枳实麸炒，各一两

上为末，荷叶裹，烧饭为丸，如桐子大。每服五十丸，温水送下，食远。

木香化滞汤　治因忧气食冷湿面，结于中脘，腹皮底微痛，心下痞满，不思饮食，食之不散，常常痞气。

半夏一两，炮　草豆蔻　炙甘草各五钱[①]　柴胡四钱　木香　橘皮各三钱　枳实麸炒，一钱　当归身二钱　红花五分

上九味，㕮咀。每服五钱，水二[②]盏，生姜五片。煎一盏，去滓稍热服，食远。忌生冷酒湿面。

丁香烂饭丸　治饮食所伤，猝心胃痛。

甘松　缩砂仁　丁香皮各三钱　甘草炙，二钱　京三棱炮，一钱　香附子半两[③]　木香一钱　益智仁三钱　丁香　广茂[④]炮，各一钱

上十味为末，汤浸蒸饼，丸如绿豆大。每服三十丸，白汤送下。细嚼烧生姜亦可，无时。

消滞丸　治一切所伤，心腹痞满刺痛，积滞不消。

黑牵牛二两，炒末　五灵脂炒　香附炒，各一两

上为末，醋糊丸如小豆大。每服三十丸，食后生姜汤下。

---

① 五钱：韩本作“一两”，明德堂本作“半两”。

② 二：原作“一”，据韩本、明德堂本改。

③ 半两：韩本、明德堂本此下有“去毛”二字。

④ 广茂：即莪术之别名。

煮黄丸 治一切酒食所伤，心腹满闷不快。

雄黄一两，研 巴豆五钱，去皮生用，研烂入雄黄末于内，再研

上件研匀，入白面三两，再同研匀，滴水丸如桐子大。每服时，先煎浆水令沸，下二十四丸。煮二十沸，漉入冷浆水内，沉冷。一时下二丸，一日服尽二十四丸也。加至微利为度，用浸药生浆水下。治胁下痃癖，气块痛如神。

木香槟榔丸 治一切气滞。心腹痞满，胁肋胀闷，大小便结滞不快利者，并宜服之。

木香 槟榔 青皮去白 陈皮去白 枳壳麸炒 广茂煨切 黄连各一两 黄柏去粗皮 香附拣[①]炒 大黄炒，各三[②]两 黑牵牛生，取头末，四两

上为末，滴水丸如豌豆大。每服三五十丸，食后生姜汤送下，加至微利为度。

上二黄丸 治伤热食痞闷，兀兀欲吐，烦乱不安。

黄芩二两 黄连一两，酒洗 枳实麸炒，半两 升麻 柴胡各三钱 甘草二钱

上六味为极细末，汤浸蒸饼，丸如绿豆大。每服五七十丸，白汤下。量所伤服之。

消积集香丸 治寒饮食所伤，心腹满闷疼痛，及消散积聚、痃癖、气块久不愈，宜服。

木香 陈皮 青皮 三棱炮 广茂炮 黑牵牛炒 白牵牛炒 茴香炒，各半两 巴豆半两，不去皮，用白米一撮同炒，米黑去米

上为末，醋糊丸如桐子大。每服七丸至十丸，温姜汤下，无时，以利为度。忌生冷硬物。

枳壳丸 治中焦气滞，胸膈痞满，饮食迟化，四肢困倦，呕逆恶心。常服升降滞气，化宿食，祛痰逐饮，美进饮食。

三棱炮 广茂炮 黑牵牛炒，各三两 白茯苓去皮 白术 青皮各一两半

① 拣：原作“炼”，据韩本、明德堂本改。

② 三：韩本作“一”。

陈皮去白，一两二钱　木香　枳壳麸炒　半夏炮　槟榔各一两

上为末，醋糊丸如桐子大。每服五十丸，温姜汤送下，食后。

开结妙功丸　治佛热内盛，痃癖坚积，酒食积，一切肠垢积滞，癥瘕积聚，疼痛发作有时，三焦壅滞，二肠燥结，或懊侬烦心，不得眠，咳喘哕逆，不能食，兼为肿胀，一切所伤心腹暴痛。又能宣通气血，消酒进食解积。

三棱炮　神曲炒，各一两　川乌一两半，去皮脐　大黄一两，同前三味为末，好醋半升熬成膏，不破坚积，不用膏　麦蘖炒　茴香炒，各一两　半夏半两　巴豆两个，破坚积用四个　干姜炮，拣　桂各二钱　牵牛三两，拣净

上为末，同前膏和丸如小豆大，生姜汤下十丸至十五丸，或嚼生姜，温水送下亦得。渐加二三十丸，或心胃间稍觉药力暖性，却即减丸数。或取久积，或破坚积，初服十丸，次服二十丸，每服加十丸，大便三五行后如常服。少得食力后，更加取利为度。

感应丸　治虚中积冷，气弱，有伤停积胃脘，不能传化，或因气伤冷，因饥饱食，饮酒过多，心下坚满，两胁胀痛，心腹大痛，霍乱吐泻，大便频数，后重迟涩，久痢赤白，脓血相杂，米谷不化，愈而后发。又治中酒呕吐，痰逆恶心，喜睡[①]头旋，胸膈痞满，四肢倦怠，不欲饮食，不拘新久积冷，并皆服之。

南木香　肉豆蔻　丁香各一两半　干姜炮，一两　巴豆七十个，去皮心膜，研出油　杏仁一百四十个，汤浸去皮尖，研

上前四味为末，外入百草霜二两，研，与巴豆、杏仁七味同和匀。用好蜡六两，熔化成汁，以重绢滤去滓，更以好酒一升，于银石器内煮蜡数沸，倾出待酒冷，其蜡自浮于上，取蜡秤用。春夏修合，用清油一两，铫内熬令末散香熟。次下酒，煮蜡四两同化成汁，就铫内乘热拌和前项药末；秋冬修合，用清油一两半同煎，煮熟成汁，和前药末成剂，分作小铤子，油纸裹，旋丸，服之。每服三十丸，空心姜汤下。

---

① 睡：韩本、明德堂本皆作“唾”。

备急丹 治心腹百病，猝痛如锥刺，及胀满下气，皆治之。易老名独行丸，《脾胃论》名备急大黄丸。

川大黄末 干姜末 巴豆先去皮膜心，研如泥霜，出油，用霜，各等分

上合和一处研匀，炼蜜丸。臼内杵千百下如泥，丸如小豆大。夜卧温水下一丸，如下气实者加一丸，如猝病不计时候。妇人有胎不可服。如所伤饮食在胸膈，兀兀欲吐，反复闷乱，一物瓜蒂散吐去之。

瓜蒂散 上部有脉，下部无脉，其人当吐，不吐者死。何谓下部无脉？此所谓木郁也。饮食过饱，填塞胸中。胸中者太阴之分野[①]，《内经》曰气口反大于人迎三倍，食伤太阴。故曰木郁则达之，吐者是也。

瓜蒂 赤小豆等分

上二味，为极细末。每服一钱匕，温浆水调下，取吐为度。若不两手尺脉绝无，不宜便用此药，恐损元气，令人胃气不复。若止是胸膈中窒塞，闷乱不通，以指探之。如不得吐者，以物探去之，得吐而已。如食不去，用此吐之。

枳实栀子大黄汤 治大病瘥后，伤食劳复。

枳实二个，麸炒 栀子二个，肥者 豆豉一两二钱[②]半

上以清浆水三盏，空煮退八分，纳枳实、栀子，煮取八分，下豉再煮五七沸，去滓，温服，覆令汗出。若有宿食，纳大黄如博棋子大五六枚同煎。劳复则热气浮越，以枳实栀子汤解之。以其热聚于胃上，以苦吐之；热散于表，以苦发之；食复，则以苦下之。食膏粱之物过多，躁热闷乱者，亦宜服之。

金露丸 治天行时病，内伤冷物饮食，心下痞闷。

桔梗二两 大黄一两 枳实五钱，炒 牵牛头末二钱半

上四味为末，烧饭丸如桐子大。每服三十丸，食后温水下。如常服十丸至二十丸，甚妙。

---

① 野：韩本、明德堂本皆无此字。

② 钱：韩本、明德堂本皆作“分”。

【点评】本篇论述了饮食自倍损伤脾胃的临床表现。罗氏以气口脉来判断伤食的经脉部位与轻重，并列出对应的方剂。其中雄黄圣饼子出自《脾胃论》卷下："雄黄（五钱），巴豆（一百个，去油、心膜），白面（十两，罗过）。上件三味，内；除白面入丸用，余药同为细末，共面和匀，用新汲水和作饼子，如手大。以浆水煮，候浮于汤上。漉出，控，旋看硬软捣剂为丸，如梧桐子大，捏作饼子。每服五七饼，加至十饼、十五饼，嚼食一饼利一行，二饼利二行，食前茶、酒任下"。主治"一切酒食所伤，心腹满不快"。与本篇的煮黄丸组成、主治相同，仅制法与服法有点区别。备急丹即《金匮要略》的三物备急丸。

本篇共列举了18首方剂，基本概括了治疗饮食过量造成的肠胃积滞的方药。组方有健脾理气、疏肝理气、理气止痛、清热通下、温通攻下、涌吐等不同。可能因病在胃肠，芳香理气药不少，还有巴豆、雄黄等不能入汤剂的药物，故剂型上以丸剂居多，仅两首为汤剂。首方枳术丸即《金匮要略》枳术汤改为丸剂，此方仅白术、枳实两味药，可以看作治痞、消食、强胃的基本方。在此方基础上加陈皮、半夏、木香又化裁出另外3首方。这些方实际上都出自李东垣的《脾胃论》和《内外伤辨惑论》。

饮伤脾胃论

《神农本草》云：酒味苦甘辛，火热有毒，主百邪毒，行百药，通血脉，厚肠胃，润皮肤，久饮伤神损寿。若耽嗜过度，其酷烈之性，挠扰于外；沉注之体，淹滞于中。百脉沸腾，七神迷乱，过伤之毒一发，耗真之病百生。故《内经》曰：因而大饮则气以逆，肺痹寒热，喘而虚惊，有积气在胸中，得之醉而使内也。酒入于胃，则络脉满而经脉虚。脾主于胃行其津液者也，阴气者，静则神藏，躁则消亡。饮食自倍，肠胃乃伤。盖阴气虚则阳气入，阳气入则胃不和，胃不和则精气竭，精气竭则不营于四肢也。若醉饱入房，气聚脾中不得散，酒气与谷气相搏，热盛于中。故热遍于身，内热而溺赤，名曰热厥。凡治消瘅、仆击、偏枯、痿厥、气满、发逆，皆肥贵人膏粱之疾也。古人惟麦蘖之曲酿黍，而已为辛热有毒，犹严戒如此。况今之酝造，加以马兰、芫花、乌头、巴豆大毒等药，以增气味，尤辛热之余烈也，岂不伤冲和、损精神、涸荣卫、竭天癸、夭人寿者也？故近年中风、虚劳、消狂、疮疡、癖积、衄衊、脏毒、下血者多有之。大概由朝醉夕醒，耽乐为常而得之也。古人云：脾热病则五脏危。岂不信哉？孔子云：惟酒无量不及乱。谓饮之无多而且有节，则所以养精神而介眉寿也。凡饮酒之际，切宜慎之戒之也。

饮伤脾胃方

夫酒者大热有毒，气味俱阳，乃无形之物也。若伤之，止当发散，汗出则愈，此最妙法也。其次莫如利小便。二者乃上下分消其湿，何酒病之有？今之酒病者，乃服酒癥丸大热之剂下之，又有用牵牛、大黄下之者，是无形元气受病，反下有形阴血，乖误甚矣。酒性大热，已伤元气，而重复泻之，况亦损肾水真阴，及有形阴血，俱为不足。如此则阴血愈虚，真水愈弱，阳毒之热大旺，反增其阴火。是谓元气消亡，七神何依，折人长命。不然，则虚损之病成矣。《金匮要略》云：酒疸下之。久久为黑疸，慎不可犯此戒。不若用葛花解酲[①]汤，令上下分消其湿。

葛花解酲汤

白豆蔻　缩砂　葛花各半两　干生姜　神曲炒　泽泻　白术各二钱　人参去芦　白茯苓去皮　猪苓去皮　橘皮去白，各一钱半　木香半钱　莲花青皮三分

上十三味为极细末。每服三钱匕，白汤调下，但得微微汗出，酒

---

① 酲（chéng 程）：病酒也。

病去矣。此盖不得已而用之，岂可恃赖此药，日日饮之。此方气味辛辣，偶因病酒而用之，则不损元气，何者？敌酒病故也。若赖此服之，损人天年矣。

法制生姜散 治饮酒过多，或生冷停滞，吐逆恶心，不欲饮食。

生姜十两，切作片，用青盐糁过，再用白曲拌挹，焙干而用之 荜澄茄二两半 缩砂仁 白豆蔻 白茯苓去皮 木香各一两半 丁香二两 官桂去皮 青皮去白 陈皮去白 半夏姜制 白术各一两 甘草炙 葛根各半两

上十四味为末。每服一钱至二钱，温酒调下，不拘时。

藿香散 温脾胃，化痰饮，消宿冷，止呕吐。治胸膈痞闷，腹胁胀痛，短气噎闷，咳呕痰水，噫醋吞酸，哕逆恶心，山岚瘴气。

厚朴姜制 半夏泡 藿香 陈皮去白 甘草炙，等分

上五味，㕮咀。每服二钱，水一盏，生姜三片，枣子一个，煎至七分，去滓，温服，无时，日三服。

快气汤 治一切气疾。

缩砂仁八两 香附子三十二两 甘草四两

上为细末。每服一钱，盐汤点下。或㕮咀，入姜同煎，名**小降气汤**。

五苓散 去水，利小便。

泽泻二两半 白术 赤茯苓 猪苓各一两半 官桂一两

上为细末。每服二钱，热汤调下，不计时。

大七香丸 治脾胃虚冷，心膈噎塞，渐成膈气，脾泄泻痢，反胃呕吐。

香附子二两 麦蘖一两 丁香三两半 缩砂仁 藿香各二两半 甘松 乌药各六钱半[①] 官桂 甘草 陈皮各二两半

上十味为末，蜜丸弹子大。每服一丸，盐酒、盐汤任嚼下。忌生冷肥腻物。

小七香丸 温中快膈，化积和气。治中酒呕逆，气膈食噎，茶酒

① 半：韩本无此字。

食积，小儿疳气。

甘松八两　益智仁六两　香附子　丁香皮　甘草各十二两　蓬术　缩砂各二两

上为末，蒸饼为丸绿豆大。每服二十丸，温酒、姜汤、熟水任下。

枳术汤　治心下坚大如盘，乃水饮所作。

白术三两　枳实七枚

上以水一斗，煎至三升，分作三服。腹中软即稍减之，对病增损。

木香槟榔丸　疏导三焦，宽胸膈，破痰逐饮，快气消食，通润大肠。

木香　槟榔　杏仁去皮尖，麸炒　枳壳麸炒　青皮去白，各一两　半夏曲　皂角去皮，酥炙　郁李仁去皮，各二两

上八味为末，别用皂角四两，用浆水一碗，搓揉熬膏，更入熟蜜少许，丸如桐子大。每服五十丸。温淡生姜汤送下，食后。

导饮丸　治风痰气涩，膈脘痞满，停饮不消，头目昏眩，手足麻痹，声重鼻塞，神困多睡，志意不清，常服去痰。

三棱炮　蓬术炮，各三两二钱　白术　白茯苓去皮　青皮去白　陈皮去白，各一两半　木香　槟榔　枳实麸炒　半夏各一两

上十味为末，面糊丸如桐子大，每服五十丸。温生姜汤送下，食后。渐加至百丸。忌猪肉、荞面等物。

蠲饮枳实丸　消痰逐饮，导滞清膈。

枳实麸炒　半夏汤泡　陈皮去白，各二两　黑牵牛头末，三两

上四味为末，面糊丸如桐子大。每服五十丸，温生姜汤送下，食后。

神应丸　治因一切冷水及潼[1]乳酪水所伤，腹痛肠鸣，米谷不化。

巴豆去壳　杏仁去皮尖　干姜炮　百草霜各半两　丁香　木香各二钱

① 潼：当作“湩”，形近致误。

上六味，先将黄蜡二两，用好醋煮浮，滤去滓。将巴豆、杏仁二味同炒黑烟尽，研如泥，余四味为细末。然后再将黄蜡上火，春夏入小油半两，秋冬入小油八钱，溶开。入杏仁、巴豆泥于内，同搅。旋旋下四味末子于内，研匀，搓作铤子，油纸裹了，旋丸如芥子大用。每服三五十丸，温米饮汤送下，食前，日三服。大有神效。

饮食自倍肠胃乃伤治验

癸丑岁，予随王府承应至瓜忽都地面住冬。有博兔赤马刺，约年三旬有余，因猎得兔，以火炙食之。各人皆食一枚，惟马刺独食一枚半。抵暮至营，极困倦渴，饮湩乳斗余。是夜腹胀如鼓，疼痛闷乱，卧而欲起，起而复卧，欲吐不吐，欲泻不泻，手足无所措。举家惊慌，请予治之，具说饮食之由。诊其脉，气口大一倍于人迎，乃应食伤太阴经之候也。右手关脉又且有力，盖烧肉干燥，因而多食则致渴饮。干肉得湩乳之湿，是以滂满于肠胃。肠胃乃伤，非峻急之剂则不能去。遂以备急丸五粒，觉腹中转矢气，欲利不利。复投备急丸五粒，又与无忧散五钱，须臾大吐，又利十余行，皆物与清水相合而下，约二斗余。腹中空快，渐渐气调。至平旦，以薄粥饮少少与之。三日后，再以参术之药调其中气，七日而愈。或曰：用峻急之药，汝家平日所戒。今反用之何也？予对曰：理有当然，不得不然。《内经》曰：水谷入口，则胃实而肠虚，食下则肠实而胃虚。更虚更实，此肠胃传化之理也。今饮食过节，肠胃俱实。胃气不能腐熟，脾气不能运化，三焦之气不能升降，故成伤也。大抵内伤之理，伤之微者，但减食一二日，所伤之物自得消化，此良法也。若伤之稍重者，以药内消之。伤之大重者，以药除下之。《痹论》有云：阴气者，静则神藏，躁则消亡，饮食自倍，肠胃乃伤。今因饮食太过，使阴气躁乱，神不能藏，死在旦夕矣。孟子云：若药不瞑眩，厥疾弗瘳。峻急之剂，何不可用之有？或者然之。

【点评】上3篇主要论述了过度饮酒的危害，以及酒病发汗、利小便的治疗原则。观其所用方药，并没有麻黄、羌活、荆芥、防风等辛温发散药，而多是藿香、葛根、陈皮、香附、砂仁、白豆蔻、甘松、乌药、桂枝等比较平和、对中焦脾胃有作用的芳香理气、和胃发表药。利小便的方即五苓散。治验中所提到的“大抵内伤之理，伤之微者，但减食一二日，所伤之物自得消化，此良法也。若伤之稍重者，以药内消之。伤之大重者，以药除下之”，即根据“伤之微”“稍重”“大重”将疾病分为3个等级，分别用减食、内消、攻下3种不同方法治疗，有重要的临床指导价值。

卷五　名方类集

劳倦所伤虚中有寒

理中丸　心肺在膈上为阳，肾肝在膈下为阴，此上下脏也。脾胃属土，处在中州，在五脏曰孤脏，在三焦曰中焦。因中焦独治在中，一有不调，此丸专土，故名曰理中丸。人参味甘温，《内经》曰：脾欲缓，急食甘以缓之。缓中益脾，必以甘为主，是以人参为君。白术味甘温，《内经》曰：脾恶湿，甘胜湿。温中胜湿，必以甘为助，是以白术为臣。甘草味甘平，《内经》曰：五味所入，甘先入脾，脾不足者以甘补之。补中助脾，必须甘剂，是以甘草为佐。干姜味辛热，喜温而恶寒者，胃也，寒则中焦不治。《内经》曰：寒淫所胜，平以辛热。散寒温胃，必先辛剂，是以干姜为使。脾胃居中，病则邪气上下左右，无所不之，故有诸加减焉。若脐下筑者，肾气动也，去白术加桂。气壅而不泻，则筑然动也。白术味甘补气，去白术则气易散。桂辛热，肾气动者欲作奔豚也，必服辛热以散之，故加桂以散肾气。经曰：以辛入肾，能泄奔豚气故也。吐多者，去白术加生姜。气上逆者则吐多。术甘而壅，非气逆者之所宜。《千金方》曰：呕家多服生姜，此是呕家圣药。生姜辛散，于是吐多者加之。下多者还用白术。气泄而不收则下多，术甘壅补，使正气收而不下泄也。或曰湿胜则濡泄，术专除湿，于是下多者加之。悸者加茯苓。饮聚则悸，茯苓味甘渗泄，伏水是所宜也。渴欲得水者，倍加术。津液不足则渴，术甘以补津液，故加之。腹中痛者加人参。虚则痛，《内经》[1]曰：补可以去

① 《内经》：其下引文见于《本草拾遗》，而不见于《内经》。

弱，即人参、羊肉之属是也。寒多者加干姜，以辛热能散寒也。腹满者去白术，加附子。《内经》曰：甘者令人中满。术甘壅补，于腹中满者则去之。附子味辛热，气壅郁，腹为之满。以热胜寒，以辛散满，故加附子。《内经》曰：热者寒之，寒者热之。此之谓也。

人参　干姜炮　甘草炙　白术各等分

上为末，炼蜜为丸，如鸡子黄大，以沸汤数合，研碎，温服之，日三二服。

建中汤　《内经》曰：肝生于左，肺藏于右，心位在上，肾处在下，左右上下，四脏居焉。脾者土也，应中为中央，处四脏之中州。治中焦，生育荣卫，通行津液，一有不调，则荣卫失所育，津液失所行，必以此汤温中益脾，是以建中名之焉。胶饴味甘温，甘草[①]甘平。脾欲缓，急食甘以缓之。建脾者必以甘为主，故以胶饴为君，而甘草为臣。桂辛热，辛，散也，润也，荣卫不足，润而散之。芍药味酸微寒，酸，收也，泄也，津液不逮，收而行之，是以桂、芍药为佐。生姜味辛温，大枣味甘温。胃者卫之源，脾者荣之本。《黄帝针经》云：荣出中焦，卫出上焦是也。卫为阳，不足者益之必以辛。荣为阴，不足者补之必以甘。甘辛相合，脾胃健而荣卫通，是以姜、枣为使也。或谓桂枝汤解表而芍药数少，建中汤温里而芍药数多。殊不知二者远近之制。皮肤之邪为近，则制小其服也，故桂枝汤芍药相佐桂枝以发散，非与建中同体；心腹之邪为远，则制大其服也，故建中汤芍药佐胶饴以建脾，非与桂枝同用尔。《内经》曰：近而奇偶制小其服，远而奇偶制大其服。此之谓也。呕家不用此汤，以味甜故也。

芍药六两　桂枝　甘草炙，各二两　大枣七个，去子　生姜三两，切片　胶饴一升

上六味，㕮咀。以水七升，煎至三升，去滓，入胶饴，更上微火，令消，温服一升，日三升。

育气汤　通流百脉，调畅脾元，补中脘，益气海，祛阴寒，止腹

① 甘草：韩本、明德堂本“草”下皆有“味”字。

痛，进饮食，大益脏虚疼痛。

木香 丁香 藿香 人参 白术 白茯苓 缩砂 白豆蔻 荜澄茄 炙甘草各半两 干山药一两 陈橘皮去白 青皮去白，各二钱半 白檀香半两

上十四味为末。每服一钱至二钱，用木瓜汤调下，空心食前，盐汤亦得。

养胃进食丸 治脾胃虚弱，心腹胀满，面色萎黄，肌肉消瘦，怠惰嗜卧，全不思食。常服滋养脾胃，进美饮食，消痰逐饮，避风寒湿冷邪气。

苍术五两，泔浸去皮 神曲二两半，炒 白茯苓去皮 厚朴姜制，各二两 大麦蘖炒 陈皮去白，各一两半 白术二两 人参 甘草炙，各一两

上九味为末，水面糊丸如桐子大。每服三十丸至五十丸，食前，温姜汤送下，粥饮亦得。

宽中进食丸 滋形气，喜饮食。

猪苓去皮 半夏各七钱 草豆蔻仁五钱 神曲炒，半两 枳实四钱 橘红 白术 泽泻 白茯苓去皮，各三钱 缩砂 甘草炙 大麦蘖炒，各一钱半 人参 青皮 干生姜炮，各一钱 木香半钱

一方有槟榔一钱半，合用。

上十六味为末，汤浸蒸饼为丸，如桐子大。每服三十丸，温米汤送下，食前。

和中丸 治久病厌厌不能食，而脏腑或秘或结或溏，此皆胃虚之所致也。常服和中理气，消痰去湿，厚肠胃，进饮食。

白术二两四钱 厚朴姜制，二两 陈皮去白，一两六钱 半夏汤泡，一两 槟榔 枳实各五钱 甘草炙，四钱 木香二钱

上八味为末，生姜自然汁浸，蒸饼和丸如桐子大。每服三十丸，温水送下，食远服。

安胃丸 治寒邪伤胃，温中补气，安胃进食。

白术五钱 干姜炮，三钱 大麦蘖炒，五钱 陈皮三钱 青皮二钱 白

茯苓去皮，二钱　缩砂二钱　木香一钱半

上八味为末，汤浸蒸饼为丸如桐子大。每服三十丸，温水送下，食远。忌冷物。

补中丸　补脾虚，调胃弱，止泻痢，进饮食，定痛。

厚朴姜制，一两　甘草炙，一两　白茯苓去皮，一两　陈皮去白，一两　干姜半两，炮

上五味为末，炼蜜丸如樱桃大。每服一丸，白汤化下，细嚼亦得，空心食前。

加减平胃散　治脾胃不和。

苍术八两　厚朴　陈皮各五两　甘草三两　人参　茯苓各五两

上为细末。每服二钱，水一盏，入姜二片，枣子二个，同煎至七分，去姜、枣，带热服，空心食前，或入盐沸汤点服亦得。

嘉禾散　补脾胃，治五噎五膈。

枇杷叶去毛，炙　薏苡仁炒　白茯苓　人参　缩砂各一两　大腹子　随风子　杜仲　石斛　藿香叶　木香　沉香　丁香　陈皮各三钱　谷糵　槟榔　五味子　白豆蔻　青皮　桑白皮各半两　白术二两　神曲　半夏曲各一钱[①]　甘草炙，一两半

上二十四味，为细末。每服二钱，水一盏，姜二片，枣三个，同煎至七分，温服，不拘时。

白术散　治诸病烦渴，津液内耗，不问阴阳，皆可服之。大能止烦渴，生津液。

干葛二两　白术　人参　茯苓去皮　甘草炙　藿香　木香各一两

上七味为粗末。每服三钱，水一盏半，煎至一盏，去滓温服，不拘时。

缓中丸　治脾胃虚弱，六脉拘急，而指下虚，食少而渴不止，心下痞，腹中或痛，或腹中窄狭如绳束之急，小便不利而急，大便不调，精神短少。此药专治大渴不止，腹中急束，而食减少，神妙。

① 钱：韩本、明德堂本皆作“分”。

自晒生姜　白茯苓去皮　陈皮各一两，去白

上为末，炼蜜丸如弹子大。每服一丸，白汤送下，细嚼亦得，空心食前。如脉弦急，或腹中急甚，加人参、甘草各三钱。

沉香鳖甲散　治一切劳伤诸虚百损。

干蝎二钱半　沉香　人参　木香　巴戟　牛膝　黄芪　柴胡　白茯苓　荆芥　半夏　当归　秦艽各半两　附子　官桂　鳖甲各一两　羌活　熟地黄各七钱半　肉豆蔻四个

上十九味为细末。每服二钱，水一盏，葱白二寸，姜三片，枣二个，同煎至七分，去姜、葱、枣，空心食前服。

十华散　补暖元气，调理脾胃风劳，解二毒伤寒，除腰膝疼痛，疗酒色衰惫，霍乱吐利，偏风顽脉[①]脾[②]痛，脚气注肿，行步不得等证，神效不可俱述。

附子炮，去皮脐　桂心　人参　白术炒　黄芪　干姜炮　青皮去白，炒　羌活各一两　甘草半两，炙　五加皮一两，吴茱萸一两，以水一碗同煮，至水尽为度，去茱萸不用，出五加皮，切片焙

上十味为粗末。每服二大钱，水一盏，姜三片，枣二个，煎六分，去滓温服，不拘时。

沉香温脾汤　治脾胃虚冷，心腹疼痛，呕吐恶心，腹胁胀满，不思饮食，四肢倦怠，或泄泻吐利。

沉香　木香　丁香　附子炮，去皮脐　官桂　人参　缩砂　川姜炮　白豆蔻　甘草炙　白术各等分

上十一味为末。每服三钱，水一盏，姜五片，枣一个，煎至七分，去滓，热服，空心食前，作粗末亦可。

厚朴温中汤　治脾胃虚寒，心腹胀满，及秋冬客寒犯胃，时作疼痛。或戊火已衰，不能运化，又加客寒，聚为满痛。散以辛热，佐以苦甘，以淡泄之，气温胃和，痛自止矣。

---

① 脉：明德堂本作“麻”。

② 脾：韩本、明德堂本皆作“痹”。

厚朴姜制　橘皮去白，各一两　干姜七钱　甘草炙　草豆蔻　茯苓去皮　木香各半两

上七味为粗末。每服五钱匕，水二盏，姜三片，煎一盏，去滓，温服，食前。忌一切冷物。

双和汤　治虚劳养气血。

白芍药七两半　当归四两　黄芪　熟地黄　川芎各三两　甘草　官桂各二两二钱

上为细末。每服二钱，水一盏半，姜三片，枣一个，煎至六分，空心食前服。

小沉香丸　和中顺气，嗜食消痰。又治痰及酒后干呕痰涎，气噎痞闷。

甘草炙，二两八钱　益智仁一两八钱　舶上丁香皮三两四钱　甘松一两八钱，去土　广茂炮　缩砂各四钱　沉香六钱　香附子一两八钱，去毛

上八味为末，汤浸蒸饼丸如桐子大。每服三十丸至四十丸，食后姜汤送下，或嚼亦得。

木香分气丸　善治脾胃不和，心腹胀满，胁肋膨胀，胸膈注闷，痰嗽喘息，干呕醋心，咽喉不利，饮食不化，气不宣畅，并皆治之。

木香　槟榔　青皮　陈皮　姜黄　干生姜　当归　白术　玄胡索　广茂炮　三棱炮　赤茯苓去皮　肉豆蔻各等分

上十三味为末，白曲糊丸如桐子大。每服三十丸，食后姜汤下，日三服。忌马齿苋、生茄子。秋冬加丁香。

木香饼子　快气消食，利胸膈，化痰涎，止宿酒痰呕，吐哕恶心。

木香　官桂去皮　姜黄　香附炒，去毛　香白芷　甘松去土　川芎　缩砂仁以上各二两　甘草炙，半两

上九味为末，水和捻成饼子。每服十数饼，细嚼姜汤送下，不拘时候。

法制陈皮　消食化气，宽利胸膈，美进饮食。

茴香炒　青盐炒　甘草各二两，炙　干生姜　乌梅肉各半两　白檀二钱半

上六味为末，外以陈皮半斤，汤浸去白，净四两，切作细条子。用水一大碗，煎药末三两同陈皮条子一处，慢火煮。候陈皮极软，控干，少时用干药末拌匀焙干。每服不拘多少，细嚼，温姜汤下，不拘时。

【点评】本篇列举了脾胃虚弱，临床表现为“寒”的病证的治疗方药。从所列各方的主治症来看，所谓“劳倦所伤虚中有寒”的主要表现是面色萎黄，肌肉消瘦，怠惰嗜卧，全不思食，心腹疼痛，呕吐恶心，腹胁胀满，泄泻吐利等。罗氏详细做了仲景理中汤与小建中汤的方解，并列有加减方法，可见他将此两方作为治疗此类病证的代表方。遗憾的是，罗氏并没有细述此两方的鉴别运用要点。其余方剂主要是理中汤、四君子汤、钱乙七味白术散、平胃散、四苓散等的加味方或合方。所涉及的药物主要有补气的人参、黄芪、白术，温中的干姜、附子、桂枝，芳香除湿的藿香、苍术等。理气药用得很多，有陈皮、厚朴、砂仁、木香、丁香、沉香、白豆蔻、草豆蔻、甘松、香附、枳实、槟榔等，所用药物大多偏温燥。唯有双和汤比较特殊，用了滋润的养血四物汤合黄芪、桂枝，功效养气补血，故称“双和”，主治虚劳。但罗氏没有提及具体的治疗症状。

温中益气治验

中书左丞相史公，年六旬有七，至元丁卯九月间，因内伤自利数行，觉肢体沉重，不思饮食，嗜卧懒言语，舌不知味，腹中疼痛，头亦痛而恶心。医以通圣散大作剂料服之，覆以厚衣。遂大汗出，前证不除而反增剧。易数医，四月余不愈。予被召至燕，命予治之。予诊

视得六脉沉细而微弦，不欲食，食即呕吐。中气不调，滞于升降。口舌干燥，头目昏眩，肢体倦怠，足胻冷，卧不欲起。丞相素不饮酒，肢体本瘦，又因内伤自利，又复获汗，是重竭津液，脾胃愈虚，不能滋荣周身百脉，故使然也。非甘辛大温之剂，则不能温养其气。经云：脾欲缓，急食甘以缓之。又脾不足者，以甘补之。黄芪、人参之甘，补脾缓中，故以为君。形不足者温之以气，当归辛温，和血润燥。木香辛温，升降滞气。生姜、益智、草豆蔻仁辛甘大热，以荡中寒，理其正气。白术、炙甘草、橘皮，甘苦温乃厚肠胃。麦蘖面宽肠胃而和中，神曲辛热，导滞消食而为佐使也。上件㕮咀一两，水煎服之，呕吐止，饮食进。越三日，前证悉去。左右侍者曰：前证虽去，九日不大便，如何？予曰：丞相年高气弱，既利且汗，脾胃不足，阳气亏损，津液不润也。岂敢以寒凉有毒之剂下之？仲景曰：大发汗后，小便数，大便坚，不可用承气汤。如此虽内结，宜以蜜煎导之。须臾去燥屎二十余块，遂觉腹中空快，上下气调，又以前药服之，喜饮食，但有所伤，则以橘皮枳术丸消导之。至月余，其病乃得平复。丞相曰：病既去矣。当服何药以防其复来？予曰：不然。但慎言语，节饮食，不可服药。夫用药如用刑，民有罪则刑之，身有疾则药之。无罪妄刑，是谓疟民；无病妄药，反伤正气。军志有曰：允当则归，服而舍之可也。丞相悦而然之。

参术调中汤 治内伤自利，脐腹痛，肢体倦，不喜食，食即呕，嗜卧懒言，足胻冷，头目昏。

人参 黄芪各五钱 当归身 厚朴姜制 益智仁 草豆蔻 木香 白术 甘草炙 神曲炒 麦蘖面 橘皮各三钱

上十二味，剉如麻豆大。每服一两，水二盏，生姜三片，煎至一盏，去滓，温服，食前。

劳倦所伤虚中有热

《金匮要略》云：夫男子平人脉大者为劳，极虚亦为劳。男子色薄者主渴及亡血，猝喘悸，脉浮者，里虚也。男子脉虚，沉弦无力，寒热气促，里急，小便不利，面色白，时目眩兼衄，少腹满，此为劳使之然。劳之为病，其脉浮大，手足烦，春夏剧，秋冬瘥，阴寒精自出，酸削不能行。男子脉微弱而涩，为无子，精气清冷。夫失精家少腹弦急，阴头寒，目瞑，发落，脉极虚芤迟，为清谷亡血失精也。

桂枝加龙骨牡蛎汤 治脉得诸芤动微紧，男子失精，女子梦交。

桂枝去皮 芍药各三两 甘草二两，炙 龙骨 牡蛎各三两

上五味，㕮咀。水七升，生姜三片，切，大枣十二个，擘，煎至三升，去滓，分三服。《小品》云：脉浮，汗者除桂加白薇、附子各三分，故曰二加龙骨汤。

黄芪建中汤 治诸虚不足，或因劳伤过度，或因病后不复。

黄芪 官桂各三两 甘草二两 白芍药六两

上四味为㕮咀。每服三钱，水一盏半，生姜三片，枣一个，同煎至七分，去滓，入糖少许，再煎令熔，稍热服，空心食前。《集验》云：呕苦加生姜，腹满去糖、枣，加茯苓。肺虚损补气，加半夏五两为妙。

人参黄芪散[①] 治虚劳客热，肌肉消瘦，四肢倦怠，五心烦热，咽干颊赤，心忡潮热，盗汗减食，咳嗽脓血，胸胁不利[②]。

人参去芦，一两 秦艽 茯苓各二两 知母二两半 桑白皮一两半 桔梗一两 紫菀一两半 柴胡二两半 黄芪三两半 地骨皮二两 生地黄二两 半夏汤泡七次 赤芍药各一两半 天门冬去心，三两 鳖甲三两，酥炙，去裙 炙甘草一两半

---

① 人参黄芪散：济生拔粹本无地骨皮、赤芍药、炙甘草三药。

② 胸胁不利：济生拔粹本无此四字。

上十六味为粗末。每服三钱，水一盏半，煎七分，去滓服，食远。

续断汤[①] 治骨蒸热劳，传尸瘦病，潮热烦躁，咳[②]嗽气急，身体疼痛，口干盗汗，神效方。

生地黄　桑白皮各五两　续断　紫菀　青竹茹　五味子　桔梗各三两　甘草炙，二两　赤小豆半升

上九味为粗末。每服三钱，水一盏半，小麦五十粒，煎至一盏，去滓，温服，食后，日三服。兼治咳嗽唾脓血，童男室女亦可服。

柴胡散 治虚劳羸瘦，面色萎黄，四肢无力，不思饮食，夜多盗汗[③]，咳嗽不止。

地骨皮一两半　柴胡　鳖甲去裙，醋炙　知母各一两　五味子半两

上五味为末。每服二钱，水一盏半，乌梅两个，青蒿五叶。煎至一盏，去滓，温服，食后。

秦艽鳖甲散 治骨蒸壮热，肌肉消瘦，唇红，颊赤，气粗，四肢困倦，夜有盗汗[④]。

柴胡　鳖甲去裙，醋炙，用九肋者　地骨皮各一两　秦艽　当归　知母各半两

上六味为粗末。每服五钱，水一盏，青蒿五叶，乌梅一个，煎至七分，去滓，温服，空心临卧各一服。

人参地骨皮散 治脏中积冷，营中热，按之不足，举之有余，阴不足阳有余之脉[⑤]也。

人参　地骨皮　柴胡　黄芪　生地黄各一两半　知母　石膏各一两　茯苓半两

上八味㕮咀。每服一两，水一盏，姜三片，枣一枚，煎至一盏，

---

① 汤：济生拔粹本作“散”。

② 咳：济生拔粹本、韩本、明德堂本皆作“喘”。

③ 不思饮食，夜多盗汗：济生拔粹本作“减食盗汗”。

④ 气粗，四肢困倦，夜有盗汗：济生拔粹本作“困倦盗汗”。

⑤ 之脉：济生拔粹本无此二字。

去滓，细细温服[1]，连夜顿服，间服生精补虚地黄丸。

地仙散 治心脏积热口干，或烦渴，颊赤，舌涩，生津液，兼治汗后余热。

地骨皮 防风各一两 人参 甘草各半两

上四味，为粗末。每服三钱，水一盏，青蒿五七叶，煎至七分，去滓，温服，无时。无青蒿，用竹叶五七片。

调中益气汤 治因饥饱劳役，损伤脾胃，元气不足。其脉弦或洪缓，按之无力，中指下时一涩。其证身体沉重，四肢困倦，百节烦疼，胸满短气，膈咽不通，心烦不安，耳鸣耳聋，目有瘀肉，热壅如火，视物昏花。口中沃沫，饮食失味，忽肥忽瘦，怠惰嗜卧。溺色变赤，或清利而数，或上饮下便，或时飧泄。腹中虚痛，不思饮食。

黄芪一钱 人参 甘草炙 当归 白术各钱半[2] 白芍药 柴胡 升麻各三分 橘皮二分 五味子十五个

上十味，㕮咀，作一服。水二盏，煎至一盏，去滓，温服，食前。论曰:《内经》云：劳则气耗，热则气伤。以黄芪、甘草之甘，泄热为主；以白芍药、五味子之酸，能收耗散之气。又曰：劳者温之，损者温之。以人参甘温，补气不足；当归辛温，补血不足，故以为臣。白术、橘皮甘苦温，除胃中客热，以养胃气而为佐。升麻、柴胡苦平，味之薄者，阴中之阳，为脾胃之气下溜，上气不足，故从阴引阳以补之，又以行阳明之经为使也。

当归补血汤 治肌热躁热，困渴引饮，目赤面红，昼夜不息。其脉洪大而虚，重按全无。《内经》曰：脉虚则血虚，血虚则发热。证象白虎，惟脉不长实为辨也。误服白虎汤必危，此病得之于肌困劳役。

黄芪一两 当归二钱，酒洗

上二味，㕮咀，作一服。水三盏，煎至一盏，去滓，温服，

① 服：济生拔粹本“服”前无“温”字，其下无“连夜顿服……地黄丸”十三字。

② 钱半：韩本、明德堂本、日抄本皆作“半钱”。

食前。

犀角紫河车丸 治传尸劳，服三月必平复。其余劳证，只数服便愈。此药神效[1]。

紫河车一具，即小儿胞衣是也。米泔浸之一宿，洗净，焙干用 鳖甲酥炙 桔梗去芦[2] 胡黄连 芍药 大黄 贝母去心 败鼓皮心醋炙 龙胆草 黄药子 知母各二钱半 犀角镑末 蓬术 芒硝各一钱半[3] 朱砂二钱[4]

上十五味为末，炼蜜丸如桐子大，朱砂为衣。每服二十丸，温酒送下，空心食前服之。如膈热，食后服之。重病不过一料。

人参柴胡散 治邪热客于经络，肌热痰嗽，五心烦躁，头目昏痛，夜有盗汗。此药补和真气，解劳倦，及妇人血热虚劳骨蒸[5]。

人参 白术 白茯苓 柴胡 甘草炙 半夏曲 当归 干葛 赤芍药各等分

上九味为末。每服三钱，水一盏，姜四片，枣二个，煎至八分，带热服，不拘时候。但是有劳热证皆可服，病退即止。大抵透肌解热，干葛为君，柴胡次之，所以升麻葛根汤为解肌之冠也。

清神甘露丸 治男子妇人虚劳，病患不至大骨枯槁，大肉陷下，并皆治之。

生地黄汁 牛乳汁生用 白莲藕汁各等分

上三味，用砂石器内，以文武火熬成膏子，用和后药。

人参 白术 黄连 胡黄连 五味子 黄芪各等分

上六味为末，用前膏子和丸，如桐子大。每服三十丸至五十丸，煎人参汤送下，不拘时。

双和散 邪入经络，体瘦肌热，推陈致新，解利伤寒、时疾、中暍、伏暑。

---

① 此药神效：济生拔粹本无此四字。

② 桔梗去芦：韩本无此四字。

③ 一钱半：韩本、明德堂本作“一钱半，研”。

④ 钱：韩本、明德堂本其下皆有“研”字。

⑤ 此药补和真气……虚劳骨蒸：济生拔粹本作“妇人虚劳骨蒸尤宜”。

柴胡四两　甘草一两

上为末。每服二钱，水一盏，煎至八分，食后热服。此药冬月可以润肺止咳嗽，除壅热；春夏可以御伤寒时气，解暑毒。居常不可缺，不以长幼，皆可服之。

四君子汤　治荣卫气虚。

人参　甘草　茯苓　白术

上等分为末。每服二钱，水一盏，煎至七分，通温服，不拘时。

猪肚丸　治男子肌瘦气弱，咳嗽，渐成劳瘵[①]。

牡蛎煅　白术各四两　苦参三两

上三味为末，以猪肚一个煮烂熟，剉研如膏，和丸如桐子大。每服三十丸，米饮汤送下，日三四服。此药神效，瘦者服之即肥，莫测其理。

酸枣仁丸　治胆经不足，心经受热。精神昏聩，恐畏多惊，情思不乐，时有盗汗，虚烦不眠，朝瘥暮剧或发眩运。

地榆　酸枣仁炒，各一两　茯苓　菖蒲　人参各半两　丹砂二钱，研

上六味为末，水蜜面糊丸如桐子大。每服三五十丸，煎人参汤送下，不拘时，米饮汤亦得。

定志丸　治心气不足。

远志　菖蒲各二两　人参　白茯苓各三两

上为末，蜜丸如桐子大，朱砂为衣。每服七丸，加至二十丸，温米汤下，食后、临卧，日三服。

麦煎散　治诸虚不足，及新病暴虚，津液不固，体常自汗，夜卧即甚，久而不止，羸瘠枯瘦，心忪惊惕，短气烦倦。

牡蛎煅　黄芪　麻黄根各等分

上三味为粗末。每服三钱，水一盏半，小麦百余粒，煎至一盏，去滓，热服，不拘时，日进三服。

独圣散　治盗汗及虚汗不止。

① 瘵：原作“疾”，据韩本、明德堂本改。

上以浮小麦，不以多少，文武火炒令焦，为细末。每服二钱，米饮汤调下，频服为佳。一法取陈小麦同干枣煎服，更妙。

温粉　治多汗不止，烦躁不得眠，扑之。

白术　白芷　藁本　川芎各等分

上四味，捣为细末。每末一两，入米粉三两和匀，用粉扑周身，能止汗。

虚中有热治验

建康道按察副使奥屯周卿子，年二十有三，至元戊寅三月间病发热，肌肉消瘦，四肢困倦，嗜卧盗汗，大便溏多，肠鸣不思饮食，舌不知味，懒言语，时来时去，约半载余。请予治之，诊其脉浮数，按之无力，正应王叔和浮脉歌云：脏中积冷荣中热，欲得生精要补虚。先灸中脘，乃胃之经也，使引清气上行，肥腠理；又灸气海，乃生发元气，滋荣百脉，长养肌肉；又灸三里，为胃之合穴，亦助胃气，撤上热，使下于阴分；以甘寒之剂泻热，其佐以甘温，养其中气；又食粳米羊肉之类，固其胃气。戒于[1]慎言语，节饮食，惩忿窒欲，病气日减。数月，气得平复。逮二年，肥盛倍常。或曰：世医治虚劳病，多用苦寒之剂。君用甘寒之药，羊肉助发热，人皆忌之。令食羊肉粳米之类，请详析之。予曰：《内经》云火位之主，其泻以甘。《脏气法时论》云心苦缓，急食酸以收之。以甘泻之，泻热补气，非甘寒不可。若以苦寒以泻其土，使脾土愈虚，火邪愈盛。又曰形不足者温之以气，精不足者补之以味。劳者温之，损者益之。《十剂》云：补可去弱，人参、羊肉之属是也。先师亦曰：人参能补气虚，羊肉能补血虚。虚损之病，食羊肉之类，何不可之有？或者叹曰：洁古之学，有自来矣！

① 于：韩本、明德堂本皆作“次”。

【点评】本篇列举了“虚热”类病证的治疗方药。从诸方的适应证来看，主要涉及症状为消瘦、潮热、五心烦热、盗汗、自汗、咳嗽、失眠等的心肺疾病，包括现代所称的肺结核等。再看所列方剂，有针对阴阳两虚、营卫不和的发热方，如桂枝加龙骨牡蛎汤、黄芪建中汤等；有针对气阴两虚的发热方，如人参黄芪散、人参地骨皮散等；有针对阴虚内热的方剂，如续断汤、柴胡散、秦艽鳖甲散等；还有针对气虚发热的方剂，如调中益气汤（即补中益气汤加白芍、五味子）、当归补血汤、四君子汤等。最后还列了胆虚心热的失眠盗汗方酸枣仁丸、定志丸等，以及止汗方麦煎散、独圣散、温粉等。全篇方剂虽不多，但囊括了诸多类型的虚热方。最后的验案罗氏说明了用人参、羊肉这些温性的药食治疗虚劳发热的原理。

卷六　名方类集

泻　热　门

上焦热

凉膈散　治大人小儿积热烦躁，多渴，面热唇焦，咽燥舌肿，喉闭，目赤，鼻衄，颔颊结硬，口舌生疮，谵语狂妄，肠胃燥涩，便溺闭结，睡卧不安，一切风壅，皆治之。

连翘四两　朴硝二两　川大黄二两　薄荷　黄芩　山栀子　甘草炙，各一两

上七味为末。每服三钱，水一盏半，竹叶五七片，蜜少许，煎至七分，去滓，温服，食后。小儿半钱，量岁数加减，得利下，止后服。

龙脑鸡苏丸　治胸中郁热肺热，咳嗽吐血，鼻衄，血崩，下血，血淋，虚劳烦热。

柴胡二两剉，同木通，以沸汤大半升浸一两宿，绞汁后，入膏　木通二两剉，同柴胡汁　阿胶　蒲黄　人参各二两　麦门冬四两　黄芪一两　鸡苏净叶一斤，即龙脑薄荷　甘草一两半　生干地黄末六两，后膏

上为细末，以蜜二斤，先炼一二沸。然后下生地黄末，不住手搅，时时入绞，下柴胡木通汁，慢慢熬成膏，勿令焦。然后将其余药末同和为丸，如豌豆大。每服二十丸，熟水下。

洗心散　治心肺积热风壅，上攻头目昏痛，肩背拘急，肢节烦疼，口苦唇焦，咽喉肿痛，痰涎壅滞，涕唾稠黏，小便赤涩，大便秘滞。

白术一两半　麻黄　当归　荆芥　芍药　甘草　大黄各六两

上为细末。每服二钱，水一盏，入生姜、薄荷少许，同煎至七分，温服。

中焦热

调胃承气汤　治胃中实热而不满。

甘草半两　芒硝九钱　大黄二两

《内经》云：热淫于内，治以咸寒，佐以苦甘。芒硝咸寒以除热，大黄苦寒以荡实，甘草甘平，助二物推陈而致新。

上剉如麻豆大。水一大盏，煎二味，取七分，去滓，下硝，更上火二三沸，顿服之，无时。

泻脾散　治脾热目黄，口不能吮乳。

藿香　山栀各七钱　石膏半两　甘草三两　防风四两，去芦

上五味，用蜜同炒香为末。每服二钱至三钱，水一盏，煎至七分，温服清汁，无时。

贯众散　解一切诸热毒，或中食毒、酒毒、药毒，并皆治之。

黄连三钱　贯众三钱　甘草三钱　骆驼蓬三钱

上四味为末。每服三钱，冷水调下，食前。

下焦热

大承气汤　治痞满燥实，地道不通。

大黄四两，酒洗　厚朴半斤，姜制　芒硝三合　枳实五枚，去穰

《内经》云：燥淫所胜，以苦下之。大黄枳实之苦以除燥热。又曰：燥淫于内，治以苦温。厚朴之苦以下结满。又曰：热淫所胜，治以咸寒。芒硝之咸以攻蕴热。

上四味，用水五升，先煮二味至三升，去滓，纳大黄，煮取二升，去滓，入芒硝，更上火，微煮一二沸，分温再服。得下，余勿服。

三才封髓丹 降心火，益肾水。滋阴养血，润补下燥。

天门冬去心 熟地黄 人参各半两 黄柏三两 砂仁一两半 甘草炙，七钱半

上六味为末，面糊丸如桐子大。每服五十丸。苁蓉半两切作片子，酒一盏，浸一宿，次日煎三四沸，去滓，空心食前送下。

滋肾丸 治下焦阴虚，脚膝软而无力，阴汗阴痿，足热不能履地，不渴而小便闭。

肉桂二钱 知母二两，酒洗，焙干 黄柏二两，酒洗焙

《内经》曰：热者寒之。又云：肾恶燥，急食辛以润之。黄柏之苦辛寒，泻热补水润燥为君；知母苦寒，以泻肾火为佐；肉桂辛热，寒因热用也。

上为末，熟水丸如鸡头实大。每服一百丸加至二百丸，百沸汤送下，空心服之。

气分热

柴胡饮子 解一切肌骨蒸热，积热作发，或寒热往来，蓄热寒战，及伤寒发汗不解，或不经发汗传受，表里俱热，口干烦渴，或表热入里，下证未全，下后热未除，及汗后余热劳复，或妇人经病不快，产后但有如此证，并宜服之。

柴胡 人参 黄芩 甘草炙 大黄 当归 芍药各半两

上七味剉散。每服四钱，水一盏，姜三片，煎至六分，去滓，温服。小儿分三服，病除为度。日三服，热甚者加服。

白虎汤 治伤寒大汗出后，表证已解。心胸大烦渴，欲饮水，及吐或下后七八日，邪毒不解，热结在里，表里俱热，时时恶风，大渴，舌上干燥，而烦欲饮水数升者，宜服之。

知母七两半 甘草三两七钱半 石膏二十两

上㕮咀。每服三钱，水一盏半，入粳米三十粒，煎至一盏，去滓，温服，或加人参亦得。此药立夏后、立秋前可服，春时及立秋

后，亡血家并不可服。

血分热

桃仁承气汤 治热结膀胱，其人如狂，热在下焦，与血相搏，血下则热随出而愈。

芒硝 甘草各二两 大黄三两 桂枝二两，去皮 桃仁五十个，去皮尖

《内经》曰：甘以缓之，辛以散之。小腹急结，缓以桃仁之甘；下焦蓄血，散以桂枝之辛。大热之气，寒以取之；热甚搏血，加二味于调胃承气汤中也。

上㕮咀。用水七升，煮取二升半，去滓，纳芒硝，再上火煮一二沸，温服五合，日三服，得微利止。

清凉四顺饮子 治一切丹毒，积热壅滞，咽喉肿痛。

当归去芦 甘草炙 赤芍药 大黄各等分

上㕮咀。每服五[①]钱，水一盏，煎至七分，去滓，食后温服。

通治三焦甚热之气

三黄丸 治三焦热。

黄连 黄芩 大黄各等分

上为末，炼蜜丸如桐子大。每服三十丸，熟水吞下。

黄连解毒汤 治大热甚烦，错语不得眠。

黄连七钱半 黄柏 栀子各半两 黄芩一两

上四味剉散。每服五钱，水一盏半，煎至一盏，去滓，热服。未知，再服。海藏加防风、连翘，为金花丸，治风热；加柴胡，治小儿潮热；与四物相合为各半汤，治妇人潮热。

① 五：韩本、明德堂本皆作“一”。

发狂辨

甲寅岁四月初，予随斡耳朵行至界河里住。丑厮兀闽病五七日，发狂乱弃衣而走，呼叫不避亲疏，手执湩乳，与人饮之。时人皆言风魔了，巫师祷之不愈而反剧。上闻，命予治之。脉得六至，数日不得大便，渴饮湩乳。予思之，北地高寒，腠理致密，少有病伤寒者。然北地此时乍寒乍热，因此触冒寒邪，失于解利，因转属阳明证。胃实谵语，又食羊肉以助其热，两热相合，是谓重阳则狂。阳胜宜下，急以大承气汤一两半，加黄连二钱，水煎服之。是夜下利数行，燥屎二十余块，得汗而解。翌日再往视之，身凉脉静，众人皆喜曰：罗谦甫可医风魔的也。由此见用，伤寒非杂病之比，六经不同，传变各异。诊之而疑，不知病源，立相侮嫉。呜呼！嗜利贪名，耻于学问，此病何日而愈耶？

阳证治验

南省参议官常德甫，至元甲戌三月间，赴大都。路感伤寒证，勉强至真定，馆于常参谋家。迁延数日，病不瘥。总府李经历并马录事来求治，予往视之。诊得两手六脉沉数，外证却身凉，四肢厥逆，发斑微紫，现于皮肤，唇及齿龈破裂无色，咽干声嗄，默默欲眠，目不能闭，精神郁冒，反侧不安。此证乃热深厥亦深，变成狐惑，其证最急。询之从者，乃曰：自内丘县感冒头痛，身体拘急，发热恶寒，医以百解散发之，汗出浃背，殊不解。每经郡邑，治法一同，发汗极多，遂至如此。予详其说，兼以平昔膏粱积热于内，已燥津液。又兼发汗过多，津液重竭，因转属阳明，故大便难也。急以大承气下之，得更衣。再用黄连解毒汤，病减大半。复与黄连犀角汤，数日而安，自此德甫交情愈厚也。

【点评】“泻热门”篇的特点在于分类。罗氏将泻热方按上焦热、中焦热、下焦热、气分热、血分热、三焦甚热分类，充分体现了中医按部位选方治病的特色。上焦心肺、中焦脾胃、下焦肝肾（罗氏又将大肠归入），同为泻热的方剂，若针对不同的部位、深浅，用方选错，则疗效全无。每类治疗方剂罗氏所列虽不多，但大多为汉代与宋代经典名方及其化裁方，至今常用。两则大承气汤医案也值得仔细阅读体会。

除 寒 门

上焦寒

铁刷汤 治积寒痰饮，呕吐不止，胸膈不快，不下饮食。

半夏四钱，汤泡　草豆蔻　丁香　干姜炮　诃子皮各三钱　生姜一两

上六味，㕮咀。水五盏，煎至二盏半，去滓，分三服，无时。大吐不止，加附子三钱、生姜半两。

桂附丸 疗风邪冷气，入乘心络，脏腑暴感风寒，上乘于心，令人猝然心痛，或引背膂，乍间乍甚，经久不瘥。

川乌炮，去皮脐　黑附炮，各三两，去皮脐　干姜炮　赤石脂　川椒去目，微炒　桂各二两，去皮

上六味为末，蜜丸如桐子大。每服三十丸，温水送下，觉至痛处即止。若不止，加至五十丸，以知为度。若早服无所觉，至午时再服二十丸。若久心痛，服尽一剂，终身不发。

胡椒理中丸 治肺胃虚寒，咳嗽喘急，呕吐痰水。

胡椒　甘草　款冬花　荜茇　良姜　细辛　陈皮　干姜各四两　白术五两

上九味为末，炼蜜丸如桐子大。每服三十丸至五十丸，温汤或温酒、米饮任下。

附子理中丸　治脾胃冷弱，心腹疠疼，呕吐泻利，霍乱转筋，体冷微汗，手足厥冷，心下逆冷，满闷，腹中雷鸣，饮食不进，及一切沉寒痼冷，并皆治之。

人参　白术　干姜炮　甘草炙　附子炮，各等分

上五味为末，蜜丸，每两作十丸。每服一丸，水一盏化破，煎至七分，稍热服，食前。

二气丹　助阳退阴，正气和中。治内虚里寒，冷气攻击，心胁腹满刺痛，泄利无度，呕吐不止，自汗时出，小便不禁，阳气渐微，手足厥冷，及伤寒阴证，霍乱转筋，久下冷痢，少气羸困，一切虚寒痼冷。

硫黄二钱半[①]　肉桂二钱半[②]　朱砂为衣，二钱　干姜炮，二钱　黑附子大者一个，去皮脐，炮制，半两

上研匀，水面糊为丸，如桐子大。每服三十丸，空心煎艾盐汤送下。

大建中汤　疗内虚里急少气，手足厥冷，小腹挛急，或腹满弦急，不能食，起即微汗，阴缩，或腹中寒痛，不堪劳，唇口干，精自出，或手足乍寒乍热，而烦躁酸疼，不能久立，多梦寐，补中益气。

黄芪　当归　桂心　芍药各二钱　人参　甘草各一钱　半夏炮，焙　黑附炮，去皮，各二钱半

上八味，㕮咀。每服五钱，水二盏，姜三片，枣二个，煎至一盏，去滓，食前，温服。

下焦寒

八味丸　补肾气不足。

牡丹皮　白茯苓　泽泻各三两　熟地黄八两　山茱萸　山药各四两　附子　官桂各二两

---

① 二钱半：韩本、明德堂本皆作“一分”。

② 二钱半：韩本、明德堂本皆作“一分”。

上为末，炼蜜丸如桐子大。每服三十丸，温酒下，空心食前，日二服。

还少丹 大补心肾脾胃。治一切虚损，神志俱耗，筋力顿衰，腰脚沉重，肢体倦怠，血气羸乏，小便浑浊。

山药 牛膝酒浸 远志去心 巴戟去心 山茱萸去核 白茯苓去皮 楮实 五味子 肉苁蓉酒浸一宿 杜仲去皮，姜汁酒浸，炒去丝 石菖蒲 舶上茴香各一两 枸杞 熟地黄各二两

上为末，炼蜜同枣肉为丸，如桐子大。温酒、盐汤任送下三十丸，日进三服，食前。五日后有力，十日精神爽，半月气力颇壮，二十日目明，一月夜思饮食。冬月手足常暖，久服身体轻健，筋骨壮盛，悦泽难老。更看体候加减：身热，加山栀子一两；心气不宁，加麦门冬一两；少精神，加五味子一两；阳弱，加续断一两。常服牢牙，永无瘴疟。妇人服之，姿容悦泽，暖子宫，去一切病。

天真丹 治下焦阳虚。

沉香 穿心巴戟酒浸 茴香炒 萆薢酒浸，炒 胡芦巴炒香 破故纸炒香 杜仲麸炒，去丝 琥珀 黑牵牛盐炒，去盐。各一两 官桂半两

上十味为末，用酒浸打糊为丸，如桐子大。每服五十丸，空心温酒送下，盐汤亦得。

气分寒

桂枝加附子汤 治太阳病发汗，遂漏不止。其人恶风，小便难，四肢微急，难以屈伸者，宜服之。

桂枝去皮 芍药各一两半 甘草二两 附子炮，去皮，用半个

上㕮如麻豆大。每服五钱，生姜四片，枣子一枚，水一盏半，煮至八分，去滓，温服。

桂枝加芍药生姜人参新加汤 治发汗后身疼痛，脉来迟者，此主之。

桂枝 人参各一两半 芍药二两 甘草一两，炙

上㕮如麻豆大。每服五钱，生姜四片，枣子一枚，水一盏半，煮至八分，去滓，温服。

血分寒

巴戟丸 治肝肾俱虚。收敛精气，补真戢阳，充悦肌肤，进美饮食。

白术 五味子 川巴戟去心 茴香炒 熟地黄 肉苁蓉酒浸 人参 覆盆子 菟丝子酒浸 牡蛎 益智仁 骨碎补 白龙骨各二两

上十三味为末，蜜丸如桐子大，焙干。每服三十丸，食前米饮下，日三服。

神珠丹 治下焦元气虚弱，小腹疼痛，皮肤燥涩，小便自利。病机云：澄澈清冷，皆属于寒，此之谓也。一名离珠丹。

杜仲二两，炒 萆薢二两 诃子五个 龙骨一两 破故纸三两，炒 胡桃仁一百二十个 巴戟二两 砂仁半两 朱砂一两，另研

上九味为末，酒糊丸如桐子大，朱砂为衣。每服三十丸，空心温酒或盐汤送下。气不化，小便不利，湿一作温肌润滑[①]，热蒸。少阴气不化，气走小便自利，皮肤燥涩，为迫津液不能停，离珠丹主之。弦数者，阳陷于内，从外而之内也。弦则带数，甲终于甲也；紧则带洪，壬终于丙也。若弦虚则无火，细则有水，此二脉从内之外也，不宜离珠丹。

通治三焦甚寒之气

大已寒丸 治脏腑虚寒，心腹疞痛，泄泻肠鸣，自利自汗，米谷不化，手足厥冷。

荜茇 肉桂各六两半 干姜 良姜各十两

上为末，面糊丸如桐子大。每服二十丸，米饮汤下，食前服。

四逆汤 治伤寒自利不渴，呕哕不止，或吐利俱发，小便或涩或利，或汗出过多，脉微欲绝，腹痛胀满，手足逆冷，及一切虚寒逆

---

① 滑：韩本作“泽”。

冷，并宜服之。

甘草炙，二两　干姜一两半　附子生，去皮脐，细切，半两

上㕮咀。每服三钱，水一盏半，煎至八分，去滓，温服，不计时。

阴证治验

至元己巳夏六月，予住于上都。佥院董彦诚，年逾四旬，因劳役过甚，烦渴不止，极饮湩乳，又伤冷物。遂自利肠鸣腹痛，四肢逆冷，冷汗自出，口鼻气亦冷，六脉如蛛丝，时发昏聩。众太医议之，以葱熨脐下，又以四逆汤五两、生姜二十片、连须葱白九茎，水三升，煮至一升，去滓凉服。至夜半，气温身热，思粥饮，至天明而愈。《玉机真脏论》云：脉细皮寒，气少泄利，饮食不入，此谓五虚。浆粥入胃，则虚者活。信哉！鲁斋许先生闻之，叹曰：病有轻重，方有大小，治有缓急。佥院之证，非大方从权急治，则不能愈也。《至真要大论》云：补下治下，制以急，急则气味厚，此之谓也。

阴气有余多汗身寒

真定府武德卿，年四十六岁。至元丙子三月间，因忧思劳役，饮食失节得病。肢体冷，口鼻气亦凉，额上冷汗出，时发昏聩，六脉如蛛丝。一医作风证，欲以宣风散下之。予因思钱氏小儿论制宣风散，谓小儿内伤脾胃，或吐或泻，久则风邪陷入胃中而作飧泄。散中有结，恐传慢惊，以宣风散导去风邪。《内经》云：久风为飧泄。正此谓也。今德卿形证，乃阴盛阳虚，苦寒之剂非所宜也。《内经》云：阴气有余为多汗身寒。又《阴阳应象论》云：阴盛则身寒汗出，身常清，数慄而寒，寒而厥。《调经》篇亦云：阴盛生内寒。岐伯曰：厥气上逆，寒气积于胸中而不泻。不泻则温气去，寒独留，故寒中。东垣解云：此脾胃不足，劳役形体，中焦营气受病，末传寒中，惟宜补

阳。遂以理中汤加黑附子，每服五钱，多用葱白煎羊肉汤，取清汁一大盏，调服之。至夕四肢渐温，汗出少，夜深再服。翌日精神出，六脉生，数服而愈。尝记李思顺云：证者证也。病状于中，证形于外。凡学医道，不看《内经》，不求病源，妄意病证，又执其方，此皆背本趋末之务。其误多矣，宜慎思之。

【点评】“除寒门”也以部位分类，但与泻热门不同的是，本门有上焦寒、下焦寒、气分寒、血分寒、三焦甚寒，未列中焦寒。治上焦寒的方剂有铁刷汤、桂附丸、胡椒理中丸、附子理中丸、二气丹、大建中汤等，均为温中焦的方药。可见治上焦寒需要通过温中焦来达到目的。这一方法实际出自《金匮要略》，仲景用人参汤（即理中汤）治疗胸痹，原理相同。上焦心肺疾病常需调治中焦，因中焦脾胃为气血生化之源，心主血，肺主气。“阴证治验”中四逆汤由常规每服三钱，加量至五两，提示治疗急重证需用大剂，否则“不能愈也”。

卷七　名方类集

中　风　门

中风论出《洁古家珍》

经曰：风者百病之始，善行而数变。行者动也，风本为热，热胜则风动，宜以静胜其躁，是养血也。治须少汗，亦宜少下，多汗则虚其卫，多下则损其荣。汗下各得其宜，然后宜治其在经。虽有汗下之戒，而有中脏中腑之分。中腑者宜汗之，中脏者宜下之。此虽合汗下，亦不可过也。仲景云：汗多则亡阳，下多则亡阴。亡阳则损气，亡阴则损形。故经言：血气者人之神，不可不谨养也。初谓表里不和，须汗下之；表里已和，是宜治之在经也。其中腑者，面颜显五色，有表证而脉浮，恶风恶寒，拘急不仁，或中身之后，或中身之前，或中身之侧，皆曰中腑也，其病多易治；其中脏者，唇吻不收，舌不转而失音，鼻不知香臭，耳聋而眼瞀，大小便秘结，皆曰中脏也，其病则难治。经曰：六腑不和，留结为痈；五脏不和，九窍不通。外无留结为痈，内无九窍不通，知必在经也。初证既定，宜以大药养之。当须按时令而调阴阳，安脏腑而和荣卫，少有不愈者也。风中腑者，先以加减续命汤随证发其表；如忽中脏[①]，则大便多秘涩，宜以三化汤通其滞。表里证已定，别无变端，故以大药和而治之。大抵

① 如忽中脏：明德堂本作“如无中风”，日抄本作“如兼中脏”。

中腑者多著四肢，中脏者多滞九窍。虽中腑者多兼中脏之证，至于舌强失音，久服大药，能自愈也。有中风湿者，夏月多有之。其证身重如山，不能转侧，宜服除风胜湿去热之剂。如不可，则用针灸治之。今具六经续命汤治法。

小续命汤 通治八风、五痹、痿厥等疾。以一岁为总，六经为别。春夏加石膏、知母、黄芩，秋冬加官桂、附子、芍药。又于六经别药纳，随证细分加减，自古名医，不能越此。

麻黄去节 人参去芦 黄芩去腐 芍药 甘草炙 川芎 杏仁去皮尖，炒 防己 官桂各一两 防风一两半 附子炮，去皮脐，半两

上十一味，除附子、杏仁外，为粗末，后入二味和匀。每服五钱，水一盏半，生姜五片，煎至一盏，去滓，稍热服，食前。

凡治中风，不审六经之形证加减，虽治与不治无异也。《内经》云：腠理开则淅然寒，闭则热而闷。知暴中风邪，宜先以加减续命汤药证治之。

若中风无汗恶寒，**麻黄续命汤**主之。于本方中加麻黄、防风、杏仁一倍。宜针太阳经至阴出血、昆仑举跷。

中风有汗恶风，**桂枝续命汤**主之。于本方中加桂枝、芍药、杏仁一倍。宜针风府。

以上二证，皆太阳经中风也。

中风无汗，身热不恶寒，**白虎续命汤**主之。于本方中加石膏二两，知母二两，甘草一两。

中风有汗，身热不恶风，**葛根续命汤**主之。于本方中加葛根二两，桂枝、黄芩各一倍。宜针陷谷，刺厉兑。针陷谷者，去阳明之贼邪；刺厉兑者，泻阳明之实热。

以上二证，皆阳明经中风也。

中风无汗身凉，**附子续命汤**主之。于本方中加附子一倍，干姜加二两，甘草加三两。宜针隐白，去太阴之贼邪。

此一证，太阴经中风也。

中风有汗无热，**桂枝附子续命汤**主之。于本方中加桂枝、附子、甘草一倍。宜针太溪。

此一证，少阴经中风也。

凡中风无此四经六证混淆，系于少阳、厥阴。或肢节挛痛，或麻木不仁，宜**羌活连翘续命汤**主之。于本方中加羌活四两、连翘六两。

上古之续命，混淆无别，今立分经治疗，又分各经针刺，无不愈也。治法厥阴之井大敦，刺以通其经；少阳之经绝骨，灸以引其热。此通经引热，是针灸同象，治法之大体也。

大秦艽汤 治中风外无六经之形证，内无便溺之阻隔，是知为血弱不能养于筋，故手足不能运动，舌强不能语言，宜此药养血而筋自荣也。

秦艽 石膏各二两 甘草 川芎 当归 芍药 羌活 独活 防风 黄芩 白术 白芷 茯苓 生地黄 熟地黄各一两 细辛半两

上十六味，㕮咀。每服一两，水二盏，煎至一盏，去滓，温服，无时。如遇天阴，加生姜七片，煎。如心下痞，每服一两，加枳实一钱，煎，此秋冬药；如春夏，加知母一两。凡中风外有六经之形证，先以加减续命汤随证治之。内有便溺之阻隔，复以三化汤导之。

三化汤

厚朴姜制 大黄 枳实 羌活各等分

上四味㕮咀。每服三两，水三升，煎至一升半，终日服，以微利则已。

若内邪已除，外邪已尽，当服愈风汤，以行中道。久服大风悉去，纵有微邪，只从愈风汤加减治之。然治病之法，不可失于通塞，或一气之微汗，或一旬之通利，如此乃常治之法也。久之清浊自分，荣卫自和矣。

羌活愈风汤 疗肾肝虚，筋骨弱，语言难，精神昏聩，是中风湿热内弱者，是为风热体重也。或瘦而臂肢偏枯，或肥而半身不遂，或恐而健忘，喜以多思，思忘之道，皆精不足也。故心乱则百病生，心静则万病息。是以此药能安心养神，调阴阳，无偏胜。

羌活　甘草炙　防风　防己　黄芪　蔓荆子　川芎　独活　细辛　枳壳　麻黄去根　地骨皮　人参　知母　甘菊　薄荷去枝　白芷　枸杞子　当归　杜仲炒　秦艽　柴胡　半夏泡　厚朴姜制　前胡　熟地黄二十六味，各二两　白茯苓　黄芩各三两　生地黄　苍术　石膏　芍药各四两　桂枝一两

上三十三味，重七十五两，㕮咀。每服一两，水二盏，煎至一盏，去滓，温服。如遇天阴，加生姜三片，煎，空心一服，临卧再煎滓服，俱要食远。空心咽下二丹丸，为之重剂。临卧咽下四白丸，为之轻剂。立其法，是动以安神，静以清肺。假令一气而微汗，用愈风汤三两，加麻黄一两，匀作四服。每服加生姜五七片，空心服，以粥投之，得微汗则佳。如一旬之通利，用愈风汤三两，加大黄一两，亦匀作四服。每服生姜五七片，临卧煎服，得利为度。此药常服之，不可失于四时之辅。如望春大寒之后，本方中加半夏、人参、柴胡各二两，木通四两，谓迎而夺少阳之气也。如望夏谷雨之后，本方中加石膏、黄芩、知母各二两，谓迎而夺阳明之气也。如季夏之月，本方中加防己、白术、茯苓各二两，谓胜脾土之湿也。如初秋大暑之后，本方中加厚朴一两、藿香一两、桂一两，谓迎而夺太阴之气也。如望冬霜降之后，本方中加附子、官桂各一两，当归二两，谓胜少阴之气也。如得春气候减冬所加药，四时加减类此。虽立此四时加减，更宜临病之际，审病之虚实，土地之所宜，邪气之多少。此药具七情六欲四气，无使五脏偏胜，及不动于荣卫。如风秘服之则永不结燥，久泻服之能自调适。初觉风气，能便服此药，及新方中天麻丸各一料，相为表里，治未病之圣药也。若已病者，更宜常服。无问男女、老幼、小儿风痫、急慢惊风，皆可服之，神效。如解利四时伤寒，随四时加减法服之，果如圣矣。

四白丹　能清肺气，养魄，谓中风者多昏冒，气不清利[①]也。

① 利：济生拔粹本作“和”。

白术　砂仁　白茯苓　香附　防风　川芎　甘草　人参各半两　白芷一两　羌活　独活　薄荷各二钱半　藿香　白檀香各一钱半　知母　细辛各二钱　甜竹叶二两　麝香一钱，另研　龙脑另研　牛黄各半钱，另研

上二十味为末，蜜丸每两作十丸。临卧嚼一丸，分五七次细嚼之，煎愈风汤咽下。能上清肺气，下强骨髓。

二丹丸　治健忘，养神，定志，和血。内以安神，外华腠理。

丹参　天门冬　熟地黄各一两半　甘草　麦门冬去心　白茯苓各一两　人参　远志去心　朱砂各半两，研末为衣，《气宜保命集》内有　菖蒲一两

上十味为末，蜜丸桐子大，朱砂为衣。每服五十丸至一百丸，空心食前，煎愈风汤送下，常服安神定志。此治之法，一药安神，一药清肺。故清中清者，归肺以助天真；清中浊者，坚强骨髓；浊中之清者，荣养于神；浊中之浊者，荣华腠理。

中风杂说

风者能动而多变，因热胜则动，宜以静胜躁，是养血也。宜和，是行荣卫壮筋骨也，天麻丸主之，非大药不能治也。

天麻丸

附子一两，炮　天麻酒浸三宿，晒　牛膝酒浸一宿，焙　萆薢另研为末　玄参各六两　杜仲七两，炒　当归十两，全用　羌活十两，或十五两　生地黄十六两　独活五两

上十味为末，炼蜜丸如桐子大。每服五七十丸，病大加至百丸，空心食前，温酒或白汤送下，平明服药。日高饥则食，不饥且止食。大忌壅塞失于通利，故服药半月，稍觉壅塞，微以七宣丸疏之，使药再为用也。牛膝、萆薢强壮筋骨，杜仲使筋骨相著，羌活、防风治风之要药，当归、地黄能养血和荣卫，玄参主用，附子佐之行经也。

如风痫病不能愈者，吐论厚朴丸，出《洁古家珍》。其本方后，另有此病加添药，如中风自汗昏冒，发热不恶风寒，不能安卧，此是

风热烦躁，泻青丸主之。如小便少，不可以药利之，既自汗，津液外泄，小便内少，若利之使荣卫枯竭，无以制火，烦热愈甚，俟热退汗止，小便自行也。兼此证属阳明经，大忌利小便，须当识此。

中风见证

泻青丸 治中风自汗昏冒，发热不恶寒，不能安卧，此是风热烦躁之故也。

当归 川芎 栀子 羌活 大黄 防风 龙胆草各等分

上末，蜜丸弹子大，竹叶汤化下一丸。此方去栀子，加独活、防风、甘草、菊花、蝉蜕、川芎，丸服。凡人初觉大指、次指麻木不仁或不用者，三年内有中风之疾也。宜先服愈风汤、天麻丸各一料，此治未病之先也。是以圣人治未病，不治已病。

中风人多能食，盖甲己化土，脾盛故能多食。由此脾气愈盛，下克肾水，肾水亏则病增剧，宜广服药。不欲多食，病能自愈。中风病多食者，风木盛也。盛则克脾土，脾受敌则求助于食。经曰：实则梦与，虚则梦取是也。当泻肝木，治风安脾，脾安则食少，是其效也。

中风人初觉，不宜服脑麝，恐引风气入骨髓，如油入面，不能得出。如痰涎潮盛，不省人事，烦热者，宜用之下痰，神效。

中风刺法出云岐子《学医新说》

大接经从阳引阴治中风偏枯

足太阳膀胱之脉，出于至阴足小指外侧，去爪甲角如韭叶为井金。

足少阴肾之脉，涌泉穴，足心也。起于小指之下，趋足心三呼。

手厥阴心包络之脉，其直者循中指出其端，去爪甲如韭叶陷中为井，中冲穴也。其支者别掌中小指次指，出其端。

手少阳三焦之脉，起于小指次指之端，去爪甲角如韭叶为井。

足少阳胆之脉，出于窍阴足小指次指之端，去爪甲角如韭叶为井。其支者上入大指歧骨内出其端，还贯爪甲出三毛中。十呼，二十呼

足厥阴肝之脉，起大指之端，入丛毛之际，去爪甲如韭叶为井大敦也，及三毛中。十呼，六呼

手太阴肺之脉，起大指之端，出于少商，大指内侧，去爪甲如韭叶为井，其支者出次指内臁出其端。

手阳明大肠之脉，起大指次指之端，入次指内侧，去爪甲如韭叶为井十呼，中指内交三呼。

足阳明胃之脉，起足大指次指之端，去爪甲如韭叶为井，其支者入大指内，出其端一呼。

足太阴脾之脉，起足大指端，循指内侧，去爪甲角如韭叶为井，隐白也十呼。

手少阴心之脉，起手小指内出其端，循指内臁，去爪甲如韭叶为井。

手太阳小肠之脉，起手小指之端，去瓜甲一分陷中为井。

大接经从阴引阳治中风偏枯

手太阴肺之脉，起手大指端，出于少商，大指内侧，去爪甲角如韭叶为井一呼，三呼。

手阳明大肠之脉，起手大指次指之端，去爪甲如韭叶为井，其支者，入大指间出其端。

足太阴脾之脉，起足大指端，循指内侧，去爪甲如韭叶为井，隐白也。

手少阴心之脉，起手小指内出其端，循指内臁，去爪甲如韭叶为井。

手太阳小肠之脉，起手小指之端，去爪甲下一分陷中为井。

足太阳膀胱之脉，起足小指外侧，至阴，去爪甲如韭叶为井金，

足小指之端也。

足少阴肾之脉，起足小指之下，斜趋足心为井，涌泉穴也。

手厥阴心包之脉，其直者循手中指出其端，去爪甲如韭叶为井，中冲穴也。其支者从掌中循小指次指，出其端。

手少阳三焦之脉，起手小指次指之端，去爪甲如韭叶为井。

足阳明胃之脉，起足大指次指之端，去爪甲如韭叶为井，其支者入大指间出其端。

足少阳胆之脉，起于窍阴，是小指次指之端也，去爪甲如韭叶为井。其支者上入大指歧骨内，出其端，还贯爪甲，出三毛中。

足厥阴肝之脉，起足大指之端，入丛毛之际，去爪甲如韭叶为井，大敦也，及三毛中六呼。

中风针法出窦先生《气元归类》

半身不遂

手太阴　列缺，偏风半身不遂；天府，猝中恶鬼疰不得安卧。

手阳明　肩髃、曲池，偏风，半身不遂。

足阳明　大巨，偏枯，四肢不举；冲阳，偏风，口眼㖞斜，足缓不收。

手太阳　腕骨，偏枯狂惕。

足太阳　辅阳，风痹不仁，四肢不举。

足少阴　照海，大风偏枯，半身不遂，善悲不乐。

足少阳　阳陵泉，半身不遂；环跳，风眩偏风，半身不遂，失音不语。

手阳明　天鼎，暴喑并喉痹；合谷，喑不能言。

足阳明　颊车、地仓，不语饮食不收；承浆、漏落，左治右，右治左。

手少阴　阴郄，喑不能言；灵道，暴喑不语。

手少阳　支沟，暴喑不语；三阳络，暴哑不能言。

手太阳　天窗，暴喑不能言。

足少阴　通谷，暴喑不语。

手厥阴　间使，喑不能言。

黄帝灸法，疗中风，眼戴上不能视者，灸第二椎并第五椎上各七壮，一齐下火炷，如半枣核大，立愈。

独圣散　治诸风膈实，诸痫痰涎津液壅，杂病亦然。

瓜蒂不拘多少

上一味，剉如麻豆大，炒令黄为末，量病人新久、虚实、大小或一钱，或二钱，末用茶一钱，酸齑汁水一盏，调下。须是病人隔夜不食，晚食服药下吐，再用温齑水投之。如吐风痫，加半钱全蝎，炒。如湿肿，加赤小豆末一钱。如吐虫，加狗油五七点、雄黄末一钱，甚者加芫花末半钱，立吐其虫出。凡吐，须天色晴明，阴晦不用，如病猝暴，不拘此法。吐时，辰巳午前为妙。《内经》曰：平旦至日中，天之阳，阳中之阳也。若论四时之气，故仲景大法春宜吐，是天气在上，人气亦在上。一日之气，则寅卯辰时也，故宜早不宜晚。此药不可常用，大要辨其虚实。实则瓜蒂散，虚则栀子豉汤。腹满加厚朴，不可一概用之。吐罢，可服降火利气、安神定志之剂，此方出《气宜保命集》。

【点评】罗氏以金代张元素的“中风论”开篇，论述了中风的分类、辨证与治疗原则。认为中风有中脏与中腑之分，“中腑者多著四肢，中脏者多滞九窍”“中腑者宜汗之，中脏者宜下之”。卷七首方为《备急千金要方》卷八引《小品方》的小续命汤，可见小续命汤是治疗中风的重要方剂。急性中风与外风有密切关系，古今很多有效医案可以佐证，但在具体运用中又有诸多讲究。罗氏明确指出：“凡治中风，不审六经之形证加减，虽治与不治无异也。”又曰：“上古之续命，混淆无别，今立分经治疗，又分各经针刺，无不愈也。”罗氏认为在运用小续命汤治疗中风时必须分清邪在何经，从而按经分治，变通运用。根据风邪所犯经络不同，又分别化裁出七方：太阳经中风有麻黄续命汤、桂枝续命汤，阳明经中风有白虎续命汤、葛根续命汤，太阴经中风有附子续命汤，少阴经中风有桂枝附子续命汤。无以上四经六证者，则归入少阳、厥阴经，用羌活连翘续命汤。这种以小续命汤为基础分经加药调量的方法，是罗氏临证的重要经验，值得效法。此外，“凡中风外有六经之形证，先以加减续命汤，随证治之。内有便溺之阻隔，复以三化汤导之”；“若内邪已除，外邪已尽，当服愈风汤，以行中道”。不同的情况、不同的病程阶段用不同的方药，风中腑、风中脏用不同的方剂，有内服方也有外用方。卷八罗氏还详细介绍了具体的针刺、艾灸方法，并载3则有效案例。充分说明罗氏对中风的诊治有丰富的临床经验，值得我们后人认真学习、研究。

卷八　名方类集

中风灸法

风中脉则口眼祸斜，中腑则肢体废，中脏则性命危。凡治风莫如续命汤之类，然此可扶持疾病，要收全功，必须火艾为良。具穴下项。

灸风中脉口眼祸斜

听会二穴，在耳微前陷中，张口得之，动脉应手。

颊车二穴，在耳下二韭叶陷者宛宛中，开口得之。

地仓二穴，在侠口吻傍四分，近下有脉微动者是。

凡祸向右者，为左边脉中风而缓也，宜灸左祸陷中①二七壮。

凡祸向左者，为右边脉中风而缓也，宜灸右祸陷中②二七壮。艾炷大如麦粒，频频灸之，以取尽风气，口眼正为度。

灸风中腑手足不遂等疾

百会一穴，在顶中央旋毛中陷可容豆许。

发际，是髃两耳前两穴。

肩髃二穴，在肩端两骨间陷者宛宛中，举臂取之。

曲池二穴，在肘外辅屈肘曲骨中，以手拱胸取之，横纹头陷中是。

---

① 祸陷中：济生拔粹本无此三字。

② 祸陷中：济生拔粹本无此三字。

风市二穴，在膝外两筋间，平立舒下手著腿当中，指头尽陷者宛宛中。

足三里二穴，在膝下三寸胻外臁两筋间。

绝骨二穴，一名悬钟，在足外踝上三寸动脉中。

凡觉手足麻痹或疼痛[①]，良久乃已，此将中腑之候，宜灸此七穴。病在左则灸右，病在右则灸左。如因循失灸，手足以瘥者。秋觉有此候春灸，春觉有此候者秋灸，以取风气尽，轻安为度。

灸风中脏气塞涎上不语昏危者下火立效

百会一穴如前。

大椎一穴，在顶后第一椎上陷中。

风池二穴，在颞颥后发际陷中。

肩井二穴，在肩上陷解中，缺盆上大骨前一寸半，以三指按取之，当其中指下陷中者是。

曲池二穴如前。

足三里二穴如前。

间使二穴，在掌后三寸两筋间陷中。

凡觉心中愦乱，神思不怡，或手足麻痹[②]，此中脏之候也。不问是风与气，可连灸此七穴。但依次第自急灸之，可灸各五七壮。日后别灸之，至随年壮止。凡遇春秋二时，可时时灸此七穴，以泄风气。如素有风人，尤须留意此灸法，可保无虞。此法能灸猝死，医经云：凡人风发，强忍怕痛不肯灸，忽然猝死，是谓何病？曰风入脏故也，病者不可不知此。予自五月间，口眼㖞斜，灸百会等三穴，即止。右手足麻无力，灸百会发际第七穴，得愈。七月气塞涎上不能语，魂魄飞扬，如坠江湖中，顷刻欲绝。灸百会、风池等左右颊车二穴，气遂通，吐涎半碗，又下十余行。伏枕半月，遂平复。自后凡觉神思少异

① 麻痹或疼痛：济生拔粹本作“痹或麻或痛”。

② 痹：济生拔粹本无此字。

于常，即灸百会、风池等穴，无不立效。

风中血脉治验

太尉忠武史公，年六十八岁，于至元戊辰十月初，侍国师于圣安寺丈室中，煤炭火一炉在左侧边，遂觉面热，左颊微有汗。师及左右诸人皆出，因左颊疏缓，被风寒客之。右颊急，口㖞于右，脉得浮紧，按之洪缓。予举医学提举忽君吉甫专科针灸，先于左颊上灸地仓穴一七壮，次灸颊车穴二七壮，后于右颊上热手熨之，议以升麻汤加防风、秦艽、白芷、桂枝，发散风寒，数服而愈。或曰：世医多以续命汤等药治之，今君用升麻汤加四味，其理安在？对曰：足阳明经起于鼻，交頞中，循鼻外，入上齿中。手阳明经亦贯于下齿中，况两颊皆属阳明。升麻汤乃阳明经药，香白芷又行手阳明之经。秦艽治口噤，防风散风邪，桂枝实表而固荣卫，使邪不能再伤，此其理也。夫病有标本经络之别，药有气味厚薄之殊，察病之源，用药之宜，其效如桴鼓之应。不明经络所过，不知药性所在，徒执一方，不惟无益，而又害之者多矣。学者宜精思之。

秦艽升麻汤 治中风手足阳明经口眼㖞斜，恶风恶寒，四肢拘急。

升麻 葛根 甘草炙 芍药 人参各半两 秦艽 白芷 防风 桂枝各三钱

上㕮咀。每服一两，水二盏，连须葱白三茎，长二寸，约至一盏，去滓，稍热服。食后服药毕，避风寒处卧，得微汗出则止。

犀角升麻汤 治中风麻痹不仁，鼻颊间痛，唇口颊车发际皆痛，口不可开，虽语言饮食亦相妨，左额颊上如糊急，手触之则痛。此足阳明经受风毒，血凝滞而不行故也。

犀角一两二钱半 升麻一两 防风 羌活各七钱 川芎 白附子 白芷 黄芩各半两 甘草二钱半

上为末。每服五钱，水二盏，煎至一盏，去滓，温服，食后，日三服。

论曰：足阳明者，胃也。经云：肠胃为市，如市廛无所不有也。六经之中，血气便多，腐熟水谷，故饮食之毒聚于肠胃。此方以犀角为主，解饮食之毒也。阳明经络，环唇挟口，起于鼻，交頞中，循颊车，上耳前，过客主人，循发际，至额颅。故王公所患，此一经络也，以升麻佐之，余药皆涤除风热。升麻、黄芩专入胃经为使也。

风中腑兼中脏治验

顺德府张安抚，字耘夫，年六十一岁，于己未闰十一月初，患风证。半身不遂，语言謇涩，心神昏聩，烦躁自汗，表虚恶风，如洒冰雪，口不知味，鼻不闻香臭，闻木音则惊悸，小便频多，大便结燥。若用大黄之类下之，却便饮食减少不敢用，不然则满闷。昼夜不得瞑目而寐，最苦，于此约有三月余。凡三易医，病全不减。至庚申年三月初七日，又因风邪，加之痰嗽，咽干燥，疼痛不利，唾多，中脘气痞似噎。予思《内经》有云：风寒伤形，忧恐忿怒伤气，气伤脏乃病，脏病形乃应。又云：人之气以天地之疾风名之。此风气下陷入阴中，不能生发上行，则为病矣。又云：形乐志苦，病生于脉。神先病也，邪风加之。邪入于经，动无常处。前证互相出见，治病必求其本，邪气乃覆。论时月则宜升阳，补脾胃，泻风木；论病则宜实表里，养卫气，泻肝木，润燥，益元气，慎喜怒，是治其本也，宜以加减冲和汤治之。

加减冲和汤

柴胡　黄芪各五分　升麻　当归　甘草炙，各三分　半夏　黄柏　黄芩　人参　陈皮　芍药各二分

上十一味，㕮咀，作一服。水二盏，煎至一盏，去滓，温服。如自汗，加黄芪半钱。嗽者，加五味子二十粒。昼夜不得睡，乃因心事

烦扰，心火内动，上乘阳分，卫气不得交入阴分，故使然也，以朱砂安神丸服之，由是昼亦得睡。十日后，安抚曰：不得睡三月有余，今困睡不已，莫非他病生否？予曰：不然。卫气者，昼则行阳二十五度，夜则行阴亦二十五度。此卫气交入阴分，循其天度，故安抚得睡也，何病之有焉？止有眼白睛红，隐涩难开，宜以当归连翘汤洗之。

当归连翘汤

黄连　黄柏各五分　连翘四分　当归　甘草各三分

上作一服。水二盏，煎至一盏，去滓，时时热洗之。十三日后，至日晡，微有闷乱不安，于前冲和汤中，又加柴胡三分，以升少阳之气，饮三服。至十五日，全得安卧，减自汗恶寒躁热，胸膈痞。原小便多，服药之后，小便减少，大便一二日一行。鼻闻香，口知味，饮食如常。脉微弦而柔和，按之微有力。止有咽喉中妨闷，会厌后肿，舌赤，早晨语言快利，午后微涩，宜以玄参升麻汤治之。

玄参升麻汤

升麻　黄连各五分　黄芩炒，四分　连翘　桔梗各三分　鼠粘子　玄参　甘草　白僵蚕各二分　防风一分

上十味，㕮咀，作一服。水二盏，煎至七分，去滓，稍热噙漱，时时咽之，前证良愈。止有牙齿无力，不能嚼物，宜用牢牙散治之。

牢牙散

羊筒骨灰　升麻各三钱　生地黄　黄连　石膏各一钱　白茯苓　人参各五分　胡桐泪三分

上为极细末，入麝香少许，研匀。临卧擦牙后，以温水漱之。

安抚初病时，右肩臂膊痛无主持，不能举动，多汗出，肌肉瘦，不能正卧，卧则痛甚。经曰：汗出偏沮，使人偏枯。予思《内经》云：虚与实邻，决而通之。又云：留瘦不移，节而刺之，使经络通和，血气乃复。又言陷下者灸之。为阳气下陷入阴中，肩膊时痛，不能运动，以火导之，火引而上，补之温之。以上证皆宜灸刺，谓此先刺十二经之井穴。于四月十二日右肩臂上肩井穴内，先针后灸二七

壮。及至疮发，于枯瘦处渐添肌肉，汗出少，肩臂微有力；至五月初八日，再灸肩井。次于尺泽穴各灸二十八壮，引气下行，与正气相接，次日臂膊又添气力，自能摇动矣。时值仲夏，暑热渐盛，以清肺饮子补肺气，养脾胃，定心气。

清肺饮子

白芍药五分　人参　升麻　柴胡各四分　天门冬　麦门冬去心，各三分　陈皮二分半　甘草生　黄芩　黄柏　甘草炙，各二分

上十一味，㕮咀，作一服。水二盏，煎至一盏，去滓，温服，食后。汗多者加黄芪五分，后以润肠丸治胸膈痞闷，大便涩滞。

润肠丸

麻子仁另研　大黄酒煨，各一两半　桃仁泥子　当归尾　枳实麸炒　白芍药　升麻各半两　人参　生甘草　陈皮各三钱　木香　槟榔各二钱

上十二味，除麻仁、桃仁外，为末，却入二仁泥子，蜜丸桐子大。每服七八十丸，温水食前送下。初六日得处暑节，暑犹未退，宜微收实皮毛，益卫气。秋以胃气为本，以益气调荣汤主之。本药中加时药，使邪气不能伤也。

益气调荣汤

人参三分，臣　益气和中。

当归二分，佐　和血润燥。

陈皮二分，佐，去白　顺气和中。

熟地黄二分，佐　养血润燥，泻阴火。

白芍四分，臣　补脾胃，微收，治肝木之邪。

升麻二分使　使阳明气上升，滋荣百脉。

黄芪五分，君　实皮毛，止自汗，益元气。

半夏炮，三分，佐　疗风痰，强胃进食。

白术二分，佐　养胃和中，厚肠胃。

甘草炙，二分，佐，引用　调和胃气，温中益气。

柴胡二分，使　引少阳之气，使出于胃中，乃风行于天上。

麦门冬三分，去心，佐　犹有暑气未退，故加之，安肺气，得秋分节不用。

上十二味，㕮咀，作一服。水二盏，煎至一盏，去滓，温服。忌食辛热之物，反助暑邪，秋气不能收也，正气得复而安矣。

风中腑诸方

大通圣白花蛇散　治诸风疾。

杜仲　天麻　海桐皮　干蝎　赤箭　郁李仁　当归　厚朴　蔓荆子　木香　防风　藁本　官桂　羌活　白附子　萆薢　虎骨　白芷　山药　菊花　白花蛇肉　牛膝　甘草　威灵仙

上二十四味，等分为末。每服一二钱，温酒调下，荆芥汤亦得，空心服之。

犀角防风汤　治一切诸风。口眼㖞斜，手足亸拽，语言謇涩，四肢麻木，并皆治之。

犀角　防风　甘草炙　天麻　羌活各一两　滑石三两　石膏一两半　麻黄七钱半，不去节　独活　山栀子各七钱　荆芥　连翘　当归　黄芩　全蝎炒　薄荷　大黄各半两　桔梗半两　白术　细辛各四钱

上二十味，㕮咀。每服五钱，水二盏，生姜十片，煎至一盏，去滓，稍热服，未汗再一服。如病人脏气虚，则全去大黄。

木香丸　疏风顺气，调荣卫，宽胸膈，清头目，化痰涎，明视听，散积滞。

槟榔　大黄煨，各二两　陈皮去白，焙，一两　木香　附子炮　人参各一两　官桂　川芎　羌活　独活　三棱炮，各半两　肉豆蔻六个，去皮

上十二味为细末，每料末二两，入牵牛净末一两，蜜丸桐子大。每服十丸至十五丸，临卧生姜橘皮汤下。此药治疗极多，不可具述。

续命丹　治男子妇人猝中诸风。口眼㖞斜，言语謇涩，牙关紧急，半身不遂，手足搐搦，顽麻疼痛，涎潮闷乱。妇人血运血风，喘嗽吐逆，睡卧不宁。

川芎　羌活　南星姜制　川乌炮，去皮　天麻　白鲜皮　当归　防风　海桐皮　地榆　虎骨　熟地黄　朱砂　乌蛇生　铅白霜　干蝎　肉桂各一两　牛黄　雄黄各三钱　轻粉二钱，或一钱　麻黄去节，四两，以好酒三升浸三昼夜，不用麻黄，用酒

上二十一味为末，麻黄酒汁入蜜半升同熬成膏，和前药末为丸弹子大。每服一丸，豆淋酒下，或葱汁化下，不拘时候。张文叔传此二方。戊辰春，中书左丞张仲谦患半身不遂麻木，太医刘子益与服之。汗大出，一服而愈，故录之。

疏风汤　治半身不遂麻木，及语言微涩。季春初夏宜服。

麻黄三两，去节　杏仁去皮　益智仁各一两　甘草炙　升麻各半两

上五味，㕮咀。每服五钱，水一小碗，煎至六分，去滓，温服。脚蹬热水葫芦，以大汗出，去葫芦不用。

趁风膏　治中风手足偏废不举。

红海蛤如棋子大者，一本云海红蛤　川乌去皮脐　穿山甲各二两，生用半，酥炙一半

上为末。每服用半两，捣葱白汁和成厚饼子，约一寸半，贴在所患一边脚心中，缚定。避风密室中椅上坐，椅前用热汤一盆，将贴药脚于汤内浸。仍用人扶病人，恐汗出不能支持。候汗出，急去了药。汗欲出，身麻木，得汗周遍为妙。宜谨避风，自然手足可举。如病未尽除，候半月再用一次。自除根本，仍服治诸风之药补理，忌口远欲以自养。

风中脏诸方

活命金丹　治中风不语，半身不遂，肢节顽麻，痰涎上潮，咽嗌不利，饮食不下，牙关紧急，口噤，及解一切酒毒、药毒，发热腹胀，大小便不利，胸膈痞满，上实下虚，气闭面赤，汗后余热不退劳病，诸药不治。无问男女老幼，皆可服之。

贯众　甘草　板蓝根　干葛　甜硝各一两　川大黄一两半　牛

黄研　珠子粉　生犀角　薄荷各五钱　辰砂四钱，研，一半为衣　麝香研　桂　青黛各三钱　龙脑研，二钱

上十五味为末，与研药和匀，蜜和水浸蒸饼为剂。每两作十丸，朱砂为衣，就湿用真金箔四十片为衣。腊月修合，瓷器收贮，多年不坏。如疗风毒，茶清化下。解药毒，新汲水化下。汗后余热劳病，及小儿惊热，并用薄荷汤化下。以上并量大小加减服之。

至宝丹

辰砂　生犀　玳瑁　雄黄　琥珀　人参六味，各五两　牛黄二两半　麝香　龙脑各一两二钱半　天南星二两半水煮软，切片　银箔二百五十片入　金箔二百五十片，半入药，半为衣　安息香五两，用酒半升，熬成膏　龙齿二两，水飞

上十二味为末，用安息香膏，重汤煮炀搜剂，旋丸梧子大。每服三丸至五丸，人参汤下，小儿一两丸。

至圣保命金丹　治中风口眼㖞斜，手足亸拽，语言謇涩，四肢不举，精神昏聩，痰涎并多。

贯众一两　生地黄七钱　大黄半两　青黛　板蓝根各三钱　朱砂研　蒲黄　薄荷各二钱半　珠子研　龙脑研，各一钱半　麝香一钱，研　牛黄二钱半，研

上十二味为末，入研药和匀，蜜丸鸡头大。每用一丸，细嚼，茶清送下，新汲水亦得。如病人嚼不得，用薄荷汤化下，无时。此药镇坠痰涎，大有神效，用金箔为衣。

牛黄通膈汤　初觉中风一二日，实则急宜下之。

牛黄研，三钱　朴硝三钱，研　大黄　甘草各一两，炙

上四味，除研药为末。每服一两，水二盏，除牛黄、朴硝外，煎至一盏，去滓。入牛黄、朴硝，一半调服，以利为度，须动三两行，未利再服，量虚实加减。

诃子汤　治失音不语。

诃子四两，半生半炮　桔梗一两，半生半炒　甘草二寸，半生半炒

上三味为末。每服五钱，用童子小便一盏，煎五七沸温服，甚者

不过三服。

正舌散 治中风舌强语涩。

雄黄研 荆芥穗各等分

上为末。每服二钱，豆淋酒调下。

茯神散 治证同前。

茯神心炒，一两 薄荷焙，二两 蝎梢去毒，二钱

上为末。每服一二钱，温酒调下。

胜金丹 治中风涎潮，猝中不语，合吐利者，当服此吐利风涎。

青薄荷半两 猪牙皂角二两，同薄荷以水二升，挼取汁尽，用银石器内，慢火熬成膏 瓜蒂末 朱砂研，一两，留少许为衣 粉霜半两，研 洛粉一钱，水银重粉是

以上四物研匀，入前膏，纳入臼内，杵三二千杵，丸如樱桃大，以朱砂为衣。每服一丸，酒磨下。急即研细，酒调灌之。瘫中前如觉有症状，每于四孟月服一丸，自愈。有病方可服。

分涎散 治中风涎潮，作声不得，口噤，手足搐搦。

藿香 干蝎 白附子 南星炮，四味各一两，同为末 丹砂原无此味，据坊本补 腻粉 粉霜各一两

上七味同为末，研匀。每服一钱，加至二钱，薄荷汤或茶清汤调下。未吐利，再服。

风邪入肝出许学士《本事方》

真珠丸 治肝经因虚，内受风邪，卧则魂散而不守，状如惊悸。

真珠母三钱，研 熟地黄 当归各一两半 酸枣仁 柏子仁 人参各一两 犀角 茯神 沉香 龙齿各半两 虎睛一对 加麝香三钱

上为末，蜜丸如桐子大，辰砂为衣。每服四五十丸，金银薄荷汤下，日午夜卧服。

独活汤

独活黑者 人参 羌活 防风 前胡 细辛 沙参 五味子 白

茯苓　半夏曲　酸枣仁　甘草各一两

上十二味，㕮咀。每服四钱，水一盏半，生姜三片，乌梅半个，煎七分，去滓，温服，不拘时。

绍兴癸丑，予待[1]次四明，有董生者，患神气不宁，卧则梦飞扬，虽身在床而神魂离体，惊悸多魇，通宵不寐。更数医无效，予为诊视之。询曰：医作何病治之？董曰：众皆以为心病。予曰：以脉言之，肝经受邪，非心也。肝经因虚，邪气袭之。肝藏魂者也，游魂为变。平人肝不受邪，卧则魂归于肝，神静而得寐。今肝有邪，魂不得归，是以卧则魂扬若离体也。肝主怒，故小怒则剧。董生欣然曰：前此未之闻也。虽未服药，似觉沉疴去体矣，愿求药治之。予曰：公且持此说，与众医议所治之方，而徐质之。阅旬日，复至，云医遍议古今方书，无与病对者。故予处此二方以赠之，服一月而病悉除。此方以真珠母为君，龙齿佐之。真珠母入肝为第一，龙齿与肝同类故也。龙齿、虎睛，今人例以为镇心药，殊不知龙齿安魂，虎睛定魄，各言其类也。东方苍龙，木也，属肝而藏魂；西方白虎，金也，属肺而藏魄。龙能变化，故魂游而不定；虎能专静，故魄止而能守。予谓治魄不宁者，宜以虎睛；治魂飞扬者，宜以龙齿。万物有成理而不失，亦在夫人达之而已。

风中脏治验

真定府临济寺赵僧判，于至元庚辰八月间患中风，半身不遂，精神昏聩，面红颊赤，耳聋鼻塞，语言不出，诊其两手六脉弦数。尝记洁古有云：中脏者多滞九窍，中腑者多著四肢。今语言不出，耳聋鼻塞，精神昏聩，是中脏也；半身不遂，是中腑也。此脏腑俱受病邪，先以三化汤一两，内疏三两行，散其壅滞，使清气上升，充实四肢。次与至宝丹，加龙骨、南星，安心定志养神治之，使各脏之气上升，

① 待：韩本、明德堂本作“侍”，日抄本作“时”。

通利九窍。五日音声出，语言稍利，后随四时脉证加减，用药不匀，即稍能行步。日以绳络其病脚，如履阈或高处，得人扶之方可逾也。又刺十二经之井穴，以接经络。翌日不用绳络，能行步。几百日大势尽去，戒之慎言语，节饮食，一年方愈。

治风杂方

祛风丸　有人味喜咸酸，饮酒过多，色欲无戒，添[①]作成痰饮，聚于胸膈，满则呕逆、恶心、涎流，一臂麻木。升则头目昏眩，降则腰脚疼痛，深则左瘫右痪，浅则蹶然倒地。此药宽中祛痰，搜风理气，和血驻颜，延年益寿。

半夏姜汁作饼，阴干　荆芥各四两　槐角子麸炒黄　白矾生用　陈皮去白　朱砂各一两，一半为衣

上六味为末，生姜汁打糊为丸桐子大。每服三十丸，生姜、皂角子仁汤送下，日二服，早晨、临卧服。

轻骨丹　主中风瘫痪，四肢不遂，风痹等疾。

苦参三两半　桑白皮土下者　白芷　苍术　甘松另用栀子挺者　川芎　麻黄剉去节，往返用河水三升，煎至一升，去滓，熬成膏

上七味为末，入前麻黄膏，和丸弹子大。每服一丸，温酒一盏，研化温服之，卧取汗。五七日间再服，手足当即轻快，猝中涎潮分利涎后用之。

当归龙胆丸　治肾水阴虚，风热蕴积，时发惊悸，筋惕搐搦，神志不宁，荣卫壅滞，头目昏眩，肌肉瞤瘛，胸膈痞满，咽嗌不利，肠胃燥涩，小便淋闭，筋脉拘急，肢体痿弱，暗风痫病。常服宣通血气，调顺阴阳，病无再作。

当归　龙胆草　大栀子　黄连　黄柏　黄芩各一两　大黄　芦荟　青黛各五钱　木香二钱半　麝香五分，另研

上十一味为末，蜜丸小豆大。每服二十丸，姜汤送下，食后。张

① 添：日抄本无此字。

文叔传此方。

风药圣饼子 治男子妇人半身不遂、手足顽麻、口眼㖞斜、痰涎壅盛，及一切风他药不效者。小儿惊风，大人头风，妇人血气，并皆治之。

川乌 草乌生 麻黄去节，各一两 白芷二两 苍术 何首乌 川芎 白附子 白僵蚕各五钱 防风 干姜 藿香 荆芥各二钱半 雄黄一钱六分

上十四味为末，醋糊丸如桐子大，捻作饼子。每服二饼，嚼碎茶清送下，食后服。

乌荆丸 治诸风疾。

川乌头炮，去皮脐，一两 荆芥穗二两

上为细末，醋面糊为丸梧子大。每服二十丸，酒或熟水下，食空时，日三四服。

搜风润肠丸 治三焦不和，胸膈痞闷，气不升降，饮食迟化，肠胃燥涩，大便秘难。

沉香 槟榔 木香 青皮 陈皮 京三棱 槐角炒 大黄酒煨 萝卜子炒 枳壳去穰，炒 枳实麸炒，各五两 郁李仁一两，去皮

上十二味为末，蜜丸如桐子大。每服五六十丸，热白汤送下，食前。常服润肠胃，导化风气。

澡洗药 治一切诸风及遍身瘙痒，光泽皮肤，可常用。

干荷叶三十二两 威灵仙十五两 藁本十六两 零陵香十六两 茅香十六两 藿香十六两 甘松 白芷各八两

上八味为粗末。每服二两，生绢袋盛，水二桶，约四斗，煎四五沸，放热，于无风处淋渫洗了，避风少时；如水冷，少时更添热汤，斟酌得可使用。勿令添冷水，不添药末。

拈痛散 治肢节疼痛，熨烙药。

羌活 独活 防风 细辛 肉桂 白术 良姜 麻黄不去节 天麻去苗 川乌生用，去皮 葛根 吴茱萸 乳香研 小椒去目 全蝎生

用　当归去苗，各一两　川姜生，半两

上十七味为粗末，入乳香研匀。每抄药十钱，痛甚者十五钱，同细盐一升炒令极热，熟绢袋盛，熨烙痛处，不拘时，早晚顿用。药冷再炒一次，用毕甚妙，药不用。

卷九　名方类集

诸　风　门

风痫

龙脑安神丸　治男子妇人五种[①]癫痫，无问远年近日，发作无时，服诸药不效者。

茯神去皮取末，三两　人参　地骨皮　甘草取末　麦门冬去心，各二两　朱砂飞，二两　乌犀屑一两　桑白皮取末，一两　龙脑三钱，研　麝香三钱，研　马牙硝二钱，研　牛黄半两　金箔三十五片

上十三味为末，和匀，蜜丸弹子大，金箔为衣。如痫病多年，冬月温水化下，夏月凉水下，不拘时候。又治男子妇人虚劳发热咳嗽，新汲水一盏化下，其喘满痰嗽立止。又治男女语涩，舌强，日进三服，食后温水化下。

治痫疾

川芎　防风　猪牙皂角　郁金　明矾各一两　蜈蚣黄脚、赤脚各一条

上六味为细末，蒸饼丸如梧子大。空心茶清下十五丸，一月除根神验。

神应丹　治诸痫。

好辰砂不以多少

上细研，猪心血和匀，以蒸饼裹剂蒸熟，就热取出，丸如桐子

① 种：济生拔粹本作“积”。

大。每服一丸，人参汤下，食后临卧服。

珠子辰砂丹 治风痫久不愈。

山药 人参 远志 防风 紫石英 茯神 虎骨 虎睛 龙齿 五味子 石菖蒲 丹参 细辛各二钱半 真珠末四分 辰砂二钱，研，为衣

上为末，面糊丸如桐子大，朱砂为衣。每服三五十丸，煎金银汤送下，日进三服。忌鱼肉湿面动风之物。

参朱丸 治风痫大有神效。

人参 蛤粉 朱砂等分

上三味为末，豵猪[①]心血为丸，如桐子大。每服三十丸，煎金银汤下，食远。

乌龙丸 治五风痫病。

川乌 草乌 天仙子 五灵脂各二两 黑豆一升

上为末，水丸如桐子大。每服五七丸，温汤下。如中风，加附子半两。

神应丹 治诸风心痫病。

狐肝一具 乌鸦一只 鸱枭一个 白矾一两，生 生犀角一两 野狸一个，去肠肚皮毛，入新罐内，黄泥固济，炭火煨令焦黄色，却用

上为末，酒打糊丸如皂角子大，朱砂为衣。每服一丸，温酒送下，无时。

坠痰丸 治风痫。

天南星九蒸九曝

上为末，姜汁丸桐子大。每服二十丸，人参汤下，菖蒲麦门冬汤亦得。治风痫及心风病。皂角三挺，捶碎挪滤取汁，如稀糊，摊纸上曝干。取两叶如小钱大，用温浆水浸洗，下去纸，于两鼻内各一蚬子壳许。须臾涎下，咬筋沥涎尽，后用：

赭石生一两 白矾生，二两

上为末，稀糊丸如桐子大。每服三十丸，冷水送下，无时，以效

① 豵（zōng 宗）猪：小猪。

为度。

琥珀寿星丸《局方》用南星一斤，朱砂二两，琥珀一两，无猪心血

天南星一斤，掘坑深二尺，用炭火五斤，于坑内烧熟红，取出炭扫净。用好酒一升浇之，将南星趁热下坑内，用盆急盖讫，泥壅合。经一宿开取出，再焙干为末，入：

琥珀四两，末　朱砂一两，以一半为衣

上为末，和匀，猪心血三个，生姜汁打面糊，将心血和入药末，丸如桐子大。每服五十丸，煎人参汤空心送下，日三服。

法煮蓖麻子　治诸痫病，不问年深日近。

蓖麻子取仁，二两　黄连一两，剉如豆大

上用银石器内水一人碗，慢火熬，水尽即添水，熬三日两夜为度。取出黄连，只用蓖麻子仁，风干，不得见日。用竹刀切，每个作四段，每服五粒，作二十段，荆芥汤下，食后，日二服服蓖麻子者，终身忌食豆，若犯之则腹胀而死。

惊痫治验

魏敬甫之子四岁，一长老摩顶授记，众僧念咒，因而大恐，遂惊搐，痰涎壅塞，目多白睛，项背强急，喉中有声，一时许方省。后每见衣皂之人[①]，辄发。多服朱、犀、龙、麝镇坠之药，四十余日，前证仍在，又添行步动作神思如痴，命予治之。诊其脉沉弦而急，《黄帝针经》云：心脉满大，痫瘛筋挛；又肝脉小急，痫瘛筋挛。盖小儿血气未定，神气尚弱，因而惊恐，神无所依，又动于肝。肝主筋，故痫瘛筋挛。病久气弱，小儿易为虚实，多服镇坠寒凉之药，复损其气，故行步动作如痴。《内经》云：暴挛痫眩，足不任身，取天柱穴者是也。天柱穴乃足太阳之脉所发，阳痫附而行也。又云：癫痫瘛疭，不知所苦，两跷主之，男阳女阴。洁古老人云：昼发取阳跷申脉，夜发

① 衣皂之人：指穿黑色衣服的官吏。

取阴跷照海，先各灸二七壮。阳跷申脉穴，在外踝下容爪甲白肉际陷中。阴跷照海穴，在足内踝下陷中是也。次与沉香天麻汤，服三剂而痊愈。

沉香天麻汤①

沉香　川乌炮，去皮　益智各二钱　甘草一钱半，炙　姜屑一钱半　独活四钱　羌活五钱　天麻　黑附子炮，去皮　半夏泡　防风各三钱　当归一钱半

上十二味，㕮咀。每服五钱，水二盏，姜三片，煎一盏，温服，食前。忌生冷硬物、寒处坐卧。《素问·举痛论》云：恐则气下，精竭而上焦闭。又曰：从下上者，引而去之。以羌活、独活苦温，味之薄者，阴中之阳，引气上行，又入太阳之经为引用，故以为君。天麻、防风辛温以散之。当归、甘草辛甘温，以补气血不足，又养胃气，故以为臣。黑附、川乌、益智大辛温，行阳退阴，又治客寒伤胃。肾主五液，入脾为涎，以生姜、半夏燥湿化痰。《十剂》云：重可去怯。以沉香辛温体重，清气去怯安神，故以为使。气味相合，升阳补胃，恐怯之气，自得而平矣。

【点评】“风痫”篇介绍了治疗癫痫的诸多方剂，其中第2首治痫疾方，实际是宋代许叔微《普济本事方》中白金丸的加味方。癫痫有痰者，多用含白矾的方。“惊痫治验”一案的治疗经过与思路描述详尽，用药分析细微，值得一读。

破伤风诸方

乌梢散　治破伤风及洗头风，神效。

乌梢蛇酒浸一宿，去骨六钱　麻黄去节，一两　草乌切开内白　蚕姜　黑附炮　川芎　白附　天麻各半两　蝎梢二钱半

上为末。每服一钱，热酒调下，日三服。重者三五日见效。

① 沉香天麻汤：济生拔粹本其下有“治痫瘛筋摩”五字。

四般恶证不可治：第一头目青黑色，第二额上汗珠不流，第三眼小目瞪，第四身上汗出如油。

朱砂丸 治破伤风。目瞪口噤不语，手足搐搦，项筋强急，不能转侧，发则不识人。

朱砂研 半夏洗 川乌各一钱 凤凰台三钱 雄黄五分 麝香一字

上为末，枣肉丸如桐子大。每服一丸或两丸，冷水送下，以吐为度。

天麻丸 治破伤风，神效不可言。

天麻 川乌生，去皮，各三钱 草乌生 雄黄各一钱

上为末，酒糊丸如桐子大。每服十丸，温酒送下，无时。

【点评】“破伤风诸方”仅3首，第1首罗氏言“神效”，第3首言“神效不可言”。罗氏另列“四般恶证”，均为破伤风的危重、不治之症，当是其临床经验，值得关注。

疠风论

《内经》云：脉风成疠。此疾非止肺肾脏有之，以其病发于鼻，俗呼为肺风也。鼻准赤肿胀大，乃血随气化也。气既不施则血聚，血聚则肉烂而生虫。此属厥阴，前证之论详矣。肉中生虫，鼻准赤大，以药疏之，可用《局方》升麻汤下钱氏泻青丸是也，余病各随经而治之。疠风成癞，桦皮散主之。此药出《局方》，从少至多，服五七日后，灸承浆七壮。疮轻再灸，病愈再灸同上。

桦皮散 治肺壅风毒，遍身疮疥，及瘾疹瘙痒。

杏仁去皮尖，用水一碗，煎令减半取出，令干，另研 荆芥穗各二两 枳壳去穰，用炭火烧存性 桦皮烧存性，各四两 甘草炙，半两

上五味为末。每服二钱，食后温酒调下，日进三服。

承浆一穴，一名悬浆，在颐前唇下宛宛中，足阳明任脉之会。疗

偏风口喎，面肿，消渴，口齿疳蚀虫疮。灸亦佳，日灸七壮至七七壮止。灸则血脉通宣，其风应时立愈。艾炷依小竹箸头大，不灸破血肉。但令当脉灸，亦能愈疾。

凌霄散　治疠风神效。

蝉壳　地龙炒　僵蚕　全蝎各七个　凌霄花半两

上为末。每服二钱，热酒调下，无时。于浴室中常存汤中一时许，服药神效。

四圣保命丹

大黄半两　黄柏半斤　苦参　荆芥各四两　虾蟆一个，烧灰

上为末，蜜和匀，分作一百二十丸。每服一丸，温酒送下，食远，日三服。忌肉酱。

祛风散

大蚕沙五升，筛净，水淘二遍晒干　东行蝎虎一条焙干，白面四斤或五斤拌蚕沙为络索，晒干

上为末。每服一二合，熬柏叶汤调服，食前，日三服。

柏叶汤

东南枝上摘柏叶一秤，水一桶，煮三沸，去滓，瓮盛起，旋熬蚕沙调服。

初服苦涩，三五日后甜。十日四肢沉重，便赤白痢，一月后发出疮疙瘩，四十日后疮破用。

乌龙散

倒悬青灰二钱，乌鸡子皮，用柏油调搽于破疮疙瘩上。

神效天麻汤　治疠风。

胡麻半升，研　天麻二两　乳香七钱半，研

上为末。每服五钱匕，腊茶调下，日三服。服半月，两腰眼灸四十壮。忌动风物。

换肌散　治大风年深久不愈，以至眉毛堕落，鼻梁崩塌，额颅肿破。

白花蛇　黑乌蛇各酒浸一宿　地龙去土　蔓荆子　威灵仙　荆芥　甘菊花　沙苑蒺藜　苦参　紫参　沙参　甘草炙　不灰木　木贼　九节菖蒲　天门冬　赤芍药　定风草　何首乌　胡麻子炒黄　木鳖子　草乌去皮　苍术　川芎以上二十四味，各三两　天麻二两　细辛　当归　白芷各一两

上二十八味为末。每服五钱匕，温酒调下，食后，酒多为妙。服至逾月，取效如神。

如圣散　淋洗大风疾，大有神效。

顽荆子　苦参　玄参　紫参　厚朴　荆芥　沙参　陈皮　麻黄去节，各一两　蔓荆子　防风　白芷　威灵仙各二两　桃柳枝各一把

上为末。水五升，约三钱，煎数沸，临卧热洗之。忌酒、湿面、五辛之物。

醉仙散　治大风疾，遍身瘾疹，瘙痒麻木。

胡麻子　蔓荆子　牛蒡子　枸杞子各一两，一处同炒　白蒺藜　苦参　栝楼根　防风各半两　轻粉少许

上为末。每服一钱，茶清一盏调下，空心、日午、临卧各一服。服后五七日，先于牙缝内出臭黄涎，浑身疼痛，次后便利脓血，病根乃去。

加减何首乌散　治紫白癜风，筋骨疼痛，四肢少力，眼断白人，鼻梁崩塌，皮肤疮疥及手足皲裂，睡卧不稳，步履艰辛。

何首乌　蔓荆子　石菖蒲　荆芥穗　甘菊花　枸杞子　威灵仙　苦参各半两

上为末。每服三钱，蜜茶调下，无时。

疠风刺法并治验

《内经》曰：脉风成疠。又云：风气与太阳俱入，行诸脉俞，散于分肉之间，卫气相干，其道不利，故使肉愤䐜而有疡。卫气有所凝

而不行，故肌肉不仁也。夫疠风者有荣卫热胕，其气不清，故使鼻柱坏而色败。皮肤疡溃，风寒客于脉不去，名曰疠风，或名曰寒热病。大风之病，骨节重，眉鬓坠，名曰大风。刺其肌肉，故汗出百日；刺骨髓，汗出百日。凡二百日，鬓眉生而止针。戊寅岁正月，段库使病大风，满面连颈极痒，眉毛已脱落，须以热汤沃之则稍缓。昼夜数次沃之，或砭刺亦缓。先师曰：脉风者疠风也。荣卫热胕，其气不清，故使鼻柱坏，皮肤色败。大风者，风寒客于脉而不去，治之当刺其肿上，以锐针针其处，按出其恶气，肿尽乃止。常食方食，勿食他食。宜以补气泻荣汤治之，此药破血散热，升阳去痒，泻荣。辛温散之，甘温升之，以行阳明之经，泻心火，补肺气，乃正治之方。

补气泻荣汤①

升麻　连翘各六分　桔梗五分　黄芩四分　生地黄四分　苏木　黄连　黄芪　全蝎各三分　人参　白豆蔻各二分　甘草一分半　地龙三分　桃仁三个　蠓虫去足翅，三个　胡桐泪一分，研　麝香少许，研　当归三分　水蛭三个，炒烟尽

上十九味，除连翘别剉，胡桐泪研，白豆蔻为末，麝香、蠓虫、水蛭令为末，余药都作一服。水二盏，酒一盏，入连翘同煎至一盏，去滓。再入胡桐泪、白豆蔻二味末，并麝香等，再上火煎至七分，稍热服，早饭后午饭前服。忌酒、面、生冷、硬物。

鹤膝风方

蝍蛆丸　治鹤膝风及腰膝风缩。胡楚望博士病风疰，手足指节如桃李，痛不可忍，服之悉愈。

蝍蛆一条，头尾全者　白附子　阿魏研　桂心　白芷各一两　乳香七钱五分　当归　北漏芦　芍药　威灵仙　地骨皮　牛膝　羌活　安息香　桃仁各一两，生，同安息香研　没药七钱五分

上十六味，蝍蛆、桃仁、白附、阿魏、桂心、白芷、安息香、乳

① 补气泻荣汤：济生拔粹本其下有“治疠风满目连颈先砭其处”十一字。

香、没药九味，同童子小便并酒二升炒热，冷处入余药为末，蜜丸弹子大。空心温酒化下一丸，无时。

【点评】疠风相当于现代所说的麻风病，古时医家虽不清楚疠风由麻风病毒引起，但也认识到有“虫”，如“血聚则肉烂而生虫”“肉中生虫”等。治疗上除了汤药内服、淋洗外，还用了灸法、刺法。

头痛门并治法方

太阳头痛，恶风寒，诸血虚头痛，川芎主之。

少阳头痛，脉弦细寒热，柴胡主之。

阳明头痛，自汗，发热不恶寒，白芷主之。

诸气虚、诸气血俱虚头痛，黄芪主之。

太阴头痛，必有痰，体重或腹痛为痰癖，半夏主之。

厥阴头痛，项痛，其脉浮，微缓，知欲入太阳病矣，必有痰，吴茱萸主之。

少阳头痛，手三部三阳经不流行，而足寒气逆，为寒厥矣，细辛主之。

救苦神白散 治男子妇人偏正头疼，眉骨两太阳穴痛，及热上攻头目，目赤不已，项筋拘急，耳作蝉鸣。

川芎 甘松 白芷 赤芍药 两头尖 川乌去皮，各六分 甘草炙，八钱

上为末。每服二钱，茶清调下。服后饮热汤半盏，投之。

川芎散 治头风偏正头疼昏眩，妙。

川芎 细辛 羌活 槐花 石膏 香附子 甘草炙，各半两 荆芥 薄荷 茵陈 防风去叉 菊花各一两

上十二味为末。每服二钱，食后茶清调下，日三服。忌动风物。

石膏散 治头疼不可忍。

麻黄去节根　石膏各一两　葛根七钱半　何首乌半两

上为末。每服三钱，用水一盏，生姜三片，煎至七分，去滓，温服，极者三服神效。

川芎神功散　治风热上攻，偏正头疼。无问轻重久新，并皆治之。

川芎一两　甘草二钱半　川乌生，去皮　南星　麻黄去节　白芷各半两

上为末。每服三钱，水一盏，姜三片，煎七分，入清酒半盏，和滓，温服，避风。如人行五七里，再服，汗出为度，其痛立愈。

茯苓半夏汤　治风热痰逆呕吐，或眩晕头痛。

赤茯苓去皮　黄芩　橘皮去白，各一分　甘草一钱　半夏三个大者，水煮三沸，各切三四片焙

上㕮咀，作一服，水二盏，姜三片，煎至一盏，去滓，分三服，一日，以效为度。

乳香盏落散　治男子妇人偏正头疼不可忍，大有神效。

御米壳去蒂，四两　柴胡去苗　桔梗去芦　甘草炒　陈皮各一两

上为末。每服三钱，水一盏，灯草十茎，长四指，煎至七分，去滓，食后服。

清空膏　治偏正头痛，年深不愈，及暗风湿热头痛，上壅损目，及脑痛不止。

羌活　防风去芦，各一两　甘草炙，一两半　柴胡七钱　川芎五钱　黄芩三两，半炒半酒浸焙　黄连酒洗，炒，一两

上同为末。每服二钱匕，热盏入茶少许，调如膏，以匙抄入口内，少用白汤下。临卧，如苦头痛，每服加细辛二分；如太阴脉缓有痰，名痰厥头疼，去羌活、防风、川芎、甘草，加半夏一两半；如头疼服之不愈，减羌活、防风、川芎一半，加柴胡一倍。

白虎加白芷汤　治阳明头痛发热，恶寒而渴。止于白虎汤加吴白芷，依本方煎。

石膏散　治头疼。

川芎　石膏　白芷各等分

上末四钱，热茶清调下。

如圣散 治眼目及头风偏头痛。

麻黄烧灰，半两 盆硝二钱半 麝香少许 脑子少许

上为末。搐鼻内神效。

半夏茯苓天麻汤 治痰厥头痛，头旋眼黑，烦闷恶心，气短促，言语心神颠倒，目不敢开，如在风云中，头痛如裂，身重如山，四肢厥冷。

天麻 黄芪 人参 苍术 橘皮 泽泻 白茯苓 炒曲各五分 白术一钱 半夏一钱半，泡 麦糵一钱半 干姜泡，二钱，一方二分 黄柏二分，酒洗

上㕮咀。每服五钱，水二盏，煎至一盏，去滓，稍热，食后服。此头痛为足太阴痰厥头痛，非半夏不能疗。眼黑头旋，风虚内作，非天麻不能除。天麻苗谓之定风草，独不为风所摇，以治内风之神药。内风者，虚风是也。黄芪甘温，泻火补元气，实表虚，止自汗；人参甘温，调中补气泻火；二术甘温，除湿补中益气；泽泻、茯苓利小便，导湿；橘皮苦温，益气调中而升阳；炒曲消食，荡胃中滞气；麦糵宽中而助胃气；干姜辛热，以涤中寒；黄柏苦寒，用酒洗，以疗冬日少火在泉而发躁也。

川芎散 治偏头痛神效。

白僵蚕六钱，生用 甘菊花 石膏 川芎各三钱

上四味为末。每服三钱，茶清调下，食后无时服。忌猪肉荞麦面。

气虚头痛治验

杨参谋名德，字仲实，年六十一岁。壬子年二月间，患头痛不可忍，昼夜不得眠，郎中曹通甫邀予视之。其人云：近在燕京，初患头昏闷微痛，医作伤寒解之。汗出后，痛转加，复汗解，病转加而头

愈痛，遂归。每过郡邑，召医用药一同，到今痛甚不得安卧，恶风寒而不喜饮食。诊其六脉弦细而微，气短而促，语言而懒。《内经》云：春气者病在头。年高气弱，清气不能上升头面，故昏闷。此病本无表邪，因发汗过多，清阳之气愈亏损，不能上荣，亦不得外固，所以头苦痛而恶风寒，气短弱而不喜食，正宜用顺气和中汤。此药升阳而补气，头痛自愈。

顺气和中汤

黄芪一钱半　人参一钱　甘草炙，七分　白术　陈皮　当归　白芍各五分　升麻　柴胡各三分　细辛　蔓荆子　川芎各二分

上㕮咀，作一服。水二盏煎至一盏，去滓，温服，食后服之。一服减半，再服痊愈。

《内经》云：阳气者，卫外而为固也。今年高气弱，又加发汗，卫外之气愈损，故以黄芪甘温补卫实表为君。人参甘温，当归辛温，补血气。白芍酸寒，收卫气而为臣。白术、陈皮、炙甘草苦甘温，养胃气，生发阳气，上实皮毛，肥腠理，为佐。柴胡、升麻苦平，引少阳阳明之气上升，通百脉，灌溉周身者也；川芎、蔓荆子、细辛辛温，体轻浮，清利空窍为使也。明年春，赴召之六盘山，曹郎中以《古风》见赠云：东垣李明之，蚤以能医鸣，易水得奥诀，为竭黄金籯。一灯静室穷《内经》，黄帝拊掌岐伯惊，日储月积不易售，半世岂但三折肱。所长用药有活法，旧方堆案白鱼生，不闻李延同居且同病，一下一汗俱得明早平，乃知古人一证有一方，后世以方合证此理殊未明。公心审是者谁子，直以异己喧谤声，先生饮恨卧黄壤，门生赖汝卓卓医中英，活人事业将与相，一旦在己权非轻。连年应召天策府，廉台草木皆欣荣，好藏漆叶青粘散，莫使樊阿独擅名。

【点评】“头痛门并治法方”首先介绍了太阳、少阳、阳明、太阴、厥阴头痛及气虚头痛的主药。方剂共13首，每首方剂的药味不多，有治风、治痰、治虚等不同。散风药主要有麻黄、荆

芥、羌活、防风等，止痛药有川芎、川乌、细辛、白芷、蔓荆子等，清热药多用石膏、黄芩、菊花、薄荷等，化痰药多用半夏、茯苓、陈皮等。“气虚头痛治验”中所用的顺气和中汤实际是补中益气汤加细辛、蔓荆子、川芎、白芍。

头面诸病

头风论并方

肝经风盛，木自摇动。《尚书》云：满招损。《老子》云：物壮则老。故木凌脾土，金来克之，是子来与母复仇也。使梳头有雪皮，见肺之证也，肺主皮毛。大便实，泻青丸主之，虚者人参消风散主之。

人参消风散 治诸风上攻，头目昏痛，项背拘急，肢体烦疼，肌肉蠕动，目眩旋运，耳啸蝉鸣，眼涩，好睡，鼻塞多嚏，皮肤顽麻，瘙痒瘾疹。

川芎 甘草 荆芥穗 羌活 防风 白僵蚕 茯苓 蝉壳 藿香叶 人参各二两 厚朴 陈皮各半两

上为末。每服二钱，茶清调下。如脱著沐浴，暴感风寒，头痛声重，寒热倦疼，用荆芥茶清调下，温酒调下亦得，可并服之。

龙脑芎犀丸 治头面诸风，偏正头痛，心肺邪热，痰热咳嗽。

石膏 川芎各四两 生龙脑 生犀屑 山栀各一两 朱砂四两，二两为衣 人参 茯苓 细辛 甘草各二两 阿胶炒，一两半 麦门冬三两

上为细末，蜜丸如樱桃大。每服一丸至二丸，细嚼茶清送下。一方加白豆蔻、龙脑，以金箔为衣。

神清散 治头昏目眩，脑痛耳鸣，鼻塞声重，消风壅，化痰涎。

檀香 人参 羌活 防风各十两 薄荷 荆芥穗 甘草各二十两 石膏研，四十两 细辛五两

上为末。每服二钱，沸汤点服。

雷头风方

清震汤 治头面疙瘩肿痛，憎寒发热，四肢拘急，状如伤寒。

升麻一两 苍术一两 荷叶一个，全，一方荷叶一个，烧研细，煎药调服亦可

上㕮咀。每服五钱，水一盏半，煎至七分，去滓，温服，食后。雷头风诸药不效者，证与药不相对也。夫雷者震卦主之，震仰盂，故药内加荷叶，象其震之形状，其色又青，乃述类象形也。

眉骨痛方

选奇汤 治骨痛[①]不可忍，大有神效。

羌活 防风各三钱 甘草二钱，夏月生，冬月炒 酒黄芩冬月不可用，热甚者用

上㕮咀。每服三钱，水二盏，煎至一盏，去滓，温服，食后时时服之。

时毒疙瘩方

漏芦汤 治脏腑积热，发为肿毒，时疫疙瘩，头面红肿，咽嗌堵塞，水药不下，一切危恶疫疠。若肿热甚加芒硝，快利为度，利已去硝。

漏芦 升麻 大黄 黄芩各一两 蓝叶 玄参各二两

上六味为粗末。每服二钱，水一盏半，煎至六分，去滓，温服。肿热甚，加芒硝二钱半。

消毒丸 治时疫疙瘩恶证。

大黄 牡蛎烧 僵蚕炒，各一两

上三味为末，蜜丸弹子大。新汲水化下一丸，无时。

胃虚面肿方

胃风汤 治虚风证，能食，麻木，牙关急搐，目内蠕动，胃中有风，故面独肿。

---

① 骨痛：《兰室秘藏》作“眉骨痛”。

白芷一钱六分　苍术　当归身各一钱　升麻二钱　葛根一钱　麻黄半钱，不去节　藁本　黄柏　草豆蔻　柴胡　羌活各五分　蔓荆子一钱　甘草五分　干生姜二分　枣四个

上十五味，㕮咀，作二服。每服水二盏，煎至一盏，去滓，温服，食后。

面热治法并方

杨郎中之内五十一岁，身体肥盛。己酉春，患头目昏闷，面赤热多，服清上药不效，请予治之，诊其脉洪大而有力。《内经》云：面热者，足阳明病。《脉经》云：阳明经气盛有余，则身已前皆热。况其人素膏粱，积热于胃。阳明多血多气，本实则风热上行，诸阳皆会于头，故面热之病生矣。先以调胃承气汤七钱、黄连二钱、犀角一钱，疏利三两行，彻其本热。次以升麻加黄连汤，去经络中风热上行，如此则标本之病邪俱退矣。

升麻加黄连汤①

升麻　葛根各一钱　白芷　黄连各七分　甘草炙　草豆蔻仁　人参各五分　黑附炮，七分　益智三分

上九味，㕮咀，作一服。水三盏，连须葱白同煎至一盏，去滓，温服，数服良愈。

升麻汤辨

或曰：升麻汤加黄连治面热，加附子治面寒，有何依据？答曰：出自仲景。云岐子注仲景《伤寒论》中辨葛根汤云：尺寸脉俱长者，阳明经受病也，当二三日发。以其脉夹鼻络目，故身热，目疼，鼻干，不得卧，此阳明经受病也。始于鼻交頞中，从头至足，行身之

① 升麻加黄连汤：济生拔粹本此方中无黄连、草豆蔻仁、人参、黑附、益智五药，另有白芍药五分、生犀末三分、荆芥穗二分、酒制黄芩四分、薄荷叶二分。此方下又列“升麻加附子汤”，药味与此方同。

前，为表之里，阳明经标热本实。从标脉浮而长，从本脉沉而实。阳明为病，主蒸蒸而热，不恶寒，身热为标。阳明本实者，胃中燥，鼻干目疼，为肌肉之本病。兀兀而热，阳明禁不可发汗，在本者不禁下，发之则变黄证。太阳主表，荣卫是也。荣卫之下，肌肉属阳明，二阳并病，葛根汤主之。卫者桂枝，荣者麻黄，荣卫之中，桂枝麻黄各半汤。荣卫之下肌肉之分者，葛根汤主之，又名解肌汤。故阳明为肌肉之本，非专于发汗止汗之治。桂枝麻黄两方互并为一方，加葛根者，便作葛根汤。故荣卫，肌肉之次也。桂枝、芍药、甘草、生姜、大枣止汗；麻黄、桂枝、甘草、生姜发汗；葛根味薄，独加一味，非发汗止汗，从葛根以解肌，故名葛根汤。钱仲阳制升麻汤，治伤寒温疫风热壮热，头痛体痛，疮疹已发未发。用葛根为君，升麻为佐，甘草、芍药安其中气。朱奉议《活人书》，将升麻汤列为阳明经解，若予诊杨氏妇阳明标本俱实，先攻其里，后泻经络中风热，故升麻汤加黄连，以寒治热也。尼长老阳明标本俱虚寒，先实其里，次行经络，升麻汤加附子，以热治寒也。仲景群方之祖，信哉！

阴出乘阳治法方

一妇人三十余岁，忧思不已，饮食失节，脾胃有伤，面色黧黑不泽，环唇尤甚，心悬如饥状，饥不欲食，气短而促。大抵心肺在上，行荣卫而光泽于外，宜显而不藏；肾肝在下，养筋骨而强于内，当隐而不见；脾胃在中，主传化精微以灌四脏，冲和而不息。其气一伤，则四脏失所，忧思不已，气结而不行；饮食失节，气耗而不足，使阴气上溢于阳中，故黑色见于面。又经云：脾气通于口，其华在唇。今水反来侮土，故黑色见于唇，此阴阳相反，病之逆也。《上古天真论》云：阳明脉衰于上，面始焦。始知阳明之气不足，故用冲和顺气汤。此药助阳明生发之剂，以复其色耳。

冲和顺气汤

葛根一钱半　升麻　防风　白芷各一钱　黄芪八分　人参七分　甘草

四分　芍药　苍术各三分

上㕮咀，作一服。水二盏，姜三片，枣两个，煎至一盏，去滓，温服。早饭后、午前，取天气上升之时，使人之阳气易达故也，数服而愈。

《内经》曰：上气不足，推而扬之。以升麻苦平，葛根甘温，自地升天，通行阳明之气，为君。人之气以天地之疾风名之，气留而不行者，以辛散之。防风辛温，白芷甘辛温，以散滞气，用以为臣。苍术苦辛，蠲除阳明经之寒湿。白芍药之酸，安太阴经之怯弱。《十剂》云：补可去弱，人参、羊肉之属是也。人参、黄芪、甘草甘温，益正气以为臣。《至真要大论》云：辛甘发散为阳。生姜辛热，大枣甘温，和荣卫，开腠理，致津液，以复其阳气，故以为使也。

【点评】"头面诸病"篇列举了头皮多屑、头目昏痛、目涩、目眩、鼻塞、头面红肿、头面疙瘩、眉棱骨痛、面热、面肿、面黑唇黑等头面部多种疾病。处方各异，大多为前世方剂，如清震汤出自金代《素问病机气宜保命集》，又名"升麻汤"，而升麻汤即《太平惠民和剂局方》治疗伤寒、中风、瘟疫的升麻葛根汤加减，"升麻汤辨"篇有详细的组方分析。

卷十　名方类集

眼目诸病并方

上命周都运德甫，诸路求医治眼名方，得金露膏于济南刘太医。用之多效，此药除昏退翳，截赤定痛。

金露膏　治一切眼，神效。

淄州黄丹　蕤仁捶碎，各一两　黄连半两　蜜六两

上先将黄丹铁锅内炒紫色，入蜜搅匀，下长流水四升，以嫩柳枝五七条，把定搅之。次下蕤仁，滚十数沸，又下黄连，以柳枝不住手搅，熬至二升。笊篱内倾药在纸上，慢慢滴之，无令尘污。如有瘀肉，加硇砂末一钱，上火煨开，入前膏子内，用此药多效，故录于此。

加味春雪膏　治风热上攻眼目，昏暗痒痛，隐涩难开，多泪疼痛，或生翳膜。

黄连四两洗净，用童便二升，浸一宿，去滓用汁，淬芦甘石汁尽，留石为用　方[①]炉甘石十二两　好黄丹六两，水飞　乌鱼骨烧存性　乳香　当归各三钱　白丁香半钱　麝香　轻粉各少许　硇砂一钱，研细，水调盏内，放汤瓶中，候干为度

上十味，各为末，另裹起，用白砂蜜二十两，炼去蜡，下炉甘石末，不住手搅。次下黄丹及诸药末，不住手搅，至紫色不粘手为度，搓作铤子。每用一粒，新汲水少许化开，时时点之。忌酒、湿面、猪肉、荞麦。

上清散　治上热鼻壅塞，头目不得清和。此二方予从军征南数

① 方：明德堂本作“南”。

年，有病眼者，用之多效。

川芎　薄荷　荆芥穗各半两　盆硝　石膏　桔梗各一两

上为末。每服一字，口噙水，鼻内搐之神效，加龙脑三分尤妙。

重明散　治一切风热之毒，上冲眼目，暴发赤肿疼痛，或生翳膜瘀肉，隐涩羞明，两睑赤烂。

炉甘石一斤，火烧，用黄连水淬为末　川椒二钱，熬膏子，入炉甘石末，以火焙干为度　黄连　铜绿各半两　硇砂三钱　蒲黄半两　雄黄二钱　绿豆粉四两

上前六味，同炉甘石末，密罗罗过乳细，齿上嚼不糁为度。后用脑子一钱、南硼砂一钱，研细，用大豆养之。每用少许，以骨箸干点，卧少时。忌酒、湿面、诸杂鱼肉、辛热等物。此方得之路大夫家，数口为生。

夜光散　治赤眼翳膜昏花。

宣黄连　诃子[1]各二两　当归一两　铜绿一钱

上㕮咀，以河水三升，同浸两昼夜，于银石器熬取汁，约一大盏，内八分来得所，看滓黑色为度。生绢扭取汁，再上文武火熬，槐柳条搅，滴水成珠为度，入后膏和剂。

豮猪胰子二个，先去脂，以禾秆叶梢裹搅，水内搓洗令脂尽，切入黄连膏内，煮黑色，取出用之　炉甘石一两，童便一大碗炭火烧红淬之，令小便尽，炉甘石粉白为度，研细末　黄丹四两，新汲水淘净，飞细，焙干　鹅梨十个，竹刀切去皮心，生布，取汁用　青盐六钱，研细　蜜一斤，炼去蜡滓，一沸止

上将梨汁、甘石膏子内熬五七沸，入青盐，以杨柳枝搅至褐色，倾入瓷瓮，冷冰水浸，拔去火毒。腊月合为妙，正月、十一月次之，余月各不可合。每用铜箸醮药，点入眼大眦内。

碧霞丹　治目赤肿，隐涩难开。

铜绿三钱　枯白矾三钱　乳香一钱

上为末，将黄连熬成膏子，入药，丸如鸡头大。水浸开，洗之。

鱼胆丸　太医太史齐正臣传。大效。

---

① 诃子：济生拔粹本此后有“去核”二字。

黄连　秦皮　当归等分

上以三味，净水洗去泥土，剉碎，用温水二升，瓷盆浸药一宿。于净室中，用铁锅内熬到一少半，药力尽在水中，新绵滤去滓。换绵滤两遍，再熬至盏半，如稀糊状，取出银器中，炭火上熬成膏子，入脑子药、绿豆粉和成剂，用盏盖之。旋丸豆大用，净几上搓成细条子，竹刀切如米大。点之。

拨云散　治眼因发湿热不退，而作翳膜。遮睛，昏暗，羞明，隐涩难开。

川芎　楮实　龙胆草　羌活　薄荷　石决明　苍术　大黄　荆芥穗　甘草　木贼　密蒙花　连翘　川椒　草决明　桔梗　石膏　甘菊花　白芷　地骨皮　白蒺藜　槟榔各半两　石燕一对，重半两

上净为末。每服三钱，茶清调下，食后，日三服。忌杂鱼、猪、马、荞面、辛热之物。

还睛散　治眼翳膜，昏涩泪出，瘀肉攀睛。

龙胆草　川芎　草决明　石决明　楮实　荆芥穗　野菊花　甘草炙　野麻子　白茯苓　川椒炒，去目　仙灵脾　白蒺藜　木贼　茵陈蒿各半两

上为末。每服二钱，食后茶清调下，日三服。忌杂鱼肉及荞面热物。

甘菊花丸　治男子肾脏虚弱，眼目昏暗，或见黑花，常服明目活血，驻颜，暖水脏。

甘菊花二两　枸杞子四两　熟地黄三两　干山药半两

上为末，蜜丸桐子大。每服三十丸至五十丸，空心食后各一服，温水送下。

五秀重明丸　治翳膜遮睛，隐涩昏花，常服清利头目。

甘菊开头者五百朵　荆芥穗五百穗　木贼五百根　楮实五百个　川椒五百粒，炒，去目

上为末，炼蜜丸如弹子大。每服一丸，细嚼，时时咽下，噙化亦

得，食后。忌酒、肉、热物。

煮肝散 治小儿疳眼，翳膜羞明不见物，服十日必退下。大人雀目，一服取效。

夜明砂 青蛤粉 谷精草各一两

上为末。每服一钱，五七岁以上二钱，豚猪肝一匙大一片，批开，糁药在内摊匀，麻扎定。米泔水半碗，煮肝熟，取出肝，倾汤碗内，熏眼。分肝作三次嚼吃，却用肝汤下。一日三服，不拘时候。大人雀目，空心服，至夜便见物。如患多时不效，日二服。

龙脑饮子 治疳眼流脓生疳翳，湿热为病，神效，不治寒湿为病者。

青蛤粉 谷精草各半两 龙胆草 羌活各三钱 麻黄二钱半 黄芩炒 升麻各二钱 蛇蜕皮 川郁金 甘草炙，各半钱

上为末。每服二钱，食后茶清调下。忌辛热物。

助阳活血汤 治眼发之后，上热壅甚，白睛红多眵泪，无疼痛而隐涩难开。因服苦寒药过多，真气不能通九窍也。故眼昏花而不明，宜助阳和血补气。

黄芪二钱 甘草炙 蔓荆子各半钱 防风七分 白芷 升麻 当归 柴胡各五分

上㕮咀，作一服。水一盏半，煎至八分，去滓，热服，临卧。忌风寒，食冷物，避风处睡。

灸雀目疳眼法

小儿雀目，夜不见物，灸手大拇指甲后一寸内臁横纹头白肉际。灸一壮，炷如小麦大。

小儿疳眼，灸合谷二穴各一壮，炷如小麦大，在手大指次指两骨间陷中者是。

【点评】“眼目诸病方”篇虽然仅十多首方，但有点眼、洗

眼、内服、灸法等多种治疗方法，且多是罗氏亲试有效的方药，罗氏有“神效”“大效”“多效”等评价，值得现代中医眼科关注并研究。

鼻中诸病并方

论曰：胆遗热于脑，则嚏频而鼻渊脑热，浊涕不止，如涌泉不常，久而不已，必成衄血之疾，宜以防风汤主之。

防风汤

防风去芦，一钱半　人参　黄芩　麦门冬去心　甘草炙　川芎各一两

上为末。每服二钱，沸汤点服，食后，日三服。

犀角地黄汤　治伤寒及温病，应发汗而不发汗，内有瘀血，鼻衄吐血，面黄，大便黑。此方主消化瘀血，兼治疮疹出得太盛，以此解之。

犀角一两，如无，以升麻代之　生地黄半斤　牡丹皮去心，一两　芍药七钱半

上㕮咀。每服五钱，水一盏半，煎至一盏服。有热加黄芩二两，脉大来迟，腹不满自言满，为无热，不加黄芩也。

生地黄汤　治鼻衄昏迷不省。

以生地黄三五斤，不暇取汁，使患衄者生吃。吸汁一二[①]斤许，又以滓塞鼻，须臾血止。取汁服尤佳。一妇人病经血半年不通，因见涂中余滓汁，以为弃去，言可惜，辄饮数杯，其经即通。乃知地黄之治血，其功如此。

地黄散　治衄血往来久不愈。

生地黄　熟地黄　枸杞子　地骨皮各等分

上四味，焙干为末。每服二钱，蜜汤调下，日三服，不拘时。

三黄补血汤　治六脉俱大，按之空虚，必面赤善惊上热，乃手

① 一二：济生拔粹本作“三”。

少阴心之脉也。此气盛多而亡血，以甘寒镇坠之剂泻火补气，以坠气浮，以甘温微苦酸补其血。此药补之，以防血溢止渴。

生地黄三钱　熟地黄二钱　川芎二钱　当归　柴胡各钱半　升麻　黄芪　牡丹皮各一钱　芍药半两

上㕮咀。每服五钱，水二盏，煎至一盏，去滓，稍热服，食前。凡两寸脉两头则有中间全无曰芤。以血在上焦，或衄血，或呕血，以犀角地黄汤则愈。

清肺饮子　治衄血吐血久不愈，服此药，以三棱针刺气冲穴出血，立愈。

五味子十个　黄芪一钱　当归身　麦门冬去心　生地黄　人参各半钱

上为粗末，都作一服。水二盏，煎至一盏，去滓，温服，不拘时候。

治鼻衄不止，或素有热而暴衄，诸药不效。以白纸一张，作八叠或十叠，极冷水内浸湿。纸置项中，以热熨斗熨至一二重纸干，立愈。

寸金散　治鼻衄不止。

甘草生　土马骔墙上有者是，各一两　黄药子半两

上为末。每服二钱，新汲水调下，未止再服，立止。

麦门冬饮子　治脾胃虚弱，气促气弱，精神短少，衄血吐血。

人参去芦　麦门冬　当归身各五分　五味子五个　黄芪　甘草　芍药各一钱　紫菀一钱半

上㕮咀，分作二服。水二盏，煎至一盏，去滓，温服，食前。

丽泽通气汤　治鼻不闻香气。服之，忌一切冷物，及风寒处坐卧行立。

黄芪四钱　羌活　独活　防风　升麻　葛根　苍术各三钱　甘草炙，三钱　白芷　麻黄不去节　川椒各一钱

上㕮咀。每服五钱，水二盏，姜三片，枣二枚，葱白三寸，煎至一盏，去滓，稍热，食远服之。

轻黄散 治鼻中息肉。

轻粉一钱 雄黄半两 杏仁一钱，汤浸之，去皮尖并双仁 麝香少许

上于乳钵内，先研杏仁如泥，余药同研细匀，瓷盒盖定。每有患者，不问深浅，夜卧用骨箸或竹箸，点如粳米大在鼻中息肉上。隔一日夜，卧点一次，半月取效。

铅红散 治风热上攻阳明经络，面鼻紫赤刺瘾疹，俗呼肺风，以肺而浅一作泄在皮肤也。

舶上硫黄 白矾灰各半两

上为末，入黄丹少许，染与病人面色同。每上半钱，津液涂之，洗漱罢，及临卧再上。兼服升麻汤，下泻青丸服之，除其本也。

【点评】“鼻中诸病并方”记载了鼻炎、鼻衄、鼻不闻香气、鼻息肉、鼻赤等病的治疗方药，以治鼻衄的方居多。其中有凉血止血的古方犀角地黄汤，单味生地黄为方的生地黄汤，也有益气养阴凉血的清肺饮子、麦门冬饮子，补血补气凉血的三黄补血汤等。另外，治疗鼻中息肉的轻黄散是以点鼻的方法消除息肉，罗氏称“半月取效”。虽然方中含轻粉等毒性药，但用量极微，也不失为治疗鼻息肉的一种好方法。

耳中诸病并方

《黄帝针经》云：精脱者则耳聋。夫肾为足少阴之经而藏精气，通乎耳。耳者，宗脉之所聚也。若精气调和，则肾脏强盛，耳闻五音；若劳伤气血，兼受风寒，损于肾脏而精脱，精脱则耳聋也。然五脏六腑十二经脉，有络于耳者，其阴阳经气有相并时，并则脏逆，名之曰厥。气搏于耳之脉，故令聋。其肾病精脱耳聋者，其候颊颧色黑；手少阳之脉动，其气厥逆而耳聋者，其证耳内辉辉焞焞[1]也；手

① 焞（tūn 吞）焞：暗弱貌。

太阳厥而耳聋者，其候聋而耳内气满也。

烧肾散 治耳聋。

附子炮，去皮，一两 川椒一两，去其目 磁石一两，醋淬七遍，研，水飞

上为末，用猪肾一枚，去筋膜细切，葱、薤白各一分，入药末一钱、盐花一字，和令匀。以十重湿纸裹于溏灰火内烧熟，空心细嚼，酒解薄粥下之，十日效。

犀角散 治风毒热壅，心胸痰滞，两耳虚聋，头重目眩，神效。

犀角屑 甘菊花 前胡去芦 枳壳麸炒黄 菖蒲 泽泻 羌活 木通 生干地黄各半两 麦门冬一两，去心，或作二两 甘草二钱，炙

上为末。每服三钱，水一盏，煎至五分，去滓，食后，温服。

茯神散 治上焦风热，耳忽聋鸣，四肢满急，胸膈痞满，昏闷不利。

茯神 羌活 蔓荆子 防风 菖蒲 薏苡仁 黄芪 五味子各半两 麦门冬去心，一两 甘草二钱，炙

上为末。每服三钱，水一中盏，生姜半分，煎至五分，去滓，食后温服。

耳卒聋诸方

夫猝耳聋者，由肾气虚为风邪所乘，搏于经络，随其血脉上入耳，正气与邪气相搏，故令耳猝聋也。

蒲黄膏 治猝聋。

细辛 蒲黄各一分 曲末三分 杏仁三分，汤浸去皮尖双仁

上为末，研杏仁如膏，和匀，捻如枣核大。绵裹塞耳中。一日一易，以瘥为度。

龙脑膏 治猝聋。

龙脑一钱二分，研 椒目半两 杏仁二钱半，浸去皮尖双仁

上为末，研杏仁膏，和如枣核大。绵裹塞耳中，日二易之。

聤耳诸方

夫耳者，宗脉之所聚，肾气之所通，足少阴之经也。若劳伤气血，热气乘虚入于其经，邪随血气，至耳热气聚，则生脓汁，谓之聤耳也。

禹余粮丸　治聤耳，有脓水塞耳。

禹余粮烧，醋淬七遍　乌鱼骨　釜底墨　伏龙肝各二钱半　附子一个，去皮脐

上为末。以绵裹如皂角子大，安耳内，日再易之。如不瘥者，内有虫也。

松花散　治聤耳脓水不绝。

白矾半两，枯　麻勃　木香　松脂　花胭脂各二钱半

上为末。先用绵净拭脓尽后，以药满耳填，取效。

白连散　治聤耳，出脓汁。

白矾枯　乌贼鱼骨　黄连　龙骨各一两

上为末。以绵裹枣核大塞耳中，日三易之。

红绵散　治聤耳出脓。

以白矾枯成白灰，每用二钱，入胭脂二字，研匀。用绵杖子拭去耳中脓及黄水尽，即用别绵杖引药入耳中，令到底，糁之即干。如壮盛之人，积热上攻，耳中出脓水不瘥，用《局方》无忧散、雄黄丸，泻三五次，瘥。

耳中生疮诸方

夫耳内生疮者，为足少阴肾之经，其气通于耳。其经虚则风热乘之，随脉入于耳，与气血相搏，故令耳内生疮也。

曾青散　治耳内有恶疮。

雄黄七钱半　曾青五钱　黄芩二钱半

上为末。每用少许纳耳中。如有脓汁，用绵杖子拭干用之。

黄连散

黄连半两　白矾七钱半

上为末。每用少许，绵裹纳耳中。

黄芪丸　治肾虚耳鸣。夜间睡着如打钟鼓，觉耳内风吹，四肢抽掣疼痛。

黄芪去芦，一两　白蒺藜炒　羌活各半两　黑附子一个，大者　羯羊肾一对，焙干用

上为末，酒面糊丸如桐子大。每服三四十丸，空心食前，煨葱盐汤下。

菖蒲挺子　治耳中痛。

菖蒲一两　附子半两，炮，去皮脐

上为末。每用少许，油调滴耳中，立效。

又方

耳痛。食盐不以多少，炒热，用枣面蒸物青花布包定。枕之，其效如神。

通耳丹　治耳聋。

安息香　桑白皮　阿魏各一两半　朱砂半钱

上用巴豆七个、蓖麻仁七个、大蒜七个研烂，入药末和匀枣核大。每用一丸，绵裹纳耳中。如觉微痛，即出之。

治蚰蜒入耳方

湿生虫研如泥，摊在纸上，捻成纸捻，安耳中即出。

又方

蜗牛虫去壳研烂，滴水五七点再研匀，灌耳内，无活者，干者研亦可。

治蜈蚣入耳

炙猪肉掩两耳即出。

又方

用生姜汁灌耳中即出。

治飞蛾入耳

酱汁灌入耳即出。

又方

击铜器耳边即出。

治蚁入耳

以大蒜捣取汁，灌耳中。

又方

鲮鲤甲烧灰，水调滤清者，滴耳中，即出。

又方

猪脂一指大，炙令香，安耳孔边，即出。

一切虫物入耳

用口气尽力吸出，最妙。

【点评】“耳中诸病并方”涉及耳聋、聤耳、耳中生疮、耳痛、虫入耳等治疗方药。治耳聋仅5首方，有补肾通窍的烧肾散，散风热的犀角散、茯神散（两方均用了菖蒲与麦冬）。治疗耳猝聋的塞耳方蒲黄膏、龙脑膏均含有杏仁。治疗聤耳与耳中生疮的方中多含有燥湿收涩的白矾，亦常加黄连搭配。

卷十一　名方类集

咽喉口齿门

龙麝聚圣丹　治心脾客热，毒气攻冲[1]，咽喉赤肿疼痛，或成喉痹，或结硬不消，愈而复发，经久不瘥，或舌本肿胀，满口生疮，饮食难咽，并皆服之。

南硼砂研　川芎各一两　生地黄　犀角屑　羚羊角　南琥珀研　南玄参　桔梗　升麻　铅白霜研　连翘各五钱　马牙硝　赤茯苓去皮　人参　脑子研，各三钱　朱砂飞　牛黄研，各二钱　麝香三钱，研

上十八味为末，炼蜜丸，每两作十丸，金箔五十片为衣。每服一丸，用薄荷汤或新汲水化下，若细嚼并噙化，津液咽下皆可，食后临卧服。

祛毒牛黄丸　治大人小儿咽喉肿痛，舌本强硬，口内生疮，涎潮喘急，胸膈不利，不欲饮食。

人参　犀角取末　南琥珀研　桔梗　生地黄沉水者佳　南硼砂各半两　牛黄研，三钱半　雄黄一两，飞　南玄参　升麻各三钱　蛤粉四两，水飞　朱砂研，七钱　脑子　铅白霜各一钱　寒水石烧，去火毒，二两

上为细末，研匀，炼蜜丸如小弹子大，金箔为衣，瓷器内收。每服一丸，浓煎薄荷汤化下，或新汲水化服，亦得。食后，日进三服，噙化亦得。

朱砂膏　治镇心，安神，解热，又虚损、嗽血等疾。

---

① 冲：济生拔粹本作“心”。

金箔二钱半　朱砂研　真珠末　生犀　人参　甘草炙　玳瑁各一两　牛黄　麝香　龙脑　南硼砂　羚羊角　远志　西琥珀　安息香酒煮，研　赤茯苓去皮，各半两　苏合油和药亦得　铁粉各一分

上为末，炼蜜破苏合油和剂为小铤子，更以金箔为衣，瓷盒内密封。每服一皂角子大，食后噙化。卫尉叶承得效，并阿胶丸相杂，服此药活血安神，更胜如至宝丹，每两作五铤子。

碧玉散　治心肺积热，上攻咽喉，肿痛闭塞，水浆不下，或喉痹、重舌、木舌、肿胀可服。

青黛　盆硝　蒲黄　甘草各等分

上为末，和匀。每用少许，干糁于咽喉内，细细咽津，绵裹噙化亦得。若作丸，用砂糖和丸，每两作五十丸。每服一丸，噙化咽津亦得。

发声散　治咽痛不妨咽物，咽物则微痛。不宜用寒凉药过泄之，此妨闷明热也。

瓜蒌一个　白僵蚕半两，炒　桔梗新白者七钱半，炒　甘草二钱，炒

上为末。每用少许，干糁咽喉中。若大肿痛，左右有红，或只一壁红紫长大，而水米不下，用此药一钱、朴硝一钱匕，和匀，干糁喉中，咽津。如喉中生赤肿，或有小白头疮，用此药一钱匕、白矾半钱，细研如粉和匀，干糁之。

玄参散　治悬痈肿痛不可食。

玄参一两　升麻　射干　大黄各半两　甘草二钱半

上为末。每服三钱，水一盏半，煎至八分，放温，时时含咽，良验。

增损如圣汤　治风热上攻，冲会厌，语声不出，咽喉妨闷肿痛，并皆治之。

桔梗二两　甘草炙，一两半　防风半两　枳壳汤浸去穰，二钱半

上为末。每服三钱，水一大盏，煎至七分，去滓，入酥如枣许，搅匀，温服，食后。

三奇汤 治感寒语声不出。

桔梗三两，蜜拌甑蒸 甘草二两，半生半炒 诃子大者四个，去核，两个炮、两个生

上为末。每服十钱匕，入砂糖一小块，水五盏，煎至三盏，时时细呷，一日服尽，其声速出。

玉粉丸 治冬月寒痰结，咽喉不利，语音不出。《针经》云：寒气客于会厌，猝然如哑，宜服玉粉丸。

桂一字 草乌一字，炒 半夏洗，五钱

上为末，生姜自然汁浸，蒸饼为丸鸡头大。每服一丸，至夜含化，多年不愈者亦效。

开关散 治缠喉风气息不通。

白僵蚕直者，炒去丝嘴 枯白矾各等分

上二味为末。每服三钱，生姜蜜水一盏调下，细细服之，不拘时候。

备急如圣散 治时气缠喉风，渐入咽喉，闭塞，水谷不下，牙关紧急，不省人事。

雄黄研，生用 白矾飞 藜芦厚者，去皮用仁，生用 猪牙皂角去皮弦，各等分

上四味为末。每用一豆大，鼻内嗃之，立见效。

解毒雄黄丸 治缠喉风及急喉痹。

郁金 雄黄各一两 巴豆去皮膜，研出油，十四枚

上为末，醋糊为丸绿豆大。用热茶清下七丸，吐出顽涎，立便苏省，未吐再服。

肺热喉腥治验

梁济民因膏粱而饮，因劳心过度，肺气有伤，以致气出腥臭，唾涕稠黏，口舌干燥，以加减泻白散主之。《难经》云：心主五臭，入

肺为腥臭，此其一也。

加减泻白散

桑白皮三钱　桔梗二钱　地骨皮　甘草炙，各一钱半　知母七分　麦门冬　黄芩各五分　五味子二十个

上㕮咀，作一服。水二盏，煎至一盏，去滓，温服，食后。忌酒面辛热之物，日进二服。

论曰：梁氏膏粱之子，因洪饮大热之气所伤，滋溢心火，刑于肺金。故以桑白皮、地骨皮苦微寒，降肺中伏火而补气，用以为君。黄芩、知母苦寒，治气息腥臭，清利肺气，用以为臣。肺欲收，急食酸以收之，五味子之酸温，以收肺气；麦门冬甘苦寒，治涕唾稠黏，口舌干燥，用以为佐。桔梗体轻辛温，治痰逆，利咽膈，为使也。

口糜论并治法方

《逆调论》云：膀胱移热于小肠，膈肠不便，上为口糜。心胃壅热，水谷不转，下传小肠，以导赤散去小肠热，五苓散泻膀胱热。故以导赤散调五苓散主之。

胡黄连散　治口糜麻孝卿传。

胡黄连五分　细辛　宣黄连各三钱　藿香一钱

上四味为末。每用半钱，干糁口内，漱千漱吐之。

绿袍散　治老幼口疮，多时不效者。

黄柏四两　甘草炙，二两　青黛一两

上先杵二味为末，入青黛同研匀。每用半钱，干糁口内。忌醋、酱、盐一二日。

黄连升麻散　治口舌生疮。

升麻一两半　黄连七钱半

上为末，绵裹。含咽汁。

多效散　治唇紧疼及疮。

诃子肉　五倍子各等分

上为末。用少许干粘唇上，立效。

红芍药散

歌曰：心病口疮，紫桔红苍。三钱四两，五服安康。

上用紫菀、桔梗、红芍药、苍术等分为末。羊肝四两，批开糁药三钱，麻扎定。火内烧令香熟，空心食之，大效，后用白汤下。

遗山牢牙散[①]　王汉卿所传方，云折太守得之于李[②]节使。折得此方，九十余岁，牙齿都不曾疏豁，及无疼痛。汉卿今八十九岁，食肉能齿决之，知此方如神也。

茯苓　石膏　龙骨各一两　寒水石　白芷各半两　细辛三钱　石燕子大者一枚，小者用一对

上七味为末。早晨用药刷牙，晚亦如之。

玉池散　治风蛀牙疼、肿痛。

当归　藁本　地骨皮　防风　白芷　槐花　川芎　甘草　升麻　细辛各等分

上为末。每用少许揩牙，痛甚即取二钱，水一盏半，黑豆半合，生姜三片，煎至一盏，稍温漱口，候冷吐之。

救苦散　治一切牙疼及塞风蚛牙疼。

川乌　草乌　桂花　良姜　红豆　胡椒　荜茇　细辛各半钱　石膏　官桂各三钱

上为末。先漱净，里外干糁之，出涎立愈。

荜茇散　治风蚛牙疼，兼治偏正头疼。

荜茇二钱　蝎梢[③]　良姜各一钱　草乌去皮尖，五分

---

① 遗山牢牙散：济生拔粹本其下有“揉牙”二字。此方前尚有“必效散”一方，作“必效散，治口糜。白矾、大黄等分，上为细末，临卧干贴，沥涎尽，温水漱之”。此方后又有“咽喉备急丹”一方，作“咽喉备急丹。青黛三两，芒硝二两，白僵蚕一两，甘草四两。上为细末，用腊月内牛胆汁儿有黄者，盛药其中，阴四十九日，多时为妙”。

② 李：日抄本作“季”。

③ 蝎梢：原脱，据明德堂本补。

上为末。每用半字，先含水一口，应痛处鼻内嗃上，吐了水，用指粘药，擦牙疼处立定。

麝香散 治牙疼麻孝卿传。

铜绿五钱 白及二钱半 白蔹三钱半 白矾二钱半 麝香一钱

上为末，用麝香研细入药和匀。每用少许，贴于牙患处。

乳香丸 治走马牙疳如神。

明乳香 轻粉各半钱 砒半分，研 麝香少许

上先将乳香在钵内，令一人执钵，水盆内浸钵底，一人研乳香如粉细，取出。入轻粉、麝香、砒，再研细和匀。每用以薄纸一韭叶阔，去药内按过捋纸少许，丸如黄豆大。夜卧先漱口齿净，后以细杖子粘药丸，扎牙疳处，至明便效。忌酱、醋、盐。

【点评】“咽喉啮门”列举了咽喉肿痛、失音、喉风、喉痹、口舌生疮、蛀牙、牙肿痛、走马牙疳等多肿病症。治疗咽喉肿痛的方剂多含硼砂、朱砂、冰片、芒硝等药，故多制成细嚼噙化的丸剂。治疗感寒失音的三奇汤即桔梗甘草汤加诃子、砂糖，罗氏称此汤“时时细呷，一日服尽，其声速出”。还有用桂、草乌、半夏、生姜制成的玉粉丸，既可治疗猝哑，也可治音哑多年不愈者。对于缠喉风、急喉痹等咽喉重症，有备急如圣散与解毒雄黄丸，两方均含有雄黄。对于口糜，即现代所说的口腔溃疡，罗氏责之于小肠与膀胱热，治疗首选导赤散与五苓散。牙肿痛方值得关注的是玉池散。

卷十二　名方类集

咳　嗽　门

咳嗽论此论出《洁古家珍》

论曰：咳，谓无痰而有声，肺气伤而不清也；嗽，谓无声而有痰，脾湿动而为痰也；若咳嗽有声而有痰者，因伤肺气动于脾湿也，故咳而兼嗽者也。脾湿者，秋伤于湿，积于脾也。故经云：秋伤于湿，冬生咳嗽。大抵素秋之气，宜清而肃，若反动之，则气必上冲而为咳嗽，甚则动脾湿而为痰也。是知脾无留湿，虽伤肺气而不为痰也。若有痰而寒少热多，各随五脏证而治之。假令湿在肝经，谓之风痰；湿在心经，谓之热痰；湿在脾经，谓之湿痰；湿在肺经，谓之气痰；湿在肾经，谓之寒痰。各宜随证而治之，咳而无嗽者，以辛甘润其肺；咳而嗽者，治痰为先，故从南星、半夏胜其痰而咳嗽自愈。

人参款花散　治喘嗽久不已者，予从军过邓州，儒医高仲宽传此，并紫参散甚效。

人参　款冬花各五钱　知母　贝母　半夏各三钱　御[1]米壳去顶炒，二两

上为粗末。每服五六钱，水一盏半，乌梅一个，煎至一盏，去滓，温服，临卧。忌多言语。

---

[1] 御：济生拔粹本无此字。

紫参散 治形寒饮冷，伤肺，喘促，痰涎，胸膈不利[①]，不得安卧。

五味子 紫参 甘草炙 麻黄去节 桔梗各五钱 御[②]米壳去顶，蜜炒黄色，二两

上六味为末。每服四钱匕，入白汤点服，嗽住止后服。

九仙散 治一切咳嗽。太医王子昭传，甚效。此方得之于河中府姜管勾。

人参 款冬花 桑白皮 桔梗 五味子 阿胶 乌梅各一两 贝母半两 御米壳八两，去顶，蜜炒黄

上为末。每服三钱，白汤点服，嗽住止后服。

人参蛤蚧散 治三二年间肺气上喘咳嗽，咯唾脓血，满面生疮，遍身黄肿。

蛤蚧一对全者，河水浸五宿，逐日换水，洗去腥，酥炙黄色 杏仁去皮尖，炒 甘草炙，各五两 知母 桑白皮 人参 茯苓去皮 贝母各二两

上八味为末，净瓷盒子内盛。每日用如茶点服。永除，神效。

人参清肺汤 治肺脏不清，咳嗽喘急，及治肺痿劳嗽。

人参 阿胶 地骨皮 杏仁 知母 桑白皮 乌梅 甘草 罂粟壳

上等分，㕮咀。每服三钱，水一盏半，乌梅、枣子各一个，同煎至一盏，去滓，食后，临卧服。

人参款花膏 治久新一切咳嗽。

人参 款冬花 五味子 紫菀 桑白皮各一两

上五味为末，蜜丸如鸡头大。每服一丸，食后细嚼淡姜汤下，或含化亦得。

紫苏半夏汤 治喘咳痰涎不利，寒热往来。

紫菀茸 紫苏 半夏泡，各五钱 杏仁一两，炒黄色，去皮尖 陈皮

① 胸膈不利：济生拔粹本无此四字。

② 御：济生拔粹本无此字。

五味子各五钱　桑白皮二两半，一方或用一两半

上为粗末，入杏仁一两，去皮尖，麸炒匀。每服三钱，水一盏半，姜三片，煎至一盏，去滓，温服，日三。

款花清肺散　治咳嗽喘促，胸膈不利，不得安卧。

人参　甘草炙　甜葶苈生　白矾枯　款冬花各一两　御米壳四两，醋炒

上为末。每服二钱，温米饮调下，食后。忌油腻物，及多言语损气。一方加乌梅一两，去核。

人参理肺散　治喘嗽不止。

麻黄去节，炒黄　木香　当归各一两　人参去芦，二两　杏仁二两，麸炒　御米壳去顶，炒，三两

上六味为末。每服四钱，水一盏半，煎至一盏，去滓，温服，食后。

紫团[1]参丸　治肺气虚，咳嗽喘急，胸膈痞痛，短气噎闷，下焦不利，脚膝微肿。

蛤蚧一对，酥炙　人参二钱半　白牵牛炒　木香　甜葶苈炒　苦葶苈各半两　槟榔一钱

上为末，用枣肉为丸如桐子大。每服四十丸，煎人参汤送下，食后。

团参散　治肺气咳嗽，上喘不利。

紫团参　款冬花　紫菀茸各等分

上为末。每服二钱，水一盏，乌梅一个，煎至七分，去滓，温服，食后。

安肺散　治咳嗽无问新久。

麻黄不去节，二两　甘草炒，一两　御米壳四两，去顶，炒黄

上为末。每服三钱，水一盏，乌梅一个，煎至七分，去滓，温服，临卧。

马兜铃丸　治多年喘嗽不止，大有神效。

① 团：济生拔粹本无此字。

半夏汤泡七次，焙　马兜铃去土　杏仁各一两，去皮尖，麸炒　巴豆二十粒，研，去皮油

上除巴豆、杏仁另研外，余为细末，用皂角熬膏子，为丸如梧子大，雄黄为衣。每服七丸，临卧煎乌梅汤送下，以利为度。

人参半夏丸　化痰坠涎，止嗽定喘。疗风痰食痰一切痰逆呕吐，痰厥头痛，或风气偏正头痛，或风壅头目昏，或耳鸣、鼻塞、咽干、胸膈不利。

人参　茯苓去皮　南星　薄荷各半两　寒水石　白矾生　半夏　姜屑各一两　蛤粉二两　藿香二钱半

上为末，水面糊为丸桐子大。每服三十丸，姜汤送下，食后，日三服，温水送亦得。

人参清镇丸　治热止嗽，消痰定喘。

人参　柴胡各一两　黄芩　半夏　甘草炙，各七钱　麦门冬　青黛各三钱　陈皮二钱　五味子十三个

上为末，面糊丸桐子大。每服三十丸，温白汤送下，食后。

金珠化痰丸　治痰热咳嗽。

皂荚仁炒黄　天竺黄　白矾枯，过，各一两　半夏四两，汤洗七次，用生姜二两洗，刮去皮，同半夏捣细作饼子，炙微黄　生龙脑半两　辰砂二两　金箔二十片为衣

上为末，姜汁糊为丸梧子大。每服十丸至二十丸，姜汤下，食后，临卧服。

化痰玉壶丸　治风痰吐逆咳嗽[①]。

生南星　生半夏各一两　天麻半两　头白面三两

上为细末，滴水为丸梧子大。每服三十丸，用水一大盏，先煎令沸，下药煮五七沸，候药浮即漉出，放温，别用姜汤下，不拘时候。

皂角化痰丸　治劳风心脾壅滞，痰涎盛多，喉中不利，涕唾稠黏，嗌塞吐逆，不思饮食，或时昏聩。

人参去芦　赤茯苓去皮　白矾枯　半夏泡，七次　白附子炮　南星泡，

① 咳嗽：济生拔粹本其上有“头痛目眩”四字，其下有“呕吐”二字。

各一两　枳壳炒，二两　皂角木白皮酥炙，一两

上为末，生姜自然汁打糊为丸，如桐子大。每服二十丸，姜汤送下，不拘时候。

延寿丹

天麻半两　白矾一两，半生半枯　枸杞子　半夏泡，七次　甘草各一两半　人参一两

上为末，水酒和成剂，再用蒸饼裹定，于笼内蒸熟，去蒸饼，搓药为丸，如桐子大。每服三十丸，温水送下，食后临卧服。

大阿胶丸　治咳嗽，并嗽血、唾血，经效。

阿胶剉碎，炒　卷柏去土　生地黄　大蓟独根者，日干　干山药　五味子　薄荷各一两　柏子仁　人参　远志　百部　麦门冬　伏苓去皮　防风各半两　熟地黄一两

上十五味为末，炼蜜为丸如弹子大。不拘时候，浓煎小麦并麦门冬汤，嚼下半丸，加至一丸，若觉气虚，空心不可服此。

恩袍散　治咯血、吐血、唾血，及治烦躁。

生蒲黄　干荷叶等分

上为末。每服三钱，浓煎桑白皮汤，放温调下，食后。

地血散　治一切吐血、唾血，能解一切毒及诸热烦躁。

茜根四两　大豆　黄药子　甘草各二两

上为末。每服二钱，新汲水调下，加人参二两，治痰嗽有血。

五味黄芪散　治因嗽咯血成劳，眼睛疼，四肢困倦，脚膝无力。

黄芪　麦门冬　熟地黄　桔梗各五钱　甘草二钱半　白芍药　五味子各二钱　人参三钱

上为粗末。每服四钱，水一盏半，煎七分，去滓，温服，日三服。

透罗丹　治痰实咳嗽，胸肺不利。太医王子礼传此方，得之于西夏，下痰甚快，以透罗名者，谓脱罗网之患也。

皂角酥炙，去皮弦　黑牵牛炒　半夏　大黄湿纸包，煨焙　杏仁去皮尖，

麸炒，各一两　巴豆一钱，去油，另研

上六味为末，生姜自然汁丸桐子大。姜汤送下三十丸。咳嗽甚者，三四服必效。

大利膈丸　治风热痰实，咳嗽喘满，风气上攻。

牵牛四两，生用　半夏　皂角酥炙　青皮各二两　槐角一两，炒　木香半两

上六味为末，生姜汁糊和丸桐子大。每服五十丸，食后生姜汤送下。

全真丸　金朝兴定年间，宣宗赐名保安丸。治五脏积热，洗涤肠垢，润燥利涩，风毒攻疰，手足浮肿，或顽痹不仁，痰涎不利，涕唾稠黏，胸膈痞闷，腹胁胀满，减食嗜卧，困倦无力。凡所内伤，并宜服之。

大黄三两，米泔浸三日，逐日换水，焙干为末。一法以酒浸透，切片焙干为末　黑牵牛八两，净，轻炒四两，生用四两，同取头末四两

上以皂角二两轻炒去皮子，水一大碗，浸一宿，入萝卜一两切片，同皂角一处熬至半碗，去滓。再熬至二盏，投药末，丸桐子大。每服二三十丸至五十丸，诸般饮下，无时。

槐角利膈丸　治风胜痰实、胸膈痞满及喘满咳嗽。

牵牛一两半　皂角一两，酥炙　槐角炒　半夏各五钱

上为末，生姜汁打糊丸桐子大。每服三五十丸，食后生姜汤送下。

涤痰丸　治三焦气涩，下痰饮，消食，利胸膈满，咳唾稠黏，面赤体倦，常服化痰宽膈。

木香二钱　槟榔　京三棱各半两　陈皮　青皮　枳壳各三钱　半夏制，半两　大黄各一两　黑牵牛二两，炒

上为细末，面糊丸桐子大。每服三十丸，食远，姜汤下。

木香半夏丸　治痰涎上壅，心胸不利，常服消痰饮，宽胸膈。

木香七钱半　人参　白附子　姜屑　陈皮　草豆蔻　白茯苓各五钱　半夏一两

上为细末，糊丸桐子大。每服三五十丸，姜汤下。

太白丹 治三焦气涩，破饮除痰，止嗽开胃。此方并木香半夏丸，得之于张文叔。

半夏 南星炮 寒水石煅 干姜 白附子炮 白矾枯。各等分

上为末，糊丸如桐子大。每服三十丸，温姜汤下。

桔梗汤 除痰下气。

桔梗微炒 半夏姜制 陈皮去白，各十两 枳实炒黄，五两

上㕮咀。每服二钱，水一盏，生姜三片，同煎至七分，去滓，温服，不拘时。

定喘饼子 累经神验。孕妇不可服。

芫花醋浸一宿，炒 桑白皮 吴茱萸炒 陈皮去白，各 两 寒食面三两 马兜铃一两 白牵牛三两，半生半炒，取净末二两

上为末，入牵牛末和匀，滴水和如樱桃大，捏作饼子。取热灰半碗，于铛内同炒饼子热。每服一饼，烂嚼，临卧马兜铃汤送下。如心头不快，加一饼或二饼，至明，微利下，神效。

盛则为喘治验

己未岁初秋越三日，奉召至六盘山，至八月中，霖雨不止，时承上命治不邻吉歹元帅夫人，年逾五旬，身体肥盛。因饮酒吃湩乳过度，遂病腹胀喘满，声闻舍外，不得安卧，大小便涩滞。气口脉大两倍于人迎，关脉沉缓而有力。予思霖雨之湿，饮食之热，湿热大盛，上攻于肺，神气躁乱，故为喘满。邪气盛则实，实者宜下之，故制平气散以下之。

平气散

青皮去白 鸡心槟榔各三钱 大黄七钱 陈皮去白，五钱 白牵牛二两，半生半炒，取头末一半

上为末。每服三钱，煎生姜汤一盏调下，无时。一服减半，再服

喘愈。止有胸膈不利，烦热口干，时时咳嗽，以加减泻白散治之。

《内经》曰：肺苦气上逆，急食苦以泻之。故白牵牛苦寒，泻气分湿热，上攻喘满，故以为君。陈皮苦温，体轻浮，理肺气；青皮苦辛平，散肺中滞气，故以为臣。槟榔辛温，性沉重，下痰降气；大黄苦寒，荡涤满实，故以为使也。

加减泻白散

知母　陈皮去白，各五钱　桑白皮一两　桔梗　地骨皮各五钱　青皮去白　甘草　黄芩各三钱

上㕮咀。每服五钱，水二盏，煎至一盏，去滓，温服，食后，数服良愈。

华佗云：盛则为喘，减则为枯。《活人书》云：发喘者气有余也。凡看文字，须要晓会得本意。且盛而为喘者，非肺气盛也；喘为气有余者，亦非肺气有余也。气盛当认作气衰，有余当认作不足。肺气果盛又为有余，当清肃下行而不喘。以火入于肺，衰与不足而为喘焉。故言盛者非言肺气盛也，言肺中之火盛；言有余者，非言肺气有余也，言肺中之火有余也。故泻肺用苦寒之剂者，非泻肺也。泻肺中之火，实补肺气也，用者不可不知。

【点评】咳嗽证型复杂，故本篇收方较多。罗氏首引张洁古之论："咳，谓无痰而有声，肺气伤而不清也；嗽，谓无声而有痰，脾湿动而为痰也"。明确指出有痰的咳嗽与脾湿有关，并根据痰湿所犯的部位将其分为风痰、热痰、湿痰、气痰、寒痰，分别论治。治疗原则是"咳而无嗽者，以辛甘润其肺；咳而嗽者，治痰为先，故从南星、半夏胜其痰而咳嗽自愈"。仲景治咳多用干姜、五味子、细辛，不用人参。而罗氏所列诸方，不论咳嗽之新久，多含人参，还有镇咳的御米壳（即罂粟壳）。诸方中有名方小柴胡汤、泻白散、补肺阿胶汤等的组成药味。平喘方定喘饼子、平气散中则用有攻下作用的白牵牛、芫花、大黄、槟榔等，通腑以

平喘。

呕吐呃逆

藿香安胃散 治脾胃虚弱，不进饮食，呕吐不待腐熟。

人参 丁香各一钱 藿香七分半 陈皮二钱半

上为末。每服二钱，水二盏，生姜三片，煎至一盏，去滓，凉服。

二陈汤 治痰饮为患。

半夏 橘红各五两 茯苓三两 甘草炙，一两半

上㕮咀。每服五钱，水一盏半，姜五片，乌梅半个，同煎至八分，去滓，热服，不以时。呕吐甚者，加丁香一两。

丁香柿蒂散 治诸种呃噫呕吐痰涎。

丁香 柿蒂 青皮 陈皮各等分

上为粗末。每服三钱，水一盏半，煎至七分，去滓，温服，无时。

羌活附子汤 治呃逆。

木香 附子炮 羌活 茴香各半两，炒 干姜一两

上五味为细末。每服二钱，水一盏半，盐一捻，煎二十沸，和滓热服，一服止。治一切呃逆不止。男左女右，乳下黑尽处一韭叶许，灸三壮，病甚者灸二七壮。

【点评】治呕吐呃逆罗氏仅列4方，多用益气、理气、化痰、止呕药。羌活附子汤则为温中理气方。

消渴治法并方

生津甘露饮子 治膈消大渴，饮水无度，舌上赤涩，上下齿皆麻，舌根强硬肿痛，食不下，腹时胀满疼痛，浑身色黄，目白睛黄，甚则四肢瘦弱无力，面尘脱色，胁下急痛，善嚏善怒，健忘，臀肉腰

背疼寒，两足冷甚。顺德安抚张耘夫，年四十五岁，病消渴，舌上赤裂，饮水无度，小便数多。先师以此药治之，旬日良愈。古人云：消渴多传疮疡，以成不救之疾。既效，亦不传疮疡，享年七十五岁，终。名之曰生津甘露饮。

人参　山栀子　甘草炙　知母酒洗　姜黄　升麻各二钱　白芷　白豆蔻　荜澄茄　甘草各一钱　白葵　兰香　当归　麦门冬各半钱　黄柏酒拌　石膏各二钱半，一方石膏用一两一钱　连翘一钱　杏仁一钱半　木香　黄连　柴胡各三分　桔梗三钱　全蝎一个　藿香二分

上为末，汤浸蒸饼和成剂，捻作饼子，晒半干，杵筛如米大。食后每服二钱，抄在掌内，以舌舐之，随津咽下，或白汤少许送亦可。此治制之缓也，不惟不成中满，亦不传疮疡下消矣。

论曰：消之为病，燥热之气盛也。《内经》云：热淫所胜，佐以甘苦，以甘泻之。热则伤气，气伤则无润，折热补气，非甘寒之剂不能，故以石膏、甘草之甘寒为君。启玄子云：滋水之源以镇阳光。故以黄连、黄柏、栀子、知母之苦寒，泻热补水，为臣；以当归、麦门冬、杏仁、全蝎、连翘、白芷、白葵、兰香甘辛寒，和血燥润，为佐。以升麻、柴胡苦平，行阳明少阳二经，白豆蔻、木香、藿香、荜澄茄反佐以取之。因用桔梗为舟楫，使浮而不下也。东垣先生尝谓予曰：洁古老人有云：能食而渴者，白虎倍加人参，大作汤剂多服之；不能食而渴者，钱氏白术散，倍加葛根，大作汤剂广服之。

酒蒸黄连丸　治消渴[①]。

用黄连半斤，酒一升，汤内重蒸，伏时取出，晒干为末，滴水为丸如梧子大。每服五十丸，温水下。

参苓饮子　治口干燥，生津液，思饮食。

麦门冬　五味子　白芍药　熟地黄　黄芪各三两　白茯苓二钱半　天门冬　人参　甘草各五钱

上为粗末。每服三钱，水一盏半，生姜三片，枣子二个，乌梅一

① 消渴：济生拔粹本其下有“饮水无度，小便频数”八字。

个，煎至一盏，去滓，温服，食后。

麦门冬饮子 治膈消胸满烦心，津液燥少，短气[1]，多为消渴。

人参 茯神 麦门冬 知母 五味子 生地黄 甘草炒 栝楼根 葛根各等分

上㕮咀。每服五钱，水二盏，竹叶十四片，煎至七分，去滓，温服，无时。

麦门冬汤 治消渴日夜饮水不止，饮下小便即利。此方并冬瓜饮子，得之张文叔。

麦门冬 黄连 冬瓜干各二两

上为粗末。每服五钱，水一盏，煎至七分，去滓，温服。如无干者，用新冬瓜一枚，重三斤，去皮穰子，分作十二片，为十二服。

又方

冬瓜一片擘破，水三盏，煎七分，去滓，温服，日三。

冬瓜饮子 治消渴能食而饮水多，小便如脂麸片，日夜无度。

冬瓜一个 黄连十两为末

上先取冬瓜割开，去穰净，糁黄连在冬瓜内，再将顶盖，热灰火中煨熟，去皮细切烂，研，用布取汁，每服一盏至二盏，食前，日三服，夜二服。

辨六经渴并治法

太阳渴，脉浮无汗者，五苓、滑石之类。

阳明渴，脉长有汗者，白虎、凉膈之类。

少阳渴，脉弦而呕者，小柴胡加栝楼根也。

太阴渴，脉细不欲饮水，纵饮惟思汤不思水，四君子、理中汤之类。

少阴渴，脉沉自利者，猪苓汤、三黄汤之类。

---

① 津液燥少，短气：济生拔粹本作“津液短少”。

厥阴渴，脉微引饮者，当少少与之滑石。

滑石治渴，本为窍不利而用之，以其燥而能亡津液也。天令湿气太过当用之，若无湿而用之，是为犯禁。

假令小便不利，或渴或不渴，知内有湿热也；小便自利而渴，知内有燥也。湿宜渗泄之，燥宜润之，则可矣。

杂证有汗而渴者，以辛润之；无汗而渴者，以苦坚之。

伤寒食少而渴者，当以和胃药止之，不可用凉药，恐损胃气，愈不能食，白术、茯苓是也。

太阳无汗而渴者，不宜白虎；汗后脉洪大而渴者，方可与之矣。

阳明有汗而渴者，不宜五苓；若小便不利，汗少脉浮而渴者，宜与之。

若人病心肺热而不渴者，知不在太阴少阴之本，只在标也，在标则不渴矣。若渴者，是在本也。

【点评】“消渴治法并方”篇最值得关注的是罗氏载东垣先生的“洁古老人有云：能食而渴者，白虎倍加人参，大作汤剂多服之；不能食而渴者，钱氏白术散，倍加葛根，大作汤剂广服之”。“辨六经渴并治法”对口渴一症做了十分清晰的鉴别诊断，并有对应的方药，有很高的临床参考价值。

胆瘅治验

《内经》云：有病口苦，名曰胆瘅。乃肝主谋虑，胆主决断，盛汁三合，为清净之府。肝取决于胆，或不决为之患怒，怒则气逆，胆汁上溢，故口苦，或热盛使然也。主之以龙胆泻肝汤。

龙胆泻肝汤[①]

黄芩七分　柴胡一钱　甘草生　人参　天门冬　黄连　知母　龙胆

① 龙胆泻肝汤：济生拔粹本其下有“治热盛口苦名曰胆瘅”九字。

草　山栀子　麦门冬各五分　五味子十个

上十一味，㕮咀，作一服。水二盏，煎至一盏，去滓，温服，食远。忌辛热物。此方因焦秀才病口苦，予制此方，用之得效。

卷十三　名方类集

疮肿门

丙午岁，予居藁城，人多患疔疮。县尹董公谓予曰：今岁患疔疮者极多，贫民无力医治，近于史侯处得数方，用之无不效。官给药钱，君当舍手医之。遂诺其请。董公榜示通衢，有患疔疮者，来城中罗谦甫处取药，如此一年余，全活者甚众。保生锭子、千金托里散、神圣膏药、破棺丹，凡四方。至元戊寅岁，董公拜中书左丞兼枢密院事。

保生锭子　治疔疮背疽瘰疬，一切恶疮。

金脚信　雄黄　硇砂各二钱　麝香一钱　轻粉半大匣，重二钱　巴豆四十九粒，文武火炒，研

上为极细末，用黄蜡五钱溶开，将药和成锭子，冷水浸少时取出，旋丸捏作饼子，如钱眼大，将疮头拨开，安一饼子。次用神圣膏贴，后服托里散，若疮气入腹危者，服破棺丹。

神圣膏药　治一切恶疮。

当归　藁本各半两　没药二钱　黄丹　黄蜡各二两　乳香二钱　琥珀二钱半　白及二钱半　胆矾　粉霜各一钱　白胶香三两　清油一斤　木鳖子五十个，去皮　巴豆十五个，去皮　槐枝　柳枝各一百二十条

上件一处，先将槐柳枝下油内熬焦，取出不用；后下余药，熬至药焦，亦取出不用；将油澄清，下黄丹再熬成膏，用绯帛摊之，立有神效。

千金托里散 治疔疮发背，一切恶肿。

官桂 人参 甘草 川芎 香白芷 芍药各一两 木香 没药各三钱 乳香二钱 当归半两 连翘一两二钱 黄芪一两半 防风 桔梗 厚朴各二两

上十五味为细末。每服三钱，酒一大盏，煎三二沸，和滓温服，无时。

破棺丹 治疮肿一切风热。

大黄二两，半生半熟 芒硝 甘草各一两

上为末，炼蜜丸如弹子大。每服半丸，食后，茶清、温酒任化下，童便半盏研化服亦得。忌冷水。

二仙散 治疔肿恶疮。人医院李管勾传。

白矾生用 黄丹各等分。一方加雄黄少许，更捷

上各另研。临用时各抄少许和匀，三棱针刺疮见血。待血尽，上药，膏药盖之。不过三易，决愈。

曲阳县慈顺里刘禅师，善治疮疡瘰疬，其效更捷。壬子岁孟春，诏到六盘山，回瓜忽都地而住冬，朝夕相从，传得四方：太乙膏、玉烛散、克效散、翠玉膏。用之每有神效。甲寅岁仲秋，王师还，遣使送禅师回乡里，赐院门额曰慈济禅院。

太乙膏 治疬子疮，神效。

脑子一钱，研 轻粉 乳香各二钱，研 麝香三钱，研 没药四钱，研 黄丹五两

上用清油一斤，先下黄丹熬，用柳枝搅。又用憨儿葱七枝，先下一枝熬焦，再下一枝，葱尽为度。下火不住手搅，觑冷热得所，入脑子等药搅匀，瓷器盛之，用时旋摊。

克效散 治疬子疮。

官桂 硇砂各半钱 赤小豆四十九粒 粳米四十九粒 斑蝥四十九个，不去翅足

上五味，研为末。初服一字，次服二字，次服三字，次服四字。

煎樟柳根汤送下，空心服，小便淋沥为效。如恶心呕吐黄水，无妨，瘰疬日日自消矣。

玉烛散 治瘰疬，和血通经，服之自消。日进一服，七八日取效。

当归 芍药 川芎 甘草 芒硝 熟地黄 大黄 黄芩各等分

上为粗末。每服三钱，水一盏，生姜三片，煎至七分，去滓，温服。

翠玉膏 治臁疮。

沥青一两 黄蜡 铜绿各二钱 没药 乳香各一钱

上先研铜绿为末，入油调匀。又将黄蜡、沥青火上熔开，次下油，调铜绿搅匀，将没药旋入搅匀。用河水一碗，将药倾在内，用手扯拔匀，油纸裹。觑疮大小，分大小块，口嚼捻成饼子，贴于疮上，纸封，三日一易之。

黄连消毒汤 治膏粱之变，发背脑疮，始觉者，能消之此方元遗尤生服之大效。

黄连 黄芩各一钱 黄柏 藁本 当归 桔梗各五分 生地黄 知母各四分 防已五分 羌活 独活 防风 连翘各四分 人参 黄芪 泽泻 甘草 苏木各三分 陈皮二分

上㕮咀，都作一服。用水三盏，煎至一盏半，去滓，温服，食后。

五利大黄汤 治人年四十以前，血气壮实，多苦患痈疽，大小便不通。出《外台》

大黄煨，三两 升麻二两 黄芩三两 芒硝 栀子仁各一两

上㕮咀。每服五钱，水一盏半，煎至七分，去滓，温服，食前。

内消升麻汤 治证同前。

大黄 升麻各二两 黄芩去黑心 枳实麸炒，去穰 当归各一两半 甘草炙，一两 芍药一两半

上㕮咀。每服五钱，水一盏半，煎至七分，去滓，温服，食前。

复元通气散　治诸气涩闭，耳聋耳痛，腹痈便痈，疮疽无头，通一切气。

青皮　陈皮各四两　甘草三两，半生半熟　穿山甲炮　栝楼根各二两　金银花一两

上为末。每服二钱，热酒调下。如疮无头，津液调涂，此方活血止痛，内消疮肿。

乳香消毒散　专治恶疮。

锦纹大黄煨　黄芪择箭者　牛蒡子炒　牡蛎盐泥裹烧　金银花各五两　甘草二两，炙　没药　乳香　悬蒌各半两

上九味为粗末。每服五钱，水一盏半，煎至七分，去滓，温服。疮在上食后，在下食前。

内消丸　治疮肿初生，及瘰疬结核，热毒郁滞，服之内消。

广茂炮　三棱炮，各三钱　青皮去白　陈皮各一两，去白　牵牛半斤，取头末　薄荷叶　皂角不蛀者，水煮软揉取汁，去滓，熬成膏，各半两　沉香半两

上为末，入牵牛头末，和匀，用膏和丸如绿豆大。每服三十丸，煎连翘汤送下，食后。

竹叶黄芪汤　治发背发渴，通治诸疮大渴。

淡竹叶二两　生地黄八两　黄芪　麦门冬去心　当归　川芎　人参　甘草　黄芩　芍药　石膏各三两

上十一味为粗末。每服五钱，水一盏半，竹叶五七片，煎至一盏，去滓，温服，不拘时候。

五香连翘汤　治瘰疬、痈疽、恶肿。

沉香　乳香　生甘草　木香各一钱　连翘　射干　升麻　独活　桑寄生　木通各三钱　丁香半两　大黄一两　麝香一钱半

上㕮咀。每服四钱，水二盏，煎至一盏，去滓，空心热服。

五香汤　治毒气入腹托里。

丁香　木香　沉香　乳香各一两　麝香三钱

上为粗末。每服三钱，水一盏半，煎至八分，去滓，空心稍热

服。呕者，去麝，加藿香一两；渴者，加人参一两。《总录》《圣惠》《千金》《外台》治诸疮肿方中皆载，与此方大同小异。大抵此药治毒气入腹，烦闷，气不通者，其余热渴昏冒，口燥咽干，大便硬，小便涩者，皆莫与服之。

赤芍药散 治一切恶疔疮痈疽，肿初觉不消，增寒疼痛。

金银花半两 大黄七钱半 赤芍药半两 当归 枳实 甘草各三钱

上件，入瓜蒌大者一个，同为粗末，作四服。每服水酒各一盏，煎至一盏，去滓，温服，不拘时。

金银花散 治发背恶疮，托里，止痛，排脓。

金银花四两 甘草一两，炒

上为粗末。每服四钱，水酒各一盏，煎至一盏，去滓，稍热服之者申显卿传。

乳香丸 治诸般恶疮疖。

乳香另研 穿山甲 当归各五钱 猪牙皂角 木鳖子各七钱

上用松枝，火烧存性为细末。入乳香研匀，炼蜜丸如弹子大。每服一丸，温酒化下，食前。

水澄膏 治热毒肿痛，大效。

大黄 黄柏 郁金 白及 大南星 朴硝各一两

上入黄蜀葵花干者一两，共前药为细末。每药末二钱，以新水一盏半，搅匀澄沉底者，去浮水，以纸花子摊于肿上贴之。如觉燥，津唾润之，如皮肤白色者，勿用。

拔毒散 治热毒丹肿，游走不定。

寒水石生用 石膏生用，各四两 黄柏 甘草各一两

上为末。每用生水调，扫于赤肿处，或纸花子涂贴之，如干则水润之。

龙麝追毒丹 治一切恶疮内毒气未出尽者，皆可用之，如箭头、针刺、痈疖、恶疮，内有毒气不著骨者，不过一二上药，其针刺自出。破伤风恶疮不痛者，亦效。

龙脑三分　麝香一分　轻粉　粉霜　雄黄各五分　乳香　砒黄各一字　巴豆十四个，去皮心膜

上研极细，面糊丸如麦粒大。每用之，先以针撚疮口，入药，量轻重上药。后一两时辰，肿痛尽是应。如患下疳疮，蚀茎或半或尽者，用浆磨一两粒搽之，不三上，立效。

桃红散　敛疮口，生肌肉，定血，辟邪风。

寒水石烧　滑石各四两　乳香　小豆粉　轻粉各一钱

上为末。每用少许干糁。血不止者，加灯草贴疮口上，以帛裹之。

木香散　治多时不敛一切恶疮。此药能生肌肉，止痛。

木香　南黄连　槟榔各半两　白芷三钱

上为末。每日一遍干贴。又方，加地骨皮为末，先口噙温浆水洗疮口上，揾干贴药，及治下疳疮神效。

玉龙膏　摩风止痛，消肿化毒，治一切伤折疮肿。

瓜蒌大者一个，去皮　黄蜡一两半　白芷半两　麻油清真者　麝香研，一钱　松脂研，一钱半　零香　藿香各一两　杏仁去皮尖　升麻　黄芪　赤芍药　白及　白蔹　甘草各一钱

上以油浸七日，却取出油，先炼令香熟，放冷，入诸药，慢火煎黄色，用绢滤去滓。入银石锅内，入蜡并麝香、松脂熬，少时以瓷盒器盛，每用少许，薄摊绢帛上贴。若头面风，癣痒疮肿疼痛，并涂磨令热，频用之。如耳鼻中肉铃，用纸捻子每日点之，至一月即愈。

如治灸疮，及小儿瘤疮，涂之，兼灭瘢痕，神效。

司马温公解毒膏　治诸疮及杖疮，尤宜贴之。

乳香三钱　木鳖子二十四个，去皮　杏仁四十八个　蓖麻子三十四个　巴豆十四个　槐枝四两，长四指　柳枝二两　桃枝三两　黄丹春秋三两半，夏四两，冬三两

上件，用清油一斤，下诸药熬黑，滴水内不散成也。用好绵滤过，用时于水内浴贴之。

善应膏

黄丹二斤，细上等者　没药研　白蔹生　官桂　乳香研　木鳖子生　白及生　当归　白芷　杏仁生，各一两　柳枝一两，如箸条长

上除黄丹、乳香、没药外，余药用麻油五斤，浸一宿，于炭火上铁锅内，熬至变黑色，滤去药不用。将黄丹入油内上火，用柳条如小钱粗，四指长，搅令微变褐色出火，再用柳枝搅令出烟尽，入乳香、没药。再用柳条搅令匀，候冷倾入瓷盆内，切成块，油纸裹之，后用如常法。

大红膏　治从高坠下，及落马堕车，筋骨疼痛。

当归　赤芍药　乌药各一两　小油半斤，浸上药七日七夜　没药一两，研　乳香二两，研　琥珀二两，研　黄丹十两　沥青一斤

上将沥青于银石器内熔开，入油，觑冷热硬软，滴水不散，用绵滤在银石器内，入黄丹并诸药末，用手不住搅，令匀为度。用时摊纸上贴伤处，大有神效。

消毒膏　治一切肿毒结硬疼痛。

柴胡　藁本　牛膝　续断　丹参　牡丹皮　甘草　细辛　槐白皮　苍术各一钱半　羌活　何首乌　天麻　白芷各二钱　玄参　葛根　升麻　白蔹　木通　木香　当归洗，焙　川芎　白附子　乱发水洗净令干　赤茯苓各二钱半　木鳖子去皮，三钱　沉香　桃仁汤浸去皮尖　杏仁汤浸去皮尖，各三钱半　白及四钱　防风五钱　赤芍药五钱　黄芪五钱　黄丹十三两　麻油一斤四两

上件药三十三味，入油内浸七日七夜，于净银石器内，慢火熬，候白芷焦黄色，放温，以白绵滤去滓。于瓷罐内密封三昼夜，候取出，倾于锅内，慢火温。再滤去滓，倾入好砂锅中，慢火再熬。次下黄蜡十五两，用竹篦不住手搅令匀。次下黄丹，搅匀，以慢火再熬动。出火搅匀，续次再上火三日，方欲膏盛于瓷盒子内密封。每用时，以软白绢上摊匀，贴患处。

绿白散　治烫熨火烧疼痛。

苦参不以多少

上细末。用香油调搽。

冰霜散 治火烧燎损，汤油热浇，伤皮烂肉，大痛。

寒水石生 牡蛎烧 明朴硝 青黛各一两 轻粉一钱

上为末。新汲水调或油调，湿则干贴痛处，立止如神。

如神散 治冻疮皮肤破烂，痛不可忍。

川大黄

上为末。新汲水调，搽冻破疮上。

黄连散 敛多年不效疮。

木香 槟榔 黄连各等分

上为末。先洗疮净，干贴，水出勿怪。未效，隔三日，再用贴之。

【点评】“疮肿门”开篇记载了疔疮、背疽、瘰疬、肿毒、恶疮、臁疮、炙疮、跌打损伤、烫伤、冻疮、丹毒、瘢痕等的治疗方药。有外用药，也有内服药，且大多为罗氏亲试之效方。丙午年（1246）河北藁城疔疮大流行，当时县尹董公请罗氏救治百姓，所用即为保生铤子、神圣膏药、千金托里散、破棺丹四方，前两首为外用方，后两首为内服方，结果“如此一年余，全活者甚众”。其他如玉烛散、黄连消毒汤、竹叶黄芪汤、金银花散、玉龙膏等，也是值得关注的好方。

疮总论

大凡疮疾有五善七恶之证，不可不察也。烦躁时嗽，腹痛渴甚，或泄利无度，或小便如淋，一恶也；脓血大泄，肿焮尤甚，脓血败臭，痛不可近，二恶也；喘粗短气，恍惚嗜卧，三恶也；目视不正，黑睛紧小，白睛反青，瞳子上看，四恶也；肩项不便，四肢沉重，五恶也；不能下食，服药则呕，食不知味，六恶也；声嘶色败，口鼻青赤，面目四肢浮肿，七恶也。动息自宁，饮食知味，一善也；便利调匀，二善也；脓溃肿消，色鲜不臭，三善也；神彩精明，语言清爽，四善也；体气和平，五善也。若五善见三则瘥，七恶见四则危。然则病有源同七恶，皮紧急者如善；病有源同五善，皮缓虚者如恶。夫如是者岂凡医之所知哉？若五善病至，则妙无以加也；如七恶并臻，则恶之剧矣。

汗之则疮已

丁巳岁，予从军回，住冬于曹州界，以事至州，有赵同知谓予曰：家舅牛经历，病头面赤肿，耳前后尤甚，疼痛不可忍，发热恶寒，牙关紧急，涕唾稠黏，饮食难下，不得安卧。一疡医于肿上砭刺四五百余针，肿赤不减，其痛益甚。不知所由然，愿请君一见。予遂往诊，视其脉浮紧，按之洪缓。此证乃寒覆皮毛，郁遏经络，热不得升，聚而赤肿。经云：天寒则地冻水冰。人气在身中，皮肤致密，腠理闭，汗不出，血气强，内坚涩。当是之时，善行水者不能注冰，善穿地者不能凿冻，善用针者亦不得取四厥。必待天温冰释冻解，而后水可行，地可穿，人脉亦犹是也。又云：冬月闭藏，用药多而少针石也。宜以苦温之剂，温经散寒则已。所谓寒致腠理，以苦发之，以辛散之，宜以托里温经汤。麻黄苦温，发之者也，故以为君。防风辛温，散之者也；升麻苦辛，葛根甘平，解肌出汗，专治阳明经中之邪，故以为臣。血留而不行者则痛，以香白芷、当归身辛温以和血散滞。湿热则肿，苍术苦甘温，体轻浮，力雄壮，能泄肤腠间湿热。人参、甘草甘温，白芍药酸微寒，调中益气，使托其里，故以为佐。依方饵之，以薄衣覆其首，以厚被覆其身，卧于暖处，使经血温，腠理开，寒乃散，阳气伸，大汗出后，肿减八九分。再服去麻黄、防风，加连翘、鼠粘子，肿痛悉去。经言汗之则疮已，信哉斯言！或人以仲景言，疮家虽身肿痛，不可发汗，其理何也？予曰：此说乃营气不从，逆于肉理而患疮肿，作身疼痛，非外感寒邪而作疼痛，故戒之以不可发汗，若汗之则成痓也。又问仲景言鼻衄者不可发汗，复言脉浮紧者，当以麻黄汤发之，衄血自止。所说不同，其故何也？愿闻其说。予曰：此议论血正与疮家概同。且夫人身血之与汗，异名而同类，夺汗者无血，夺血者无汗。今衄血妄行，为热所逼，更发其汗，反助邪热，重竭津液，必变凶证，故不可汗。若脉浮则为在表，脉紧则为寒，寒邪郁遏，阳不得伸，热伏荣中，迫血妄行，上出于鼻。则当麻黄汤散其寒邪，使阳气得舒，其衄自止。又何疑焉？或者叹曰：知其要者，一言而终。不知其要，流弊无穷。洁古之学，可谓知其要者矣！

托里温经汤 治寒覆毛皮，郁遏经络，不得伸越，热伏荣中，聚而为赤肿，痛不可忍，恶寒发热，或相引肢体疼痛。

人参去芦 苍术各一钱 白芍药 甘草炙，各一钱半 白芷 当归身 麻黄去根节，各二钱 防风去芦 葛根各三钱 新升麻四钱

上㕮咀。每服一两重，水三盏。先煎麻黄令沸，去沫，再下余药同煎，至一盏，去滓，大温服讫。卧于暖处，以绵衣覆之，得汗而散。

凡治病必察其下

戊午冬，予从军住冬于成武县。有贾仓使父，年逾六旬，冬至后数日，疽发于背，五七日肿势约七寸许，不任其痛。疡医视之，曰脓已成，可开发矣。公惧不从，越三日，医曰：不开恐变证生矣。遂以燔针开之，脓泄痛减。以开迟之故，迨二日变证果生。觉重如负石，热如焫火，痛楚倍常，六脉沉数，按之有力。此膏粱积热之变也。邪气酷热，固宜以寒药治之，时月严凝，复有用寒远寒之戒。乃思《内经》云：有假者反之。虽违其时，以从其证可也。与疡医议，急作清

凉饮子加黄连，秤一两五钱，作一服服之，利下两行，痛减七分。翌日复进前药，其症悉除，后月余平复。又陈录判母，年七十有余，亦冬至后脑出疽，形可瓯面大，命疡医诊视，俟疮熟以针出脓。因怒笞侍妾，疮辄内陷，凹一韭叶许。面色青黄不泽，四肢逆冷，汗出身清，时复呕吐，脉极沉细而迟。盖缘衰老之年，严寒之时，病中苦楚，饮食淡薄，已涤肥脓之气，独存瘦瘁之形，加之暴怒，精神愈损，故有此寒变也，病与时同。与疡医议，速制五香汤一剂，加丁香、附子各五钱，剂尽疡复大发，随证调治而愈。《内经》曰：凡治病必察其下。谓察时下之宜也。诸痛疮疡，皆属心火，言其常也。如疮盛形羸，邪高痛下，始热终寒，此反常也，固当察时下之宜而权治。故曰：经者常也，法者用也，医者意也，随所宜而治之，可收十全之功矣。

舍时从证

至元壬午五月二十八日，王伯禄年逾五旬有七，右臂膊肿盛，上至肩，下至手指，色变，皮肤凉，六脉沉细而微，此乃脉证俱寒。予举疡医孙彦和视之，曰：此乃附骨痈，开发已迟，以燔针起之，脓清稀解。次日肘下再开之，加呃逆不绝。彦和与丁香柿蒂散两服，稍缓。次日，呃逆尤甚，自利，脐腹冷痛，腹满，饮食减少，时发昏聩。于左乳下黑尽处，灸二七壮，又处托里温中汤，用干姜、附子、木香、沉香、茴香、羌活等药，㕮咀一两半，欲与服。或者曰：诸痛痒疮，皆属心火，又当盛暑之时，用干姜附子可乎？予应之曰：理所当然，不得不然。《内经》曰：脉细皮寒，泻利前后，饮食不入，此谓五虚。况呃逆者，胃中虚寒故也。诸痛痒疮疡，皆属心火，是言其定理也。此证内外相反，须当舍时从证也，非大方辛热之剂急治之，则不能愈也。遂投之，诸症悉去，饮食倍进，疮势温，脓色正。彦和复用五香汤数服，后月余平复。噫！守常者众人之见，知变者知者之事，知常而不知变，细事因而取败者亦多矣，况医乎哉？守常知变，岂可同日而语乎哉？

托里温中汤[①] 治疮为寒变而内陷者，脓出清解，皮肤凉，心下痞满，肠鸣切痛，大便微溏，食则呕逆，气短促，呃逆不绝，不得安卧，时发昏聩。

沉香 丁香 益智仁 茴香 陈皮各一钱 木香一钱半 甘草炙，二钱 羌活 干姜炮，三钱 黑附子炮，去皮脐，四钱

上㕮咀，作一服。水三盏，生姜五片，煎至一盏，去滓，温服，无时。忌一切冷物。

《内经》云：寒淫于内，治以辛热，佐以苦温。故以附子、干姜大辛热，温中外，发阳气自里之表，故以为君。羌活味苦辛温，透关节。炙甘草甘温，补脾胃，行经络，通血脉。胃寒则呕吐呃逆不下食，益智仁、丁香、沉香大辛热，以散寒为佐。疮气内攻气聚而为满，木香、茴香、陈皮苦辛温，治痞散满为使也。

【点评】“疮总论”篇介绍了疮疾的五善七恶，以此来判断这类疾病的预后：“若五善见三则瘥，七恶见四则危”。

“汗之则疮已”篇记载了一例用托里温经汤发汗治愈疮疡的病案。罗氏的分析细致入微，值得仔细一读。

“凡治病必察其下”篇罗氏以两则（一则背疽案，用寒凉的清凉饮子加黄连治愈；一则脑疽案，用温性的五香汤治愈）老年人冬季患病但用方一寒一热的案例，解释《素问·五脏别论》“凡治病必察其下”的意思。罗氏认为当释为“察时下之宜也”。

“舍时从证”篇罗氏以57岁王氏附骨痈案说明盛夏用干姜、附子等大温之药的原理。

① 托里温中汤：方中羌活剂量脱漏。

打仆损伤从高坠下

《缪刺论》云：人有所坠，恶血留内，腹中痛胀[1]，不得前后，先饮利药，此上伤厥阴之脉，下伤少阴之络。刺足内踝之下、然骨之前。血脉出血，刺足跗上动脉；不已，刺三毛上各一痏。见血则已，左刺右，右刺左。善悲惊不乐，刺如上方。

当归导滞散 治打仆损伤，落马坠车瘀血，大便不通，红肿暗青，疼痛昏闷，蓄血内壅欲死。

川大黄一两　当归三两　麝香少许，另研

上为末，入麝香研匀。每服三钱，热酒一盏调下，食前。内瘀血去，或骨节伤折，疼痛不可忍，以定痛接骨紫金丹治之。

复元活血汤 治从高坠下，恶血留于胁下，疼痛不可忍。

大黄一两，酒浸　柴胡五钱　栝楼根　穿山甲炮　当归各三钱　红花　甘草各二钱　桃仁汤泡去皮尖，研如泥，五十个

上除桃仁为㕮咀。每服一两重，水二盏半，酒半盏，同煎至七分，下桃仁泥，再煎一两沸，去滓，大温服，食前，以利为度。利后痛不尽者，当服乳香神应散。

《黄帝针经》云：有所坠堕，恶血留内。若有所大怒，气上而不下，损于胁下则伤肝。肝胆之经，俱行于胁下，经属厥阴少阳，以柴胡为引，用为君，以当归和血脉。又急者痛也，甘草缓其急，亦能生新血。甘生血，阳生阴长故也，为臣。穿山甲、栝楼根、桃仁、红花破血润血为佐，大黄酒制以荡涤败血为使。气味相合，使气血各有所归，痛自去矣。

圣灵丹 治一切打仆伤损，及伤折疼痛不可忍。

乳香五钱　乌梅去核，五枚　莴苣子一大盏，炒黄色，二两八钱　白米一捻

上为末，炼蜜丸如弹子大。每服一丸，细嚼热酒送下。吃一服，

---

① 痛胀：《素问·缪刺论》作“满胀”。

不痛勿服，如痛再服。

神效接骨丹 治打仆损伤，伤筋折骨，及寒湿脚气腿疼，或一切恶疮疼痛不止，皆可服之。

乳香 没药 白胶香 密陀僧各四两，各另研 红豆 香白芷 大豆 贯芎 赤芍药 自然铜火煅，醋淬如银为度 菰子仁 当归洗三次，焙 水蛭各四两

上先以自然铜，火烧红，醋淬烧如银为度，用四两入前十二味药，各等分，同为末，以黄蜡为丸如弹子大。每服一丸，以黄米酒一盏煎开，和滓温服。年少者只一服，年老者加添服。病在上食后，在下食前。此药内去自然铜、水蛭、菰子，加桂花、川楝子、茴香为细末，酒面丸如桐子大。每服十五丸，酸石榴汤送下，食前，日进二服。治小肠气如神，一切脐腹疼痛，并皆治之。此药男子妇人老幼皆可服，神效不可具悉。

乳香散 治杖疮大有神效。

乳香 没药各三钱 茴香四钱 当归五钱 自然铜火烧，醋淬七次，五钱

上细末。每服五钱，温酒调下立效。

五黄散 治杖疮定痛。

黄丹 黄连 黄芩 黄柏 大黄 乳香各等分

上为细末，新汲水调成膏。用绯绢帛子摊在上，贴于疮上。

紫金丹 治打仆损伤，及伤折疼痛不可忍。

川乌炮 草乌炮，各一两 五灵脂 木鳖子去壳 黑牵牛生 骨碎补 威灵仙 金毛狗脊 自然铜醋淬七次 防风 禹余粮醋淬七次 地龙去土 乌药 青皮去白 茴香炒，各五钱 乳香 没药 红娘子 麝香各二钱半 陈皮去白，五钱

上为末，醋糊丸如桐子大。每服十丸至二十丸，温酒送下。病在上食后，在下食前。

乳香神应散 治从高坠下，疼痛不可忍及腹中疼痛。

独科栗子 雄黑豆 桑白皮 乳香 没药各一两 破故纸炒，二两

上为末。每服五钱，醋一盏于砂石器内煎至六分，入麝香少许温服。

花蕊石散　治一切金伤仆损，急以此药糁伤处。如内损，血入肠胃，煎童便入酒调下二钱，服之立效。

石硫黄四两　花蕊石一两

上二味为粗末，拌匀。先以纸筋和胶泥固济瓦罐子一个，内可容药。候泥干入药在内，泥封口了焙，笼内焙干，令透热，便安在四方砖上。用炭一秤，笼叠周匝，自巳午时从下生火，令渐渐上彻，有坠下火，旋夹火上。直至经宿火冷炭消尽，又放经宿，罐冷定取出细研，瓷盒内盛。依前法使用。

涌铁膏　取箭头一切针刺入肉，尽皆治之。

粪鼠头一个　蝼蛄虫十九个　土消虫十个　芫青　马肉中蛆焙　酱内蛆焙　蜣螂　巴豆　信蛄　硇砂　夏枯草　磁石　黄丹　苏木　地骨皮各一两　石脑油三两　蒿柴灰汁三升

上将灰汁、石脑油，以文武火熬成膏。次下诸药，令匀，瓷器内收贮。临用时看疮大小点药，良久箭头自然涌出。

万圣神应丹　出箭头、鱼骨、针、麦芒等，远近皆治之。随陕西行省出军，曾用。

莨菪科今天仙子苗是也

上于端午前一日，持不语寻上项科，取酌中一科，要根枝叶实全，道：先生你在这里耶！道罢，用柴灰自东南为头围了，用木篦撅取子根下土。次日端午，日未出，依前不语，用䦆只一下，取出，用净水洗了，不令鸡犬妇人见。于净室中石臼中捣如泥，丸如弹子大，黄丹为衣，纸袋内封了，悬高处阴干。如有著箭，其箭头不能出者，以绯绢袋盛一丸，放在脐下，用绵裹肚系了，先用象牙末于箭疮上贴了，后用此药。若箭疮口生合，用刀子微刮开，以象牙末贴之。

神圣膏　取针因误入皮肤。

车脂不以多少

上成膏子者好。摊纸上如钱大，贴之，二日一换，三五次针自出，大有神效。

乌翎散 取针铁误入皮肤。

乌翎三五枚，火炙焦

上为末，好醋调成膏，涂疮上，纸盖一两次，其针自出，神效。

黄石膏 治金疮深者，若以药速合则溃，宜用。

黄丹 滑石等分

上研细敷之。

又方

降真香一味更好。

刀箭药方

石灰四两 乌鱼骨一两

上五月五日平旦，本人不语，采地上青蓟、莴苣菜各一握，同前药捣。于日未出时，抟作饼子，晒干。用时旋刮削敷之，早用并不作脓。

【点评】本篇记载了治疗打仆损伤、从高坠下的大量治疗方药。同时引《灵枢》说明其配方原理，引《素问》说明其治疗原则。

疣瘤疥癣皴揭附

癸丑岁承应，冬住于瓜忽都，有太医大使颜飞卿传四方，用之尝效，故录之。

井金散 枯瘤疬大有神效。

土黄三钱 硇砂 雄黄各二钱，另研 粉霜 轻粉各一钱 乳香 没药各半钱

上为末，假令瘤如胡桃大，用药末少许半钱，用唾调如稀面糊

得所，摊于瘤顶上，如小钱大，唾湿纸花两重，盖之。后用黄龙膏盖之，间日一度上药。次添药彻的周迴，大如韭叶。如此上之，无复[1]渐渐拆之，后根摇自然有裂璺，随后自然下来。

黄龙膏 凉肌退肿。

黄柏 黄芩 大黄各等分

上为末。唾调，摊在纸上。

生肌青龙膏

诃子皮 龙骨 高茶等分

上为末。干糁上。

做土黄法

砒黄研，二两 木鳖子去壳 巴豆不去油，各半两 硇砂研，二钱

上件砒黄一处为末，后用木鳖子同石脑油，和成一块，油纸裹，埋于坑内四十九日，取出，收于瓷器内盛，劈作小块。

灸瘤子法 治果报面生疣瘤。

上用艾丸灸十壮，即用醋磨雄黄涂纸上，剪如螺蛳靥大，贴灸处，用膏药重贴，二日一易。候痒挤出脓如绿豆粉，即愈。

枯瘤膏

草乌半斤 川乌四两 干桑耳 桑朽木各三两 细白石灰三碗，陈者 桑柴灰二碗

上朽木等四味，烧令存性，同二灰研匀，用水一桶，淋汁如法，熬成膏用之。

宝金散 偏医瘿气，无不瘥，神效。

猪羊靥十对，暖水洗去脂膜后，晒干，杵为细末 海藻 海带各二两 琥珀研 麝香研 木香 丁香各二钱半 真珠半两，研

上为末，入研药合匀，再研极细，重罗。每服一钱，热酒一盏调下。夜卧服，垂头卧。若是在室男女，不十服必效。如男子妇人患，一月见效。妇人有胎不可服，切宜忌之。

---

① 复：明德堂本作“度”。

海带丸 治瘿气久不消。

海带 贝母 青皮 陈皮

上件各等分为末，炼蜜丸如弹子大。食后噙化一丸，大效。

海藻溃坚丸 治瘿气大盛，久不消散。

海藻 海带 昆布各一两 广茂 青盐各半两

上为末，炼蜜丸如指尖大。每服一丸，噙化，食后。

何首乌散 治脾肺风毒攻冲，遍身疥癣痒痛，或生瘾疹，搔之成疮，肩背拘急，肌肉顽痹，手足皲裂，风气上攻，面头生疮，及治紫白癜顽麻等风。

荆芥穗 蔓荆子 威灵仙 何首乌 甘草炙 防风各一两

上用蚵[①]蚾草干一两，同为末。每服一钱，食后温酒调下，沸汤亦得。

蔄茹散 治疥经年不瘥。

水银一钱 好茶二钱 蔄茹三钱 轻粉少许

上为细末。每用不以多少，油调搽之。

苦参散 治遍身疮疥瘙痒，经年不瘥。

蔓荆子 何首乌 荆芥穗 威灵仙 苦参各等分

上为末。每用二钱，食前茶酒调下，日三服。忌发风物。甚妙。

硫黄散 治疥。

硫黄 川椒 石膏 白矾各等分

上为末。以生油调搽，神验。

狗脊膏 治疥。

硫黄半两 雄黄半两 信一钱 川乌 黑狗脊 白矾各半两 巴豆二个

上为末。先以油熬，次下黄蜡调匀。搽之效。

柏脂膏 治干湿癣。

柏油一斤 黄蜡半斤 杏仁四十五个，剉 朴硝一抄

上于铁器内，熬老生葱三根，一顺搅五七沸，滤过，成膏。搽疮元

① 蚵：原作“呵”，据明德堂本改。

颜和卿传。

祛湿散 治干湿癣。

蚕沙四两 薄荷半两

上为末。生油调搽之，湿者干糁之。

苦参丸 治肺毒邪热，头面生疮，生疥癣，并宜服之。

苦参不以多少

上为末，粟米饭丸如桐子大。每服五十丸，空心米饮汤送下。

玉粉散 治热汗浸渍成疮，肿痒焮痛。

粟米粉二两 寒水石煅 定粉各一两 白石脂 白龙骨 石膏各半两 滑石八两 蛤粉九两半

上为末，再研极细。每用药干搽汗处。

七宝散 治热汗浸渍成疮，痒痛不已。

黄芪 当归 防风 木通 荆芥穗 地骨皮各三两

上为粗末，入白矾生末一两匀。每用一两，水三碗，煎五六沸，去滓，热洗拭干，避风少时。

先师东垣老人，路次方城北独树店客舍，有推江轴者，皮肤皲裂，不任其痛，两手不能执辕，足不能履地，停辙止宿，因制此与之。即效，明日遂行。

润肌膏 治手足皲涩，皮肤裂开，疼痛不能迎风入手。屡用屡效，故录于此。

珠子沥青四两 白黄蜡八钱 乳香二钱

上于铁铛内，先下沥青，随手下黄蜡、乳香，次入麻油一二匙。俟沥青熔开，微微熬动，放大净水盆于其旁以搅药。用铁锌滴一二点于水中，试之如硬，少入油，看硬软合宜，新绵滤于水中揉扯，以白为度。瓷器内盛，或油纸裹。每用，先火上炙裂口子热，捻合药亦火上炙软，涂裂口上，用纸少许贴之，自然合矣。

【点评】“疣瘤疥癣皴揭附”篇罗氏记录了枯瘤、消瘿、治疥疮瘾疹、治干湿癣、润肌的诸多效验方。其中有内服药，也有外用药。

烦　躁　门

发汗吐下后，虚烦不得眠，若剧者必反覆颠倒，心中懊侬，栀子豉汤主之。若汗若下之后而烦热者、胸中窒者，亦以栀子豉汤。仲景云：病人旧微溏者，不可与之。

栀子豉汤

肥栀子四两[①]，碎　豆豉半合

上水二盏，先煎栀子至一盏，下豉同煎七分，服。如吐，止后服。一云，快利，止后服。

朱砂安神丸　治心神烦乱，怔忡不安，兀兀欲吐，胸中气乱而有热。若懊侬之状，皆膈上血中伏火，蒸蒸而不安，宜从权衡法。以镇阴火之浮行，以养上焦之元气。

朱砂一钱，另研，水飞，阴干　黄连去须净，一钱二分　生地黄三分　当归去芦　甘草炙，各半钱

上为末，酒浸蒸饼，丸如黍米大，朱砂为衣。每服十五丸，津唾送下，食后，此缓治之理也。

《内经》曰：热淫所胜，治以甘寒，以苦泻之。以黄连之苦寒去心烦，除湿热而为君。甘草、生地黄之甘寒，泻火补气，滋生阴血以为臣。当归补血不足，朱砂纳浮溜之火而安神明也。

八物定志丸　平补心气，安神镇惊，除膈热痰实。

远志去心　菖蒲　麦门冬　茯神　白茯苓去心，各一两　白术半两　人参一两半　牛黄二钱，另研

上为末，入牛黄匀，炼蜜丸如桐子大，朱砂为衣。每服二三十

① 四两：疑剂量有误。《伤寒论》作“十四个”。

丸，熟水送下，无时。

胸膈痞[1]

人参利膈丸 治胸中不利，痰嗽喘满，利脾胃壅滞，调大便秘利，推陈致新，消饮进食。

藿香一钱半　当归三钱　木香　槟榔各二钱半　人参三钱　甘草炙，五钱　厚朴姜制，二两　枳实五钱　大黄酒浸，焙，一两

上为末，滴水丸如桐子大。每服三十丸，食后温汤送下。此治膈气之圣药也。一方，汤浸蒸饼丸亦可。

桔梗枳壳汤 治伤寒痞气，胸膈欲绝。

枳壳去穰，麸炒　桔梗各等分

上㕮咀。每服一两，水二盏，煎至一盏，去滓，温服，食后。

赤茯苓汤 治伤寒呕哕，心下满，胸膈宿有水气，头眩心悸。

人参去芦　赤茯苓去皮　陈皮去白，各一两　白术　川芎　半夏汤泡七次，各半两

上为粗末。每服四钱，水一盏半，生姜五片，煎至一盏，去滓，温服，不拘时。

通气汤 主胸膈气逆。

桂去皮，三钱　生姜六钱　吴茱萸炒，四钱　半夏汤泡，八钱　大枣四个

上㕮咀。用水一升，煎取四合，分作三服，放温服之，对病增损。

膈气噎[2]

桂香散 治膈气反胃，诸药难效，朝食暮吐，暮食朝吐，甚者食已辄出，其效如神。

水银　黑锡各三钱　硫黄五钱

---

① 胸膈痞：明德堂本作“胸膈痞门”。
② 膈气噎：明德堂本作“膈气噎门”。

上三味，铫内用柳木捶研，煞微火上，细研为灰，取出后入丁香末二钱、桂末二钱、生姜末三钱，一处研匀。每服三钱，黄米粥饮调下，一服取效，病甚者再服。

丁香附子散 治膈气吐食。

丁香半两 槟榔一个，重三钱 黑附一个，重半两，炮，去皮脐 舶上硫黄去石，研 胡椒各二钱

上先将四味为末，入硫黄和匀。每服二钱，用附子[1]一个去毛翅足肠肚，填药在内，湿纸五七重裹定，慢火烧热取出嚼。食后，用温酒送下，日三服。如不食荤酒，粟米饮下，不计时。

汉防己散 治五噎。

官桂去皮 陈皮各一两，去白 汉防己五钱 杏仁汤浸去皮尖，一两 紫苏 羚羊角镑 细辛各七钱半

上七味为粗末。每服三钱，水一盏，生姜三片，煎七分，去滓，温服。忌酸味生冷滑物，一日两服。

红豆丸 治诸呕逆膈气，反胃吐食。

胡椒 缩砂 拣丁香 红豆各二十一粒

上为末，姜汁丸如皂角子大。每服一丸，枣一个去核，填药，面裹煨熟，细嚼，白汤下，空心，日三服。

心下痞[2]

大黄黄连泻心汤 治心下痞，按之濡，其脉关上浮者。又伤寒大下后，复发汗，心下痞恶寒者，表未解也，不可攻痞，当先用桂枝汤解表，表解乃可用此汤攻痞。

大黄二两 黄连 黄芩各一两。伊尹《汤液论》云，大黄黄连黄芩汤三味。今监本无黄芩，脱落之也。

上㕮咀。以煎沸汤二大盏，热渍之，一时久，绞去滓暖动，分作

① 附子：明德堂本、日抄本皆作“飞硫磺”，疑误。

② 心下痞：明德堂本作“心下痞门”。

二服。

大消痞丸 治一切心下痞闷及积年久不愈者。

半夏汤泡七次，四钱 干生姜 神曲炒黄 砂仁 甘草炙，各一钱 猪苓一钱半 人参 橘皮各二钱 厚朴制，三钱 枳实麸炒，五钱 黄连去须 黄芩去焦，各五钱 白术 姜黄各一两

一方加泽泻三钱

上为末，水浸蒸饼丸如桐子大。每服五七十丸至百丸，白汤送下，食后。

枳实理中丸 治中脘痞滞，气不宣通，积寒停饮，食入不化。

人参去芦 干姜炮 枳实麸炒 甘草炙 白术各等分

上为细末，炼蜜丸如弹子大。每服一丸细嚼，白汤送下，汤化亦得，不拘时。

三脘痞气丸 治三焦痞滞，气不升降，水饮停积，不得流行，胁下虚满，或时刺痛，宜服。

沉香 大腹子 槟榔 缩砂各半两 青皮去白 陈皮去白 木香 白豆蔻 三棱炮，各一两 半夏汤泡七次，二两

上为末，神曲糊丸如桐子大。每服三十丸，温水送下，陈皮汤亦得，食后。

枳实消痞丸 治右关脉浮紧，心下虚痞，恶食懒倦，开胃进食。

干生姜一钱 人参 白茯苓 甘草炙 白术 麦糵曲各二钱 半夏曲三钱 厚朴制，四钱 枳实麸炒 黄连各五钱

上为末，汤浸蒸饼，丸如桐子大。每服三十丸，温水送下，无时，量虚实加减。

【点评】以上三篇记载了胸、膈、心下的满闷、痞闷、噎膈等病证的治疗方药。大多为前世之方。

药戒

客有病痞者，积于其中，伏而不得下，自外至者捍而不得纳，从医而问之，曰：非下之不可。归而饮其药，既饮而暴下，不终日而向之伏者散而无余，向之捍者柔而不支，焦膈导达，呼吸开利，快然若未始有疾者。不数日痞复作，投以故药，其快然也亦如初。自是不逾月，而痞五作而五下，每下辄愈，然客之气，一语而三引，体不劳而汗，股不步而栗，肤革无所耗于前，而其中柔[①]然莫知其所来。嗟夫！心痞非下不可已，予从而下之，术未爽也，茶然独何如？闻楚之南有良医焉，往而问之，医叹曰：子无怪是茶然者也，凡子之术固而是茶[②]然也。坐，吾语汝：且天下之理，有甚快于吾心者，其末必有伤。求无伤于终者，则初无望其快于吾心。夫阴伏而阳蓄，气与血不运而为痞，横乎子之胸中者，其累大矣。击而去之，不须臾而除甚大之累，和平之物，不能为也，必将击搏震挠而后可。夫人之和气，冲然而甚微，泊乎其易危，击搏震挠之功未成，而子之和盖已病矣。由是观之，则子之痞凡一快者，子之和一伤矣。不终月而快者五，子之和平之气，不既索乎。故体不劳而汗，股不步而栗，茶然如不可终日也。且将去子之痞而无害于和也。子归宴居三月，而后与之药可为也。客归三月，斋戒而复请之。医曰：子之气少复矣。取药而授之曰：服之，三月而疾少平，又三月而少康，终年而复常，且饮药不得亟进。客归而行其说。然其初使人憒莫困反然而迟之，盖三投药而三反之也。然日不见其所攻之效，久较则月异而时不同，盖终岁而疾平。客谒医，再拜而谢之，坐而问其故。医曰：是医国之说也。岂特医之于疾哉？子独不见秦之治民乎？悍下罕反，性急悍也而不听分[③]，堕而

① 柔：明德堂本作“茶”。
② 茶（nié）：疲惫貌。
③ 分：疑为“令”字之误。

不勤事，放而不畏法。令之不听，治之不变，则秦之民尝痞矣。商君见其痞也，厉以刑法，威而斩伐，悍厉猛鸷脂利反不贷毫发，痛铲楚恨反而力锄之。于是乎秦之政如建纪偃反瓴户经反，流通四达，无敢或拒，而秦之痞尝一快矣。自孝公以至二世也，凡几痞而几快矣，顽者已圮部鄙反，段也，强者已柔，而秦之民无欢心矣《史记·商公传》：孝公用卫鞅欲变法。孝公曰：善，猝定变法之令，令民为什五而相守，司连坐。不告奸者腰斩，告奸者与斩敌首同赏，匿奸者与降敌同罚。故猛政一快者，欢心一亡，积快而不已，而秦之四支枵然，徒具其物而已，民心日离而君孤立于上，故匹夫大呼，不终日而百疾皆起。秦欲运其手足肩膂，而漠然不我应，故秦之已[①]者，是好为快者之过也。昔者先王之民，其初亦尝痞矣。先王岂不知砉[②]然击去之以为速也？惟其有伤于终也，故不敢求快于吾心，优柔而抚存之，教以仁义，导以礼乐，阴解其乱而除去其滞。旁视而懑然有之矣，然月计之，岁察之，前岁之俗，非今岁之俗也，不击不搏，无所忤逆，是以日去其戾气而不撄其欢心。于是政成教达，安乐久而无后患矣。是以三代之治，皆更数圣人，历数百年，而后俗成。则予之药终年而愈疾，盖无足怪也。故曰天下之理，有快于吾心者，其末也必有伤。求无伤于其终，则初无望其快吾心。虽然，岂独于治天下哉？客再拜而记其说。

【点评】“药戒”篇解释了治痞不能用猛药图一时之痛快，反复攻下求速效的原因，告诫医者治痞当缓图。

心胃痛及腹中痛

草豆蔻丸　治因饥饱劳役，脾胃虚弱，而心火乘之，不能滋荣心肺，上焦元气衰败，因遇冬冷，肾与膀胱之寒水大旺。子能令母实，助肺金大旺相辅，而来克心乘脾，故胃脘当心而痛，此大复其

① 已：明德堂本作“亡”。
② 砉（huā 花）：形容迅速动作的声音。

仇。故经云：大乘必大复，理之常也。故皮毛血脉分肉之间，元气已绝于外，又以大寒大燥二气，并而乘之。其人苦恶风寒，耳鸣及腰背相引，而鼻内苦息肉不通，不闻香臭，额寒脑痛，目时眩。寒水反乘脾土，痰唾沃沫，饮食反出，腹中常痛，心胃痛，胁下急缩，有时而痛，腹不能伸，大便多泄而不秘。下气不绝，或腹中鸣，胸中气乱，心烦不安，而成霍乱之意。膈咽不通，极则有声，鼻中气短，遇寒滋甚。或居暖处，方过口吸风，寒则复作，四肢厥逆，身体沉重，不能转侧，头不可以顾，小便溲而欠，此脾虚之至极也。

橘皮八分　僵蚕八分　草豆蔻一钱四分，面裹煨熟，去皮　泽泻一钱　青皮六分　吴茱萸八分，洗去苦　半夏一钱　黄芪八分　益智仁八分　人参八分　神曲炒，四分　生甘草六分　姜黄四分　桃仁汤浸去皮尖，六分　当归身六分　柴胡四分，详胁下痛，多少用之　大麦蘖一钱半　甘草炙，六分

上除桃仁另研外，余同为末，入桃仁研匀，汤浸蒸饼，丸如桐子大。每服三十丸，热白汤送下，旋斟酌虚实多少用之。

神保丸　治心膈痛，腹胁痛，肾气痛，痰积痛。

木香　胡椒各二钱五分　干蝎七个　巴豆去心膜油，十个

上为细末，入巴豆霜令匀，汤浸蒸饼为丸麻子大，朱砂为衣。每服三丸，姜汤下。

丁香止痛散　治心气痛不可忍。

良姜五两　茴香炒　甘草炙，各一两半　丁香半两

上为末。每服二钱，沸汤点服，不拘时。

失笑散　定心气痛不可忍，小肠气痛。

蒲黄炒香　五灵脂酒研，洗去砂土，各等分为末

上先用酽醋调二钱，熬成膏，入水一盏，煎七分，食前热服。

二姜丸　治心脾疼，温养脾胃，疗冷食所伤。

干姜炮　良姜

上二味等分，为细末，面糊为丸梧子大。每服二三十丸，食后陈皮汤下。妊妇不宜服。

七气汤 治七气为病，内结积聚，心腹绞痛，时发时止。

人参 官桂 炙甘草各一两 半夏五两

上㕮咀。每服三钱，水一大盏，入姜三片，煎七分，稍热服。

益智散 治冷气奔冲，心胁脐腹胀满绞痛。

川乌四两 益智二两 干姜半两 青皮一两

上㕮咀。每服三钱，水二盏入盐一捻，姜五片，枣二个，同煎至八分，去滓，温服，食前。

茱萸丸 治脾胃虚冷呕逆，醋心腹闷不快，大效。

官桂二两 荜茇 荜澄茄各一两 厚朴姜制 胡椒各一两 黑附子炮去皮脐，半两 干姜炮，一两 吴茱萸拣净，三两，好酒少许，洗焙

上为末，炼蜜丸如桐子大。每服二十丸，食前温米饮送下，日三服。

高良姜汤 治心腹疞痛如刺，两胁支满而闷不可忍。

良姜五钱 厚朴姜制 当归炒 官桂各二钱

上㕮咀。以水一升，煎取四合，强人分作二服，弱人分作三服。一服痛定，止后服，对病增损。

【点评】本篇记载了治疗心胃痛、腹中痛的治疗方药。其中比较特别的是首方草豆蔻丸。该方药味较多，有18味，含理气的草豆蔻、橘皮、青皮，补气的黄芪、人参、生甘草，温中的吴茱萸、益智仁、姜黄，活血的桃仁、当归身，消食的大麦糵、神曲，和胃止呕的半夏，泻肾水的泽泻，疏肝的柴胡，等等。可谓面面俱到。但总体偏温性，所治疾病的症状也比较复杂。

胃脘当心而痛治验

两浙江淮都漕运使崔君长男云卿，年二十有五，体本丰肥，奉养膏粱，时有热证。友人劝食寒凉物，及服寒凉药，于至元庚辰秋，病

疟久不除。医以砒霜等药治之，新汲水送下，禁食热物。疟病不除，反添吐泻，脾胃复伤，中气愈虚，腹痛肠鸣。时复胃脘当心而痛，不任其苦，屡易医药，未尝有效。至冬还家，百般治疗而不瘥。延至四月间，因劳役烦恼过度，前证大作，请予治之，具说其由。诊得脉弦细而微，手足稍冷，面色青黄而不泽，情思不乐，恶人烦冗，饮食减少，微饱则心下痞闷，呕吐酸水，发作疼痛，冷汗时出，气促闷乱不安，须人额相抵而坐，少时易之。予思《内经》云中气不足，溲便为之变，肠为之苦鸣；下气不足，则为痿厥心冤。又曰寒气客于肠胃之间，则猝然而痛，得炅则已。炅者，热也。非甘辛大热之剂，则不能愈，遂制此方。

扶阳助胃汤

干姜炮，一钱半　拣参　草豆蔻仁　甘草炙　官桂　白芍药各一钱　陈皮　白术　吴茱萸各五分　黑附子炮去皮，二钱　益智仁五分，一方一钱

上㕮咀，都作一服。水三盏，生姜三片，枣子两个，煎至一盏，去滓，温服，食前。三服大势皆去，痛减过半。至秋先灸中脘三七壮，以助胃气。次灸气海百余壮，生发元气，滋荣百脉，以还少丹服之，则喜饮食，添肌肉，润皮肤。明年春，灸三里二七壮，乃胃之合穴也，亦助胃气，又引气下行。春以芳香助脾，复以育气汤加白檀香平治之。戒以惩忿窒欲，慎言语，节饮食，一年而平复。

《内经》曰：寒淫于内，治以辛热，佐以苦温。附子、干姜大辛热，温中散寒，故以为君。草豆蔻仁、益智仁，辛甘大热，治客寒犯胃，为佐。脾不足者以甘补之，炙甘草甘温，白术、橘皮苦温，补脾养气。水挟木势，亦来侮土，故作急痛。桂辛热以退寒水，芍药味酸以泻木克土，吴茱萸苦热，泄厥气上逆于胸中，以为使也。

【点评】本案记载了25岁的原本体壮的男性热证、疟病患者因反复误治，胃脘当心而痛，后罗氏用大辛大热之剂——扶阳助胃汤治愈的案例。整个医案记载详细，值得一读。

卷十四　名方类集

腹中积聚

真定路惠民司令张君，传硇砂煎丸、香棱丸、木香硇砂煎丸，三方多效。

硇砂煎丸　消磨积块痃癖，一切凝滞，老人虚人无妨。

黑附子两个，各重五钱半以上，正坐妥者，炮去皮脐，剜作瓮子　木香三钱　破故纸隔纸微炒　荜茇真者，各一两　硇砂三钱

上先将硇砂用水一盏，续续化开，于瓮内熬干为末，安在附子瓮内，却用剜出附子末盖口，用和成白面裹，约半指厚，慢灰火内烧匀黄色，去面。同木香等药为细末，却用元裹附子熟黄面为末，醋调煮糊，丸桐子大。每服十五丸至三十丸，生姜汤送下，此药累有神功。

仙方香棱丸[①]　破痰癖，消癥块，及冷热积。

木香　丁香各五钱　京三棱切，酒浸一宿　青皮去白　枳壳麸炒　川楝子　茴香炒，各一两　广茂一两，切，酒浸一宿，将三棱、广茂用去皮巴豆三十粒同炒，巴豆黄色，去豆不用

上为末，醋糊丸如桐子大，用朱砂为衣。每服二十丸，炒生姜盐汤下，温酒亦得，食后，日进三服。

木香硇砂煎丸　治妇人消痃癖积聚，血块刺痛，脾胃虚寒，宿食不消，久不瘥者。

木香　硇砂　官桂　附子炮　干漆炒，去烟　猪牙皂角　细辛　乳香研　京三棱炮　广茂炮　大黄炒，令为末　没药研　干姜炮　青皮各一两

① 丸：原作“九”，据明德堂本改。

巴豆霜半两

上除研药外，同为末。以好醋一升，化开硇砂，去滓，纳银石器中，慢火熬。次下巴豆霜、大黄末，熬成膏，将前药末膏内和丸如桐子大。每服三五十丸，食后，温酒送下。

温白丸 治心腹积聚，久癥癖块，大如杯碗，黄疸宿食，朝起呕吐，支满上气，时时腹胀，心下坚结，上来抢心，傍攻两胁。十种水病，八种痞塞，翻胃吐逆，饮食噎塞。五种淋疾，九种心痛。积年食不消化，或疟疾连年不瘥。及疗一切诸风，身体顽麻不知痛痒，或半身不遂，或眉发堕落。及疗七十二种风，三十六种遁尸疰忤及癫痫。或妇人诸疾，断续不生，带下淋沥，五邪失心，愁忧思虑，意思不乐，饮食无味，月水不调。及腹中一切诸疾，有似怀孕，连年累月，羸瘦困惫，或歌或哭，如鬼所使，但服此药，无不除愈。

川乌炮去皮，二两半　柴胡去芦　吴茱萸汤泡七次，拣净　桔梗　菖蒲　紫菀去苗叶及土　黄连去须　干姜炮　肉桂去粗皮　茯苓去皮　人参　蜀椒去目及闭口，炒用　厚朴去粗皮，姜汁制　皂荚去皮子，炙　巴豆去皮心膜，出油，炒研，各半两

上为细末，入巴豆匀，炼蜜为丸，如梧桐子大。每服三丸，生姜汤下，食后或临卧服，渐加至五七丸。

鸡爪三棱丸 治五脏痃癖气块，年深者一月取效。

木香　石三棱　京三棱　青皮　陈皮去白　鸡爪三棱各五钱　槟榔　肉豆蔻各一两　硇砂三钱

上九味为末，姜汁打糊丸如桐子大。每服二十丸，姜汤下，空心临卧各一服。忌一切生冷硬黏物。

青盐丸 治一切冷积，作痛无时，宿食不消，及治一切酒食所伤，神效。

青盐　硇砂各一钱　细曲末三钱　盐豉四十个　大椒三十粒　巴豆三十个，去皮心膜，出油

上入拣枣三十个，同末入巴豆和匀，醋糊丸桐子大。每服三十

丸，温姜汤下，积在上，食后。

玄胡丸 解化伤滞，内消饮食。治吐利癥瘕气结，虫烦不安，心腹胀痛，顺三焦，和脾胃。

木香 当归 玄胡索 青皮去白 雄黄飞，另研 广茂炮 槟榔各四两 京三棱炮，六两

上八味为末，入雄黄匀，糊丸如桐子大。每服三十丸，生姜汤下，不拘时。

破积导饮丸 治有积块坚硬，饮食不消，心下痞闷。

槟榔 陈皮去白 广木香 青皮去白 枳壳麸炒 枳实麸炒 广茂炮 半夏泡七次 京三棱炮 神曲炒 麦蘖炒 干生姜 茯苓去皮 甘草炙 泽泻各五钱 牵牛头末二钱，一方六钱 巴豆去心膜，三个，取霜

上为末，入巴豆匀，生姜汁打，糊丸梧桐子大。每服三十丸，温姜汤下，食前。

木香三棱汤 和脾胃，进饮食，消化生冷物。治心腹刺痛，霍乱吐利，胸膈胀闷。

木香 神曲炒，各一两 京三棱炮 甘草炙，各二两 陈皮去白 益智各四两 广茂六两

上为末。每服二钱，入盐一捻，沸汤点服，空心食前。

干柿丸 取虚实积，下膈，甚妙。

朱砂研为衣 没药研 猪牙皂角去皮弦子，为末 干漆碎炒烟尽为末 京三棱炮，为末 青礞石为末 干姜炮，为末 水银沙子各一钱 轻粉二钱 巴豆三十个，去皮膜，醋煮十沸

上件各研匀，软饭和丸如绿豆大，煎柿蒂汤冷下三五丸。加减用。妇人有胎勿用。

神效五食汤丸 取虚实积食，气蛊胀满，积块水气，年深癖癥，并皆治之。

大戟刮去皮 甘遂生，各半两 猪牙皂角去皮子弦，生用 胡椒生，各一两 芫花米醋浸一宿，炒黄，一两 巴豆去心膜，醋煮二十沸，研，半两

上除巴豆外，杵为末，入巴豆再研匀，糊丸如绿豆大。每服五七丸，气实者十丸，夜卧。水一盏，用白米、白面、黑豆、生菜、猪肉各少许，煎至半盏，去滓，用汤温下，药取下病。忌油腻黏滑物，妇人有胎，不可服之。

磨积三棱丸　治远年近日诸般积聚，癖痃气块，或气积酒积诸般所伤，无问男子妇人老幼，并宜服之，常服进饮食。

木香　麦蘖　京三棱炮　广茂　枳壳麸炒　石三棱去皮　杏仁麸炒，各半两　干漆炒烟尽，三钱　鸡爪三棱半两　葛根三钱　官桂二钱半　黑牵牛半两，半生半熟　丁香　槟榔　香附子　青皮去白，各二钱　缩砂三钱　白牵牛半两，半生半熟　陈皮去白，三钱

上为末，醋糊丸如桐子大。每服二十丸，生姜汤下，食后，日二服。病大者四十日消，温水送下亦得。

圣散子　治远年积块，及妇人干血气。

硇砂　川大黄各八钱　麦蘖六两　干漆三两，炒烟尽　萹蓄　茴香炒　槟榔　瞿麦各一两

上为末。每服五钱，临睡温酒调下，仰卧，此药只在心头。至明大便如烂鱼，小便赤为验。取去，药无毒性如君子，有神效。小儿用一钱，十五以上五钱或七钱，空心服之更效。如治妇人干血气，加穿山甲二两，炮。

荆蓬煎丸　破痰癖，消癥块，及冷热积聚，胃膈痞闷，通利三焦，升降阴阳，顺一切气，消化宿食。

木香　青皮去白　川茴香微炒　枳壳麸炒　槟榔各一两　京三棱二两，酒浸，冬三日，夏一日　广茂二两，醋浸，冬三日，夏一日，同三棱以去皮巴豆二十个，银器内同炒，令干黄色为度，去巴豆不用

上七味修事毕，为末，水糊丸如豌豆大。每服三十丸，温生姜汤送下，食后。

醋煮三棱丸　治一切积聚，远年近日，皆治之，如神效。

川芎二两，醋煮微软，切作片子　京三棱四两，醋煮软，竹刀切作片子，晒干

大黄半两，醋纸裹，火煨过，切

上三味为末，水糊丸如桐子大。每服三十丸，温水下，无时。病甚者一月效，小者半月效。

流气丸 治五积六聚，癥瘕块癖留饮。以上之疾，皆系寒气客搏于肠胃之间，久而停留，变成诸疾。此药能消导滞气，通和阴阳，消旧饮。虽年高气弱，亦宜服之。

木香 川茴香焙 红橘皮去白 菖蒲 青皮去白 萝卜子炒 广茂炮 槟榔 补骨脂炒 神曲炒 枳壳麸炒去穰 荜澄茄 缩砂 麦蘖曲各一两，炒 牵牛炒，一两半

上为末，水糊丸如桐子大。每服五七丸，细嚼白豆蔻仁一枚，白汤送下，食后。

广茂溃坚汤 治中满腹胀，内有积块，坚硬如石，令人坐卧不安。

半夏泡七次 黄连各六分 当归梢 厚朴 黄芩各五分 广茂 曲各三分 甘草生，三分 益智仁七分 红花 橘皮去白 升麻各二分 柴胡 泽泻 吴茱萸各三分 青皮二分

上㕮咀，都作一服。水二盏，先浸药少时，煎至一盏，去滓，稍热服，食前。忌酒湿面。如虚渴，加葛根二分。

治积要法

许学士云：大抵治积，或以所恶者攻之，或以所喜者诱之，则易愈。如硇砂、阿魏治肉积，神曲、麦蘖治酒积，水蛭、虻虫治血积，木香、槟榔治气积，牵牛、甘遂治水积，雄黄、腻粉治涎积，礞石、巴豆治食积，各从其类也。若用群队之药分其势，则难取效。须是认得分明是何积聚，兼见何证，然后增减酌量用药，不尔反有所损，要在临时通变也。

养正积自除

真定王君用，年一十九岁，病积，脐左连胁如覆杯，腹胀如鼓，多青络脉，喘不能卧。时值暑雨，加之自利完谷，日晡潮热，夜有盗汗，以危急来求。予往视之，脉得浮数，按之有力，谓病家曰：凡治积非有毒之剂攻之则不可，今脉虚弱如此，岂敢以常法治之？遂投分渗益胃之剂，数服而清便自调。杂以升降阴阳，进食和气，而腹大减，胃气稍平，间以削之，不月余良愈。先师尝曰：洁古老人有云，养正积自除，犹之满坐皆君子，纵有一小人，自无容地而出。今令真气实，胃气强，积自消矣。洁古之言，岂欺我哉？《内经》云：大积大聚，衰其大半而止。满实中有积气，大毒之剂尚不可过，况虚中有积者乎？此亦治积之一端也。邪正虚实，宜精审焉。

【点评】腹中积聚相当于各种原因，如腹部良性或恶性肿瘤等引起的肝脾肿大。罗氏载录了大量治疗这类疾病的方药，大多为丸剂，汤、散剂仅3首。积聚非一日一时而成，故治疗不能速攻，而当以丸剂缓图。另外罗氏还提醒积有肉积、酒积、气积、水积、涎积、食积等不同，用药也有区别，“须是认得分明是何积聚，兼见何证，然后增减酌量用药，不尔反有所损，要在临时通变也”。对于虚中有积者，罗氏特举医案，说明“养正积自除”的道理。

腹中诸虫

乌梅丸　治脏寒蛔虫动作，上入膈中，烦闷呕吐，时发时止，得食即呕，常自吐蛔。有此证候，谓之蛔厥，此药主之。又治久痢。

乌梅三百个　黄柏炙　细辛去苗　肉桂去粗皮　附子炮，去皮脐　人参去芦，各六两　干姜炮，十两　当归去芦，四两　蜀椒去目及闭口者，微炒出汗用，

四两　黄连去须，十六两

上异捣筛，合治之。以酒浸乌梅一宿，去核，蒸之令熟。用米饭熟捣成泥，和药令相得，纳臼中，与炼蜜杵二千下，丸如梧桐子大。每服十五丸，温米饮下，食前服。

化虫丸

鹤虱去土　槟榔　苦楝根去浮皮　胡粉炒，各一两　白矾枯，二钱半

上为末，水糊丸如麻子大。小儿疾病，多有诸虫，或因脏腑虚弱而动，或因食甘肥而动，其动即腹中疼痛发作。积聚往来上下，痛有休止，亦攻心，痛则哭不休，合眼仰身扑手，心神闷乱，呕哕涎沫，或吐清水，四肢羸困，面色青黄，饮食虽进，不生肌肉，或寒或热，沉沉默默，不的知病之处，其虫不疗。则子母相生，无有休止，长一尺则能害人。一岁儿服五丸，温浆水入生油一两点，打匀下之，温米饮亦得，不拘时候。其虫细小者皆化为水，大者自下。

补金散　治诸般虫。

鹤虱生　雷丸　定粉　锡灰各等分

上为末。每服三钱，空心食前，少油调下。又用猪肉一两，烧熟，糁药在上，细嚼亦得。每服药时，用鸡翎、甘遂末一钱，与前药一处服之，其虫自下矣。

雷金散　治诸虫。

雷丸末，八分　郁金末，七分　黑牵牛末，一钱半

上三件末，和匀。以生油调下三两匙，饭压之。

化虫散　取寸白虫。

黄丹半两，炒　锡灰一两，罗　定粉二两

上同研极细末。每服一钱。先烧猪肉五片，吃了后，以生油一口许调药服，至晚取下，妇人有胎不可服。李副统女子菊花年十三，一服取虫一抄，终身不发。

【点评】“腹中诸虫”篇共5首治疗方药，首方乌梅丸是治疗

蛔厥的专方，其他4首均为杀虫方，多含有毒性药，实际是对病治疗的方剂。

诸湿肿满

沉香海金沙丸 治一切聚积，散脾湿肿胀，肚大，青筋，羸瘦恶证。

沉香二钱 海金沙 轻粉各一钱 牵牛头末一两

上为末，研独头蒜如泥，丸如桐子大。每服五十丸，煎灯草汤送下。量虚实加减丸数，取利为验，大便利止后服。

海金沙散 治脾湿太过，遍身肿满不得卧，及腹胀如鼓。

牵牛半生半熟 白术各一两 甘遂半两 海金沙三钱

上为末。每服二钱，煎倒流水一盏调下，食前。待宣利，止后服。以上二方，系太医刘仲安传，用之累累获效，如神尤速，故录于此。

续随子丸 治通身肿满，喘闷不快。

人参 木香 汉防己 赤茯苓面蒸 大槟榔 海金沙各五钱，另研 续随子一两 葶苈四两，炒

上为末，枣肉丸如桐子大。每服二十丸至三十丸，煎桑白皮汤送下，食前。

圣灵丹 治脾肺有湿，喘满肿盛，小便赤涩。

人参去芦 木香 汉防己 茯苓寒食面煨 槟榔 木通各二钱，炒 苦葶苈半两，炒

上七味为末，枣肉和丸桐子大。每服三十丸，煎桑白皮汤送下，食前。

赤茯苓丸 治脾湿太过，四肢肿满，腹胀喘逆，气不宣通，小便赤涩。

木香半两 赤茯苓二两，一方一两 防己二两 苦葶苈四两，炒

上为末，枣肉丸如桐子大。每服三十丸，煎桑白皮汤送下，

食前。

人参葶苈丸 治一切水肿及喘满不可当者。

人参一两，去芦 苦葶苈四两，炒

上为末，枣肉丸如桐子大。每服三十丸，煎桑白皮汤送下，食前。

海藻散 治男子妇人通身虚肿，喘满闷不快。

海藻 大戟 锦纹大黄 续随子去壳，各一两

上剉碎，用好酒二盏，净碗内浸一宿，取出晒干后用。

白牵牛头末一两，生用 桂府滑石半两 甘遂麸炒黄，一两 肉豆蔻一个 青皮去白 陈皮去白，各半两

上共前药一处为细末。大人每服二钱，气实者三钱，平明冷茶清调下。至辰时取下水三二行，肿减五七分。隔二三日平明又一服，肿消。忌盐鱼肉百日。小儿肿，服一钱，五岁以下者半钱，妇人有孕不可服。

白丸子 治通身肿，及脾腹胀满，喘闷不快，小便赤涩，神效。

轻粉半钱 桂府滑石研炒 粉霜研细炒，各四钱 硇砂研炒 白丁香杵如米，炒，真者 寒水石火烧研细，各三钱

上先将轻粉、滑石二味研匀，用油纸裹了。却更和白面作饼，再裹合药，用桑柴火烧，以熟为度。取出，与前四味一处研匀，水浸，蒸饼搦干为丸，如绿豆大。第一日每服二丸，煎生姜汤送下，食前，一日三服。第二日三丸三服，第三日四丸一服，第四日五丸亦三服。如觉小便多时，肿渐减，便休服白丸子。如小便未多，更服一日，至两服加作六丸做一服，一日亦三服，肿消为效。如服药至第三日，觉牙缝内痒痛，口气恶，便用漱口药。

黄连去须 贯众各等分

上为散。每用一钱，水一盏，煎至七分，入龙脑少许搅匀，温漱之。每日煎一钱漱口，如肿消，忌盐鱼肉、冷硬果食，只吃粥百日，永瘥。如脏腑秘涩气实人，先服治肿海藻散，此药亲用，救人甚多，

神效。

除湿丹 治诸湿肿客搏，腰膝重痛，足胫浮肿。

乳香研 没药研，各一两 牵牛头末半两 槟榔 威灵仙 赤芍药 泽泻 葶苈 甘遂各二两 大戟炒，三两 陈皮去白，四两

上为末，糊丸如桐子大。每服五十丸至七八十丸，温水送下，食前，得更衣，止后服。如服药，前后忌酒二日、湿面两三日，食后，温淡粥补胃尤佳。

三花神佑丸 治中满腹胀，喘嗽淋秘，一切水湿肿满，湿热肠垢沉积，变生疾病，久病不已，黄瘦困倦，血气壅滞不宣通，或风热燥郁，肢体麻痹，走注疼痛，风痰咳嗽，头目旋运，疟气不已，癥瘕积聚，坚满痞闷，酒积食积，一切痰饮呕逆，湿热腹满实痛，并宜服之。

轻粉一钱 大黄一两，为末 牵牛二两 芫花醋拌炒 甘遂 大戟各半两

上为末，滴水丸如小豆大。初服五丸，每服加五丸，温水送下，无时，日三服。加至快利后，却常服，病去为度。

十枣汤 治太阳中风下痢，呕逆短气，不恶寒，漐漐汗出，发作有时。头痛，心下痞硬，引胁下痛，兼下水肿腹胀，并酒食积肠垢积滞，痃癖坚积，蓄热暴痛，疟气久不已。或表之正气与邪热，并甚于里，热极似阴，反寒战。表气入里，阳气极深，脉微而绝，并风热烦甚，结于下焦，大小便不通，实热腰痛。

甘遂 芫花慢火炒紫色，仲景与俗异，炒作熬，下凡言熬者同炒 大戟各等分

上为末。水一大盏，枣十枚切开，煮取汁半盏，调半钱，人实更加一钱，量虚实加减。

葶苈木香丸 治水气通身虚肿。

人参 汉防己各一两 苦葶苈炒，四两 木香 槟榔 木通 白茯苓去皮面裹煨，各一两

上为末，枣肉和丸如桐子大。每服三十丸，温水送下，食前。

木香通气丸 导滞宽膈，塌肿进食。

南木香 茴香各一两，炒 槟榔二两 海金沙 破故纸炒 陈皮去白，各四两 牵牛半斤，半生半熟

上为末，清醋为丸如桐子大。每服三十丸，熟水送下，食后。

神秘汤 治病人不得卧，卧则喘，水气逆行，上乘于肺，肺得水而浮，使气不通流，脉沉大。

白茯苓去皮 木香各半两 桑白皮 紫苏叶 橘皮炒 人参各七钱

上㕮咀。水三升，入生姜七钱，煎至一升半，去滓，分作五服，食后。

消痞丸 治积湿热毒，甚者身体面目黄肿，心胁腹满，呕吐不能饮食，痿弱难以运动，咽嗌不利，肢体焦，眩悸膈热，坐卧不宁，心火有余而妄行，上为咳血、衄血，下为大小便血、肠风、痔漏，三焦壅滞泌塞，热中消渴，传化失常，小儿疳积热。

木香 官桂各一分 青黛 牵牛 黄连 黄芩各一两 大黄 黄柏 葛根 栀子 薄荷 藿香 茴香炒 厚朴各半两

上为末，滴水丸如桐子大。每服二十丸，温水送下，食前。

无碍丸 治脾病横流，四肢肿满。

木香半两 蓬莪茂炮 京三棱炮 槟榔生 郁李仁汤泡去皮，各一两 大腹皮二两

上六味为末，炒麦糵杵为粉，煮糊丸如桐子大。每服二十丸，生姜汤送下，无时。

香苏散 治水气虚肿，小便赤涩。

陈皮去白，一两 防己 木通 紫苏叶各半两

上四味为末。每服二钱，水二盏，生姜三片，煎至一盏，去滓，温服，食前。

五皮饮 治他病瘥后，或久痢之后，身体面目四肢浮肿，小便不利，脉虚而大，此由脾肺虚弱，不能运行诸气，诸气不理，散漫于皮肤肌腠之间，故令肿满也。

大腹皮　生姜皮　赤茯苓皮　桑白皮　陈皮各等分

上㕮咀。每服五钱，水一盏，煎至八分，去滓，温服，无时，日二服。此方异于《局方》，载《中藏经》。

牡蛎泽泻散　治脾胃气虚，不能制纳[①]肾水，水溢下焦，腰以下有肿也。《金匮要略》曰：腰以下有肿，当利小便。

牡蛎炒　泽泻　蜀漆洗去腥　葶苈炒　栝楼根　商陆根　海藻以上各等分

上七味异捣，筛为散，更入臼中制之。白饮和服方寸匕，小便利，止后服。

《内经》云：咸味涌泄。牡蛎、泽泻、海藻之咸，以泻水气。湿淫于内，平以苦，佐以酸辛，以苦泻之。蜀漆、葶苈、商陆、瓜蒌之酸辛与苦以导肿，利小便以散水。

胃气为本

至元戊寅五月间，霖淫积雨不止，鲁斋许平仲先生时年五十有八，面目肢体浮肿，大便溏多，腹胀肠鸣，时痛，饮食短少，命予治之，脉得弦细而缓。先生曰：年壮时多曾服牵牛大黄药，面目四肢时有浮肿。今因阴雨，故大发。予曰：营运之气，出自中焦。中焦者，胃也。胃气弱不能布散水谷之气，荣养脏腑经络皮毛，气行而涩为浮肿，大便溏多而腹肿肠鸣，皆湿气胜也。四时五脏，皆以胃气为本。五脏有胃气，则和平而身安。若胃气虚弱，不能运动，滋养五脏，则五脏脉不和平。本脏之气盛者，其脉独见，轻则病甚，过则必死。故经曰：真脏之脉弦，无胃气则死。先生之疾，幸而未至于甚，尚可调补。人知服牵牛、大黄，为一时之快，不知其为终身之害也。遂用平胃散加白术、茯苓、草豆蔻仁，数服而肠胀、溏泻、肠鸣、时痛皆愈，饮食进，止有肢体浮肿，以导滞通经汤主之，良愈。

① 纳：济生拔粹本作“约”。

导滞通经汤 治脾湿有余，及气不宣通，面目手足浮肿。

木香 白术 桑白皮 陈皮各五钱 茯苓去皮，一两

上㕮咀。每服五钱，水二盏，煎至一盏，去滓，温服，空心食前。《内经》曰：湿淫所胜，平以甚热，以苦燥之，以淡泄之。陈皮苦温，理肺气，去气滞，故以为主。桑白皮甘寒，去肺中水气水肿胪[①]胀，利水道，故以为佐。木香苦辛温，除肺中滞气。白术苦甘温，能除湿和中，以苦燥之。白茯苓甘平，能止渴、除湿、利小便，以淡泄之，故以为使也。

【点评】"诸湿肿满"篇所列方药现代主要针对肝硬化、恶性肿瘤引起的腹水、急慢性肾炎，或肾功能衰竭等引起的上下肢、全身水肿。使用频率比较高的药物有牵牛子、葶苈子、续随子、海金沙、大黄、槟榔、木香、人参、茯苓等。其中也不乏十枣汤、葶苈大枣泻肺汤、五皮饮、三花神佑丸等前世名方。"胃气为本"篇以58岁许某面目肢体多年浮肿案说明治疗水肿病不能图一时之快，反复用牵牛、大黄等攻下逐水药，而应用平胃散、导滞通经汤等健胃除湿之剂，"五脏有胃气，则平和而身安"。

黄疸论

寸口脉浮而缓，浮则为风，缓则为痹，痹非中风。四肢苦烦，脾色必黄，瘀热以行。趺阳脉紧而数，数则为热，热则消谷，紧则为寒，食即为满。尺脉浮为伤肾，趺阳脉紧为伤脾。风寒相搏，食谷则眩，谷气不消，胃中苦浊，浊气下流，小便不通，阴被其寒，热流膀胱，身体尽黄，名曰谷疸。额上黑，微汗出，手足中热，薄暮即发，膀胱急，小便自利，名曰女劳疸，腹如水状不治。心下懊侬而热，不能食，时时欲吐，名曰酒疸。阳明病脉迟者，食难用饱，饱则发烦，

① 胪：明德堂本作"满"。

头眩心烦，小便难，此欲作谷疸，虽下之，腹满如故，所以然者，脉迟故也。夫病酒黄疸者，必小便不利，其候心中热，足下热，是其证也。酒黄疸者，或无热，静言了了，腹满欲吐，鼻燥，其脉浮者先吐之，沉弦者先下之。酒疸心中热欲呕者，吐之即愈。酒疸下之，久久为黑疸。目青面黑，心中如啖蒜韭状，大便正黑，皮肤爪之不仁，其脉浮弱，虽黑微黄，故知之。师曰：病黄疸，发热烦喘，胸满口燥者，以病发时火劫其汗，两热所得，然黄皆从湿得之。一身发热，面黄肚热，热则在里，当下之。脉沉，渴欲饮水，小便不利者，皆发黄也。腹胀满，面痿黄，躁不得睡，属黄家。师曰：黄疸之病，当以十八日为期。治之十日以上宜瘥，反剧为难治。又曰：疸而渴者，其疸难治；疸而不渴者，其疸可治。发于阴部，其人必呕；发于阳部，其人振寒发热也。

茵陈蒿汤 治谷疸为病，寒热不食，食即头眩，心胸不安，久久发黄。

茵陈蒿六两 大黄三两 栀子十四个，擘

上三味㕮咀。水一斗二升，煮茵陈，减一半，纳二味，煮至三升，去滓，分温三服，小便利，溺如皂荚色汁，状正赤，一宿腹减，黄从小便去也。

硝石矾石散 治黄家日晡所发热，而反恶寒，此女劳疸也。得之膀胱急，小腹满，一身尽黄，额上黑，足下热，因作黑疸。其腹胀如水状，大便必黑或时溏，此女劳之为病，非水也，腹满者难治。

硝石 矾石烧，各等分

上二味为末。以大麦面粥和，服方寸匕，日三服。病随大小便去，大便正黑，小便黄是其候。

栀子大黄汤 治酒黄疸，心中懊侬，或热痛，宜服此方主之。

栀子十四个，擘 枳实五枚，炙 豆豉一升，绵裹 大黄一两

上㕮咀。以水六升，煮取二升，去滓，分温三服，无时。

茵陈五苓散 治黄疸病，一本茵陈汤及五苓散五苓散，《局方》有。

五苓散五分　茵陈蒿末十分

上和匀。先食饮服方寸匕，日三服。

大黄硝石汤　治黄病腹满，小便不利而赤，自汗出，此表和里实，当下之。

大黄　黄柏　硝石各四两　栀子十四个，擘

上㕮咀。水六升，煮取二升去滓，纳硝石，煮一升，顿服之。

黄连散　治黄疸、大小便秘涩、壅热，累效。

川大黄好醋拌炒　黄连各二两　甘草炙　黄芩各一两

上四味为末。每服二钱，食后温水调下，日三服。

嗃鼻①瓜蒂散　治黄疸遍身如金色，此方累经效。

瓜蒂十四个　母丁香一个　黍米四十九个

上先将瓜蒂为细末，次入二味同碾，罗为末，每于夜卧，令病人先含水一口，两鼻孔纳嗃入半字以下，吐了水便睡。至半夜或明日，取下黄水，旋用熟帛揾了，直候取水定，便服前黄连散。病轻五日见效，重者半月取效。

食劳疳黄

胆矾丸　治男子妇人食劳食气，面黄虚肿，痃癖气块。

胆矾无石者，三钱　黄蜡二两　青州肥枣五十个

上以砂锅或石器内，用头醋三升，先下胆矾，共枣子慢火熬半日，取出枣子去核。次下蜡二两，再慢火熬一二时辰如膏，入好蜡茶二两，同和为丸桐子大。每服二十丸，茶清下，日三服，食后。如久年肠风痔疾，陈米饮下，日三服，一月见效。

枣矾丸　治食劳黄、目黄、身黄者。

皂矾不以多少，砂锅子木炭烧通赤，用米醋内点之赤红

上为末，枣肉丸如桐子大。每服二三十丸，食后，生姜汤下。

五疳丸　治小儿疳瘦面黄，眼涩羞明，好吃泥土，乳食不消化，

① 鼻：济生拔粹本作“药”。

常服退黄化虫。

绿矾成块者，烧通赤取出，一两　密陀僧烧赤取出，一两　夜明砂烧过，二两半

上为末，枣肉丸如麻子大。每服五七丸，温米饮下，量大小加减，日三服，不计时。

茯苓渗湿汤　治黄疸寒热呕吐，渴欲饮冷，身体面目俱黄，小便不利，全不食，不得卧。

茵陈六分　白茯苓五分　木猪苓　泽泻各三分　黄连　黄芩生　栀子　汉防己　白术　苍术　陈皮　青皮各二分

上十二味㕮咀，作一服。水二盏，煎至一盏，去滓，温服，空心食前。

谷疸治验

完颜正卿丙寅二月间，因官事劳役，饮食不节，心火乘脾，脾气虚弱，又以恚怒，气逆伤肝，心下痞满，四肢困倦，身体麻木。次传身目俱黄，微见青色颜黑，心神烦乱，怔忡不安，兀兀欲吐，口生恶味，饮食迟化，时下完谷，小便癃闭而赤黑，辰巳间发热，日暮则止，至四月尤盛。其子以危急求予治之，具说其事。诊其脉浮而缓，《金匮要略》云：寸口脉浮为风，缓为痹，痹非中风，四肢苦烦，脾色必黄，瘀热以行。趺阳脉紧为伤脾，风寒相搏，食谷则眩，谷气不消，胃中苦浊，浊气下流，小便不通，阴被其寒，热流膀胱，身体尽黄，名曰谷疸。宜茯苓栀子茵陈汤主之。

茯苓栀子茵陈汤

茵陈叶一钱　茯苓去皮，五分　栀子仁　苍术去皮炒　白术各三钱　黄芩生，六分　黄连去须　枳实麸炒　猪苓去皮　泽泻　陈皮　汉防己各二分　青皮去白一分

上十三味㕮咀，作一服。用长流水三盏，煎至一盏，去滓，温服，食前。一服减半，二服良愈。

《内经》云：热淫于内，治以咸寒，佐以苦甘。又湿化于火，热反胜之，治以苦寒，以苦泄之，以淡渗之。以栀子、茵陈苦寒，能泻湿热而退其黄，故以为君。《难经》云：并主心下满，以黄连、枳实苦寒，泄心下痞满。肺主气，今热伤其气，故身体麻木，以黄芩苦寒，泻火补气，故以为臣。二术苦甘温，青皮苦辛温，能除胃中湿热，泄其壅滞，养其正气。汉防己苦寒，能去十二经留湿，泽泻咸平，茯苓、猪苓甘平，导膀胱中湿热，利小便而去癃闭也。

【点评】“黄疸论”篇载录了《金匮要略·黄疸病脉证并治》除了猪膏发煎外的全部方剂，另外还有治疗黄疸伴有大小便秘涩的黄连散、用嗃鼻法给药的瓜蒂散。“食劳疸黄”篇记载了治疗严重贫血所致的黄胖病的胆矾丸、枣矾丸等。最后附谷疸治验一则，所用方实为茵陈五苓散合茵陈蒿汤加减化裁，后有罗氏的详细方解。

卷十五　名方类集

诸腰痛筋骨冷疼

木瓜虎骨丸　治风寒湿合而成痹，脚重不仁，疼痛少力，足下隐痛，不能踏地，脚膝筋挛，不能屈伸，及项背拘急，手背无力，耳内蝉鸣，头眩目晕诸证。脚气，行步艰难，并皆服之。

木瓜　骐骥竭研　虎胫骨酒炙　没药研　自然铜醋淬七次　枫香脂　败龟醋炙去阑　骨碎补去毛　甜瓜子　当归切焙　桂以上各一两　乳香研，半两　木香一两　安息香重汤酒煮入药　地龙去土，各二两

上为末，入研药和匀，酒糊丸如桐子大。每服三十丸，温酒送下，煎木瓜汤送下亦得。渐加至五十丸，空心食前。

茖葱丸　治寒湿筋骨冷疼，不能举动。

川乌去皮尖，生　黑牵牛头末　盐豉各三钱　乳香研　没药研，各一钱

上为末，入研药匀。用肥葱一握，洗去土，淡醋一升，不犯铜铁，于文武火熬葱醋一半，漉去滓，慢火再熬成膏，滴水中不散为度。将前药末和丸如桐子大。每服一十丸加至二十丸，温酒送下，大便微利则愈。

活血应痛丸　治风湿为病，血脉凝滞，腰腿重疼，身体麻木，头面虚肿，下注脚膝重痛，行履艰难。

狗脊六两半　苍术十两　香附十二两　陈皮九两　没药一两二钱　威灵仙三两　草乌头二两半

上七味为末，酒糊丸桐子大。每服二三十丸，温酒或熟水任下，不以时。

左经丸　治筋骨诸疾，手足不遂，不能行步运动，但不曾针灸

伤筋脉者，四五丸必效。此药尤能通行荣卫，导经络。专治心肾肝三经，服后小便少淋涩，乃其验也。

木鳖子去壳，别研　白胶香研　五灵脂各三两半　当归去土一两　草乌头生，去皮脐，三两半　斑蝥五个，去头足翅，炒，醋煮熟

上后四味为末，与前二味和匀。用黑豆去皮，生杵粉一斤，醋煮为糊和药，丸如鸡头大。每服一丸，酒磨下。

神应丸　治一切腰痛。

当归　肉桂各十两　威灵仙二十两

上为末，酒煮面糊为丸桐子大。每服十五丸，温酒下。

乌灵丸　久患风虚麻痛，行步艰难，正宜服之。

川乌炮去皮，一两　五灵脂二两

上为末，酒糊丸如桐子大。每服十丸加至五十丸，空心温酒送下，忌一切冷物。

克效饼子　治腰痛及腿膝，累效。

甘遂麸炒黄　荞面各一两　黑牵牛净，四两，半生半熟，取头末二两半

上为末。每服三钱，夜卧滴水和成饼，慢火烧黄色取出，气实者作一服，烂嚼后，煎半生半熟葱白酒送下；气虚人作两服，先吃一多半，至明取动，再嚼一少半，亦用半生半熟葱白酒送下，微取一行。如妇人有胎，不可服之。

独活寄生汤　治肾气虚弱，冷卧湿地，腰背拘蜷，筋骨挛痛，或当风取凉，风邪流入脚膝，为偏枯冷痹，缓弱疼痛。或腰痛牵引脚重，行步艰辛。

独活　寄生　杜仲　牛膝　细辛　秦艽　桂心　茯苓　防风　川芎　人参　甘草各一两半　当归　熟地黄　芍药各一两

上㕮咀。每服三钱，水二盏，生姜五片，煎至一盏，去滓，稍热服，食前。

独活汤　治因劳役得腰痛如折，沉重如山。

羌活　肉桂　大黄酒煨　防风　独活　泽泻各三钱　当归　连翘各

五钱　桃仁五十个　甘草炙，二钱　黄柏酒炙　防己各一两

上㕮咀。每服五钱，水一盏半，酒半盏，煎至一盏，去滓，热服，食前，立愈。

薏苡仁汤　疗病者一身尽痛发热所剧者，此名风湿。此病伤于肝，汗出当风，或久伤取冷所致也。

麻黄六钱，去节　薏苡仁二钱　杏仁六个，麸炒去皮尖　甘草炙，二钱

上㕮咀，作一服。水三盏半，煎至二盏，去滓，分温二服。

防己黄芪汤　疗风湿脉浮身重，汗出恶风。

防己二钱　黄芪二钱半　甘草一钱，炙　白术　生姜各二钱半　大枣一个，擘

上㕮咀，作一服。水二盏，煎至一盏半，去滓，温分作二服。

灸腰痛法

肾俞二穴，在十四椎下两傍各寸半陷中。灸五壮，主腰痛不可俯仰，转侧难，身寒热，食倍多，身羸瘦，面黄黑，目䀮䀮。又主丈夫妇人冷积气劳病。中膂俞二穴，在十一椎下两傍各寸半。灸五壮，主腰痛不可俯仰，夹脊膂痛上下按之应手者，从项后始至此穴，痛皆灸之，立愈也。腰俞一穴，在二十一椎节下间陷中。灸五壮，主腰疼不能久立，腰以下至足冷不仁，起坐难，腰脊痛不能立，急强不得俯，腰重如石，难举动也。张仲文传神仙灸法，疗腰重痛不可转侧，起坐难，及冷痹脚筋挛急，不可转侧屈伸。灸曲瞅两文头，左右脚四处各三壮，每灸一脚，二火齐下，艾炷到肉，初觉疼痛，用二人两边齐吹，至火灭。午时著灸，人定已来，脏腑自动一两行，或转动如雷声，其疾立愈，此法神效，猝不可量也。

【点评】腰痛病因众多，罗氏所列大多为治疗寒性与虚性腰痛的方剂，其中有名方独活寄生汤、防己黄芪汤，还有薏苡仁汤，

即仲景的麻黄杏仁薏苡甘草汤的加减方。另外，罗氏专门介绍了不同腰痛的灸法。

疝气痛及腰痛膝无力及控睾证启玄子云：控，引也；睾，阴丸也

《至真要大论》云：小[1]腹控睾，引腰脊，上冲心，唾出清水，及为哕噫，甚则入心，善悲善忘。《甲乙经》曰：邪在小肠也。小肠病者，小腹痛引腰脊，贯肝肺，其经虚不足，则风冷乘间而入。邪气既入则厥之证，上冲肝肺，客冷散于胸，结于脐，控引睾丸，上而不下，痛而入腹，甚则冲心胸，盖其经络所属所系也。

控引睾丸 治小肠病结，上而不下，痛引心臆。

茴香炒 楝实剉，炒 食茱萸 陈皮 马兰花各一两，醋炒 芫花五钱，醋炒

上为末，醋糊丸如桐子大。每服十丸至二十丸，温酒送下，空心食前。

阴疝足厥阴之脉，环阴器，抵少腹，或痛，肾虚寒水涸竭。泻邪补肝，宜以蒺藜汤主之。

蒺藜汤 治阴疝牵引小腹痛。诸厥疝即阴疝也，喜欲劳痛不可忍也。

蒺藜炒，去尖 附子炮，去皮脐 栀子去皮，各等分

上为末。每服三钱，水一盏半，煎至七分，去滓，温服，食前。

茴香楝实丸 治阴疝痛不可忍，及小肠气痛。

川楝实炒 茴香炒 山茱萸 食茱萸 吴茱萸 青皮去白 马兰花 芫花醋炒 陈皮去白，各等分

上为末，醋糊丸如桐子大。每服三十丸，温酒送下，食前。

丁香楝实丸 治男子七疝，痛不可忍，妇人瘕聚带下，皆任脉所主阴经也，乃肾肝受病，治法同归。

① 小：《素问·至真要大论》作“少”。

当归去芦，剉　附子炮，去皮脐　川楝剉　茴香炒

上四味各一两，以好酒三升同煮，酒尽焙干为细末，每秤药末一两，再入下项药。

丁香　木香各半钱　全蝎十三个　玄胡索五钱

上四味同为末，与前项药末拌和匀，酒糊丸如桐子大。每服三十丸至一百丸，用酒送下，空心食前。凡疝气带下，皆属于风，全蝎治风之圣药，茴香、川楝皆入小肠经，当归、玄胡活血止痛。疝气带下，皆积寒邪入于小肠之间，故用附子佐之，丁香、木香为引导也。

沉香鹿茸丸　大补益脾胃，强壮筋骨，辟除一切恶气，令人内实五脏，外充肌肤，补益阳气，和畅荣卫。

沉香一两，另为末　麝香一两，研　鹿茸一两，先用草火烧去毛为末

上三味同研匀，水糊丸如桐子大。每服三十丸至五十丸，暖酒送下，空心食前。

三白散　治阴囊肿胀，大小便不通。

白牵牛二两　桑白皮　白术　木通去节　陈皮各半两

上为细末。每服二钱，姜汤调下，空心服，未觉再进。

胡芦巴丸　治小肠疝气，偏坠阴肿，小腹有物如卵，上下去来，痛不堪忍，或绞结绕脐攻刺，呕吐闷乱。

胡芦巴一斤，炒　吴茱萸十两，洗炒　川楝子炒，一两　巴戟去心，炒　川乌头炮，去皮，各六两　茴香盐炒，去盐，十两

上为末，酒糊丸桐子大。每服十五丸，空心温酒下。

川苦楝散　治小肠气痛。

木香一两，另为末　茴香一两，盐炒黄，去盐　川楝子一两，剉，用巴豆十个碎，与川楝炒黄，去巴豆

上为末。每服二钱，温酒一盏调下，空心食前。许学士云：大抵此疾因虚得之，不可以虚骤补。经云：邪之所凑，其气必虚。留而不去，其病则实。故必先涤所蓄之热，然后补之，是以诸方多借巴豆气者，盖谓此也。

【点评】上篇方药针对《素问·至真要大论》中提到的"少腹控睾，引腰脊，上冲心，唾出清水，及为哕噫，甚则入心，善悲善忘"这一病症而设。出现频率较高的药物是茴香、川楝子、吴茱萸、木香等。

疝气治验

癸丑岁，奉诏至六盘山，上命治火儿赤纽邻，久病疝气，复因七月间饥饱劳役，过饮湩乳所发。甚如初，面色青黄不泽，脐腹阵痛，搐撮不可忍，腰曲不能伸，热物熨之稍缓，脉得细小而急。予思《难经》云：任之为病，男子内结七疝，皆积寒于小肠之间所致也。非大热之剂，即不能愈，遂制此方。

沉香桂附丸　治中气虚弱，脾胃虚寒，饮食不美，气不调和，退阴助阳，除脏腑积冷，心腹疼痛，胁肋膨胀，腹中雷鸣，面色不泽，手足厥冷，便利无度。又治下焦阳虚，及疗七疝，痛引小腹不可忍，腰屈不能伸，喜热熨稍缓。

沉香　附子炮，去皮脐　川乌炮，去皮脐，切作小块　干姜炮　良姜炒　茴香炒　官桂　吴茱萸各一两，汤浸去苦

上为末，醋糊丸如桐子大。每服五十丸至七八十丸，热米饮汤送下，温酒吞下亦得，空心食前，日二服。忌冷物。

天台乌药散　治小肠疝气，牵引脐腹疼痛。

乌药　木香　茴香炒　良姜炒　青皮去白，各五钱　槟榔剉，两个　川楝十个　巴豆十四个，微打破，同川楝实用麸炒，候麸黑色，去麸巴不用，只用川楝

上为末。每服一钱，温酒调下，痛甚者炒生姜热酒调下亦得。服此二药，旬日良愈。明秋，王征班师，遂远迎拜，精神如故，上大悦，辄录于此。

阴毒伤寒

玉䙅肚

川乌　细辛　良姜　干姜　天仙子　牡蛎粉　肉桂　胡椒各等分

上为末。醋糊调涂脐下，绵衣覆之，又名温内玉抱肚。

回阳丹　治阴毒伤寒，手足厥冷。

川乌炮　牡蛎烧　不灰木烧　良姜炒　白芍药各二钱　麝香少许

上为末。每用一钱，男病女津唾调，涂外肾上；女病男津唾调，涂乳上。

手阳丹　治阴毒伤寒，手足逆冷，指甲青色，体冷，脉沉细而微，神效。

憨葱五枝，捣如泥　陈蜂窝四五个，烧存性为末

上和丸如弹子大。手心内握定，用手帕紧扎定，须臾汗出，以绵被覆盖。如手心热甚，休解开。如服药时，先服升麻汤五钱、出子葱连须三枝、生姜五片，水二大盏，煎至一盏。去滓，温服，以被覆之，汗出而愈。

王海藏已寒丸　治沉寒痼冷，脐腹冷疼，回阳返阴。

附子炮　干姜炮　茴香炒，各一两　良姜七钱　茯苓五钱　桂三钱

上为末，醋糊丸如桐子大。每服三五十丸，温酒送下，食前。

【点评】“阴毒伤寒”篇共4首，其中3首外用方，1首内服方，针对手足逆冷、指甲青色、体冷、脉沉细而微的阴毒伤寒，所用大多为川乌、细辛、干姜、附子、肉桂、胡椒、良姜等大辛大热药。

白淫诸证

《痿论》云：思想无穷，所愿不得，意淫于外，入房太甚，宗筋弛纵，发为筋痿，及为白淫。夫肾脏天一，以悭为事，志意内治，则

精全而涩。若思外淫，于房室太甚，则固有淫泆不守，随溲溺而下也。然本于筋痿者，以宗筋弛纵也。

内补鹿茸丸 治劳伤思想，阴阳气虚，益精，止白淫。

鹿茸酥炙 菟丝酒浸 蒺藜炒 紫菀 白蒺藜 肉苁蓉 官桂 附子炮 阳起石 蛇床酒浸 桑螵蛸 黄芪各等分

上为末，炼蜜丸如桐子大。每服三十丸，温酒送下，食前。

茯菟丸 治小便白浊，及梦泄遗精。

菟丝子五两 白茯苓三两 石莲子二两

上为细末，酒糊丸如桐子大。每服三十丸，空心盐汤下。

金箔丸 治下焦虚，小便白淫，夜多异梦遗泄。

韭子炒 原蚕蛾 破故纸炒 牛膝酒浸 肉苁蓉 山茱萸 龙骨 菟丝子 桑螵蛸各一两

上为末，炼蜜丸如桐子大。每服三十丸，温酒送下，空心食前。

珍珠粉丸 治白淫梦泄遗精，及滑出而不收。

真蛤粉一斤 黄柏一斤，新瓦上炒赤

上为末，滴水丸如桐子大。每服一百丸，空心温酒送下。法曰：阳盛阴虚，故精泄也。黄柏降心火，蛤粉咸而补肾阴。

补真玉露丸 治阳虚阴盛，精脱淫乐胫酸。

白茯苓去皮 白龙骨水飞 韭子酒浸 菟丝酒浸，各等分，火日修合

上为末，醋糊丸如桐子大。每服五十丸，温酒送下，盐汤亦得，空心食前。待少时，以饭羹压之。

王瓜散 治小便自利如泔色，此肾虚也。

王瓜根 桂心各一两 白石脂 菟丝子酒浸 牡蛎盐泥裹，烧赤，候冷去泥，各二两

上为末。每服二钱，大麦煎粥汤调下，一日三服，食前。

府判补药方

菟丝子三钱，酒浸 肉苁蓉三钱，酒浸 牛膝酒浸 巴戟去心，酒浸 没药研，各二钱 麻黄去节，一钱半 穿山甲醋炙 鹿茸酥炙，各二钱 乳香研

麝香研，各一钱　甘草头末，五钱　通草三钱　海马两对，酥炙

上为末，炼蜜丸如桐子大。每服三五十丸，空心温酒送下，盐汤亦得。

【点评】本篇为治疗《素问·痿论》中论及的白淫诸证而设。因此病由劳伤思想、入房太甚等引起，属虚，故多用鹿茸、菟丝子、肉苁蓉、巴戟天、补骨脂、桑螵蛸、石莲子、龙骨等补肾涩精药。

卷十六　名方类集

泄　痢　门

泄痢论

论曰：脏腑泄痢，其证多种。大抵从风湿热论之，是知寒少热多，寒则不能久也。故曰暴泄非阴，久泄非阳。论云：春宜缓形，形缓动则肝木乃荣，反静密则是行秋令。金能制木，风气内藏，夏至则火盛而金去，独火木旺而脾土损矣。轻则飧泄，身热脉洪，谷不能化；重则下痢，脓血稠黏，里急后重。故曰诸泄稠黏，皆属于火。经曰：溲而便脓血，知气行而血止也。宜大黄汤下之，是为重剂；黄芩芍药汤，是为轻剂。是实则泄其子，木能自虚而脾土实矣。故经曰：春伤于风，夏为飧泄。此逆四时之气，人所自为也。有自太阴脾经受湿，而为水泄虚滑，身重微满，不知谷味。假令春宜益黄散补之，夏宜泄之。法云：宜补，宜泄，宜和，宜止。和则芍药汤，止则诃子汤。久则防变而为脓血，是脾经传受于肾，谓之贼邪，故难愈也。若先利而后滑，谓之微邪，故易痊也。此皆脾土受湿，天之所为也。虽圣智不能逃，口食味，鼻食气，从鼻而入，留积于脾而为水泄也。有厥阴经动，下痢不止，其脉沉而迟，手足厥逆，脓血稠黏，此为难治，宜麻黄汤、小续命汤汗之。法云：谓有表邪缩于内，当散表邪而自愈。有暴下无声，身冷自汗，小便清利，大便不禁，气难布息，脉微，呕吐，急以重药温之，浆水散是也。故法云：后重者宜下，腹痛者当和，身重者除湿，脉弦者去风。脓血稠黏者，以重药竭之；身冷自汗者，以毒药温之。风邪内缩者，宜汗之则愈；鹜溏为痢，当温之而已。又云：在外者发之，在内者下之，在上者涌之，在下者竭之，身表热者内疏之，小便涩者分利之。又曰：盛者和之，去者送之，过者止之。兵法有云：避其来锐，击其惰归。泄之谓也上出《活法机要》。

芍药黄芩汤　治泄痢腹痛，后重身热，久不愈，脉洪疾者，及下痢脓血稠黏。

黄芩　芍药各一两　甘草半两

上㕮咀。每服半两，水一盏半，煎至一盏，去滓，温服，不拘时。

大黄汤　治泻痢久不愈，脓血稠黏，里急后重，日夜无度。

大黄一两

上一味剉碎，好酒二大盏，浸半日许。再同煎至一[①]半，去滓，将酒分作二服，顿服之，痢止勿服。如未止再服，取利为度，后服芍药汤和之。痢止，再服白术黄芩汤，盖彻其毒也。

芍药汤　行血调气。经曰：溲而便脓血，知气行而血止，行血则便自愈，调气则后重除。

芍药一两　当归　黄连　黄芩各半两　大黄三钱　桂二钱半　甘草炒　槟榔各二钱　木香一钱

上九味㕮咀。每服五钱，水二盏，煎至一盏，去滓，温服。如痢不减，渐加大黄，食后。如便后脏毒，加黄柏半两。

白术黄芩汤　服前药痢疾虽除，更宜调和。

白术一两　黄芩七钱　甘草三钱

上三味㕮咀，作三服。水一盏半，煎至一盏，温服。

浆水散　治暴泄如水，周身汗自出，一身尽冷，脉微而弱，气少不能语，甚者加吐，此为急病。

① 一：明德堂本、日抄本“一”下皆有“盏”字。

半夏二两，炮　附子炮　桂　干姜炮　甘草炙，各五钱　良姜二钱半

上六味为末。每服三五钱，浆水二盏，煎至一盏，和滓热服。甚者三四服，微者一二服。太阳经伤动，传太阴下痢为鹜溏，大肠不能禁固，猝然而下。下成小油光色，其中或有硬物，欲起而又下，欲了而不了。小便多清，此寒也，宜温之，春夏宜桂枝汤，秋冬宜白术汤。

桂枝汤

桂枝　白术　芍药各五钱　甘草炙，二钱

上四味㕮咀。每服五钱，水一盏，煎七分，去滓，温服。

白术汤

白术　芍药各三钱　干姜五钱，炮　甘草炙，二钱

上四味为粗散。如前煎，甚者去干姜，加附子三钱，谓辛能发散也。

溢饮

水渍入胃，名为溢饮，滑泄，渴能饮水，水下复泄，泄而大渴，此无药证，当灸大顀。大椎一穴，一名大顀，在第一椎下陷中，手足三阳督脉之会，针五分，留三呼，泄五吸，灸以年为壮。

濡泄

《内经》云：湿胜则濡泄。《甲乙经》云：寒气客于下焦，传为濡泄。夫脾为五脏之至阴，其性恶寒湿。今寒湿之气，内客于脾，故不能裨助胃气，腐熟水谷，致清浊不分，水入肠间，虚莫能制，故洞泄如水，随气而下，谓之濡泄。法当除湿利小便也，对金饮子主之。

对金饮子

平胃散五钱　五苓散二钱半　草豆蔻面裹煨，五钱

上相合作四服。水一盏半，姜三片，枣两个，煎一盏，去滓，温服，食前上都七月间，史丞相有此疾，三服而愈。

飧泄

《内经》云：清气在下，则生飧泄。又曰：久风入胃中，则为肠风飧泄。夫脾胃，土也，其气冲和，以化为事。今清气下降而不升，则风邪久而干胃，是木贼土也。故冲和之气不能化，而令物完出，谓之飧泄。或饮食太过，肠胃所伤，亦致米谷不化，此俗呼水谷利也。法当下者举之而消克之也，加减木香散主之。

加减木香散

木香　良姜　升麻去腐　人参去芦　槟榔各二钱半　神曲炒，二钱　肉豆蔻　吴茱萸炮　缩砂仁　干姜炮　陈皮各半钱

上十一味为粗末。每服四钱，水一盏半，煎至一盏，去滓，温服，食前，宜加白术。

痢疾

《内经》曰：脓血稠黏，皆属于火。夫太阴主泻，少阴主痢，是先泄而亡津液。火就燥，肾恶燥，居下焦血分，其受邪者，故便脓血也。然青白为寒，赤黄为热，宜须两审。治热，以坚中丸、豆蔻香连丸；治寒，以白胶香散；或多热少寒，水煮木香膏；虚滑频数，宜止滑，宜养脏汤。病气大退，正气未复，当补脾。且如泻痢止，脾胃虚，难任饮食，不可一概用克伐之剂。若补养其脾，胃气足，自然能饮食，宜钱氏方中异功散。设或喜嗜饮食太过，有伤脾胃，而心腹痞满，呕逆恶心，则不拘此例，当权用橘皮枳术丸，一服得快勿再服。若饮食调节无伤，则胃气和平矣。

坚中丸　治脾胃受湿，滑泄注下。

黄连去须　黄柏　赤茯苓去皮　泽泻　白术各一两　陈皮　肉豆蔻　人参　白芍药　官桂　半夏曲各半两

上十一味为末，汤浸蒸饼丸如桐子大。每服五七十丸，温米饮送下，食前。

纯阳真人养脏汤　治下痢赤白。

人参　当归　白术各六钱　官桂　甘草各八钱　肉豆蔻半两　木香一两六钱　诃子一两二钱　白芍药一两六钱　罂粟壳三两六钱

上㕮咀。每服四钱，水一盏半，煎至八分，去滓，食前温服。

水煮木香膏　治脾胃受湿，脏腑滑泄，腹中疼痛，日夜无度，肠鸣水声，不思饮食。每欲痢时，里急后重，或下赤白，或便脓血，并皆治之。

御[①]米壳蜜水浸湿炒黄，六两　乳香研　肉豆蔻　缩砂各一两半　当归　白芍药　木香　丁香　诃子皮　藿香　黄连去须　青皮去白，各一两　干姜炮，半两　甘草炙　厚朴姜制　陈皮各一两　枳实麸炒，半两

上十七味为细末，炼蜜丸如弹子大。每服一丸，水一盏，枣一枚擘开，煎至七分，和滓，稍热，食前服。

丁巳年八月，从军过邓，时值霖雨，民多痢疾，遂得白术安胃散、圣饼子，于高仲宽处传之，用之多效，故录于此。

白术安胃散　治一切泻痢，无问脓血相杂，里急后重，窘痛，日夜无度，及治小肠气痛，妇人脐下虚冷，并产后儿枕块痛，亦治产后虚弱，寒热不止者。

御[②]米壳三两，去顶蒂，蜜拌炒　茯苓去皮　车前子　白术各一两　乌梅肉　五味子各半两

上六味为粗末。每服五钱，水二盏，煎至一盏，去滓，空心温服之。

圣饼子　治泻痢赤白，脐腹撮痛，久不愈者。

---

① 御：明德堂本无此字。

② 御：明德堂本无此字。

定粉　密陀僧　舶上硫黄各三钱　黄丹二钱　轻粉少许

上五味为末，入白面四钱匕，滴水丸如指头大，捻成饼，阴干。食前温浆水磨下，大便黑色为效。

南白胶香散　治脾胃虚寒，滑肠久泻，脐腹疼痛无休止时。

御米壳四两，醋炒　龙骨　南白胶香各三两　甘草七钱，炙　干姜半两，炮

上五味为粗末。每服五钱，水一盏半，煎至一盏，去滓，温服，食前。忌冷物伤胃。

豆蔻燥肠丸　治沉寒痼冷泄痢，腹痛后重。

附子炮，去皮　赤石脂各一两　舶上硫黄　良姜切炒　肉豆蔻　干姜各半两，炮

上六味为末，醋糊丸如桐子大。每服三十丸，米汤下，食前。忌生冷硬物及油腻物。

玉粉散　治冷极泄泻久作，滑肠不禁，不思饮食，服之神效。

红豆拣净　大附子炮，去皮脐　干姜炮，各半两　舶上硫黄另研，二钱半

上四味为末，入研药匀。每服二钱，空心半稀半稠粟米饮下，至晚又一服，重者十服必效，轻者三五服安。

玉粉丹　逐化虚中积，止脓血痢，撮痛，里急后重，并皆治之。

定粉半两　粉霜三钱　延胡三钱　腻粉一钱　石燕子一个半

上先杵石燕、延胡为末，入乳钵内，共粉霜等一处，研如粉，鸡清丸如豌豆大。每服三丸至五丸，温米饮下，食前临卧。不论老弱妊妇产人，皆可服之，粥饮下五丸。或另丸一等麻子大，量小儿大小，夜卧温米饮下五七丸，渐服十丸，忌油腻、黏滑、冷硬等物。

桃花丸　治肠胃虚弱，冷气乘之，脐腹绞痛，下痢赤白。

赤石脂　干姜炮，各等分

上为末，面糊丸桐子大。每服三十丸，温米饮下，空心食前，日三服。

一方　治噤口痢，验。

梨一枚去心，入好蜜一匙，煨过食。

玄青丸 治下痢势恶，频并窘痛，或久不愈，诸药不止，须吐下之，以开除湿热，痞闷积滞，而使气液宣行者。宜以逐之，兼宣利积热，酒食积，黄瘦中满，水气肿，腹胀，兼治小儿惊痫、积热、乳癖等证。

牵牛头末二两 青黛一两 黄连 黄柏 大黄 甘遂 芫花醋拌炒 大戟各半两 轻粉二钱

上九味为末，研匀，水丸小豆大。初服十丸，再服加十丸，空心日午临卧三服，以快利为度。后常服十五丸，数日后得食力，痢病未痊者，徐加，再取利。利后却常服，以意消息，病去为度，后随证止之。小儿丸如黍米大，退惊痫积热，不须下者，常服十丸。

阿胶梅连丸 治下痢，无问久新赤白青黑疼痛诸证。

阿胶净草灰炒透研，如研不细者，再炒研细尽 乌梅肉炒 黄连 黄柏炒 赤芍药 当归炒 赤茯苓去皮 干姜炮，各等分

上八味为末，入阿胶末和匀，水丸如桐子大。每服十丸，温米饮送下，食前。

四时用药例

溲而便脓血者，小肠泄也。脉若五至以上洪大者，宜以七宣丸。脉平和者，立秋至春分宜香连丸，春分至立秋宜芍药柏皮丸。四时皆宜加减平胃散，如有七宣丸证候者，亦宜服此药，去其余邪，兼平胃气。

芍药柏皮丸①

芍药 黄柏各等分

上为末，醋糊丸如桐子大。每服五七十丸，温米饮送下，食前。

加减平胃散 经云：四时皆以胃气为本。久下血则脾胃虚损，而

① 芍药柏皮丸：济生拔粹本此下有“治便脓血”四字。

血不流于四肢，却入于胃中而为血痢，宜服此滋养脾胃。

木香　槟榔各三钱　白术　厚朴制　陈皮各一两　甘草七钱　人参　黄连　白茯苓　阿胶炒　桃仁各半两

上十一味为末。每服五钱，水二盏，生姜三片，枣子一个，煎至一盏，去滓，温服无时。

加减法：血多，加桃仁；气不下后重，加槟榔、木香；脓多，加阿胶；腹痛，加官桂、芍药、甘草；湿多，加白术；脉洪大，加大黄；热泄，加黄连；小便涩，加茯苓、泽泻。

黄连阿胶丸　治痢。

阿胶碎炒，一两　黄连三两　茯苓二两

上各为末，以水调阿胶末，为丸桐子大。每服三十丸，温水下，食前服。

诃黎勒丸　治休息痢日夜无度，腥臭不可近，脐腹撮痛，诸药不效者。

诃子去核，半两　母丁香三十个　椿根白皮一两

上为末，醋糊丸如桐子大。每服五十丸，陈米饮送下，空心食前。

鞠䓖丸　治中风或中风湿，脏腑滑泻。

附子　川芎　白术　神曲各等分

上四味为末，面糊丸如桐子大。每服三五十丸，温米饮送下。此药亦治飧泄，甚妙。《素问》云：春伤于风，夏必飧泄。米谷不化，盖春木旺，肝生风邪，淫于脾经，夏饮冷当风，故多飧泄也。

陈曲丸　磨积止泻痢，治腹中冷疼。

陈曲一两半　官桂　人参　干姜　白术　当归　甘草炙　厚朴各半两

上八味为末，炼蜜丸如桐子大。每服三五十丸，温酒或淡醋汤任下，食前，日二服。

曲术丸　治时暑暴泻，壮脾温胃，及治饮食所伤，胸膈痞闷。

神曲炒　苍术泔浸一宿，炒，各等分

上为细末，面糊丸桐子大。每服三十丸，温米饮下，不拘时。

胃风汤　治风冷虚气，入客肠胃，水谷不化，泄泻注下，腹痛虚满，肠鸣疼痛，及肠胃湿毒，下如豆汁，或下瘀血。

白术　川芎　白芍药　人参　当归　官桂　茯苓各等分

上七味剉。每服二钱，水一盏，粟米百粒，同煎至七分，热服，空心食前，量小儿加减服之。

当归和血散　治肠澼下血，及湿毒下血。

升麻　当归身各一钱　槐花　青皮　熟地黄　白术各六分　川芎　荆芥各四钱

上八味为末。每服二钱，清米饮调下，空心食前。

阴阳皆虚灸之所宜

至元己亥，廉台王千户年四十有五，领兵镇涟水。此地卑湿，因劳役过度，饮食失节，至秋深，疟痢并作，月余不愈，饮食全减，形容羸瘦，乘马轿以归。时已仲冬，求予治之，具陈其由。诊得脉弦细而微如蛛丝，身体沉重，手足寒逆，时复麻痹，皮肤痂疥，如疠风之状，无力以动，心腹痞满，呕逆不止，此皆寒湿为病。久淹，真气衰弱，形气不足，病气亦不足，阴阳皆不足也。《针经》云：阴阳皆虚，针所不为，灸之所宜。《内经》曰：损者益之，劳者温之。《十剂》云补可去弱。先以理中汤加附子，温养脾胃，散寒湿。涩可去脱。养脏汤加附子，固肠胃，止泻痢，仍灸诸穴以并除之。经云：府会太仓，即中脘也。先灸五七壮，以温脾胃之气，进美饮食；次灸气海百壮，生发元气，滋荣百脉，充实肌肉；复灸足三里，胃之合也，三七壮，引阳气下交阴分，亦助胃气；后灸阳辅二七壮，接续阳气，令足胫温暖，散清湿之邪。迨月余，病气去，渐平复。今累迁侍卫亲军都指挥使，精神不减壮年。

结阴便血治验

真定总管史侯男十哥，年四十有二，肢体本瘦弱，于至元辛巳，因收秋租，佃人致酒，味酸不欲饮，勉饮三两杯，少时腹痛，次传泄泻无度，日十余行。越十日，便后见血，红紫之类，肠鸣腹痛，求医治之。曰：诸见血皆以为热，用芍药柏皮丸治之，不愈。仍不欲食，食则呕酸，形体愈瘦，面色青黄不泽，心下痞，恶冷物，口干，时有烦躁，不得安卧，请予治之，具说其由。诊得脉弦细而微迟，手足稍冷。《内经》云：结阴者便血一升，再结二升，三结三升。经云：邪在五脏，则阴脉不和；阴脉不和，则血留之。结阴之病，阴气内结，不得外行，无所禀，渗入肠间，故便血也。宜以平胃地榆汤治之。

平胃地榆汤

苍术一钱　升麻一钱　黑附子炮，一钱　地榆七分　陈皮　厚朴　白术　干姜　白茯苓　葛根各半钱　甘草炙　益智仁　人参　当归　曲炒　白芍药各三分

上十六味，作一服。水二盏，生姜三片，枣子二个，煎至一盏，去滓，温服，食前。此药温中散寒，除湿和胃，服之数服，病减大半。仍灸中脘三七壮，乃胃膜穴，引胃上升，滋荣百脉。次灸气海百余壮，生发元气，灸则强食生肉，又以还少丹服之，则喜饮食，添肌肉。至春再灸三里二七壮，壮脾温胃，生发元气，此穴乃胃之合穴也。改服芳香之剂，戒以慎言语，节饮食，良愈。

葱熨法治验原在十三卷尾，今写在此

真定一秀士，年三十有一，肌体本弱，左胁下有积气，不敢食冷物，得寒则痛，或呕吐清水，眩运欲倒，目不敢开，恶人烦冗。静卧一二日，及服辛热之剂，则病退。延至甲戌初秋，因劳役及食冷物，

其病大作，腹痛不止，冷汗自出，四肢厥冷，口鼻气亦冷，面色青黄不泽，全不得卧，扶几而坐，又兼咳嗽，咽膈不利。故《内经》云：寒气客于小肠膜原之间，络血之中，血滞[①]不得注于大经，血气稽留不得行，故宿昔而成积矣。又寒气客于肠胃，厥逆上出，故痛而呕也。诸寒在内作痛，得炅则痛立止。予与药服之，药不得入，见药则吐，无如之何治之。遂以熟艾约半斤，白纸一张，铺于腹上。纸上摊艾令匀，又以憨葱数枝，批作两半，铺于熟艾上数重。再用白纸一张覆之，以慢火熨斗熨之，冷则易之。若觉腹中热，腹皮暖不禁，以绵三襜，多缝带系之，待冷时方解。初熨时得暖则痛减，大暖则痛止。至夜得睡，翌日再与对证药服之，良愈。故录此熨法以救将来之痛也。

【点评】泄痢门载录了大量治疗急慢性腹泻、急慢性痢疾的方药。开篇罗氏引用了朱丹溪《活法机要》中的关于泄痢的辨证与治则，并将泄痢分为溢饮、濡泄、飧泄、痢疾等。所选方剂有寒性的芍药黄芩汤、芍药柏皮丸、大黄汤、芍药汤、白术黄芩汤，也有温性的桂枝汤、白术汤、玉粉散、桃花丸、胃风汤；有祛湿利尿的对金饮子，升阳益气的加减木香散，清热除湿的坚中丸，固涩止痢的纯阳真人养脏汤、白术安胃散；还有治疗阴虚湿热瘀滞肠道的阿胶梅连丸、黄连阿胶丸，治疗食积泻的曲术丸等。以附子理中汤加灸法治愈的“形气不足，病气亦不足”的阴阳皆虚的吐泻案，用温中散寒、除湿和胃的平胃地榆汤治愈的结阴便血案，用葱熨法治愈的“药不得入，见药则吐”的腹痛肢厥案，都是值得细读的好案。

霍乱吐泻

《活人百问》云：问呕吐而利者何也？此名霍乱也。呕吐而利，

① 血滞：《素问·举痛论》作“血泣”。

热多而渴者，五苓散；寒多不饮水者，理中丸。若夏月中暑霍乱，上吐下利，心腹撮痛，大渴烦躁，四肢逆冷，冷汗自出，两脚转筋，宜服香薷散。井中沉冷，顿服乃效。

香薷散 治阴阳不顺，清浊相干，气射中焦，名为霍乱。此皆因饮食或风冷伤于脾胃，食结不消，阴阳二气，壅而不反，阳气欲降，阴气欲升，阴阳交错，变成吐利，百脉混乱，荣卫俱虚，冷气搏筋令转，皆宜服此。

厚朴二两　黄连二两，二味入生姜四两，拌炒令黄色　香薷一两半

上三味为末。每服三钱，水一盏，酒半盏，同煎至七分，去滓，新汲水频换，浸令极冷，顿服之，药冷则效速也。

增损缩脾饮 解热燥，除烦渴，消暑毒，止吐利。霍乱后服热约太多者，尤宜服之。

草果　乌梅　缩砂　甘草各四两　干葛二两

上㕮咀。每服五钱，水一碗，生姜十片，煎至八分，水浸令极冷，旋旋服之，无时。

洁古老人云：霍乱转筋，吐利不止者，其病在中焦也。阴阳交而不和，发为疼痛也。此病最急，不可食分毫粥饮，谷气入胃则死矣。治有两种：渴欲饮水者，阳气多也，五苓散主之；不欲饮水者，阴气多也，理中丸主之。只待吐尽多时，微以粥饮渐渐养之，以迟为妙也。

半夏汤 治霍乱转筋，吐利不止。

茯苓　白术　半夏曲各十两　甘草二钱半　淡味桂一钱半

上为末。渴者凉水调下，不渴者大温水调下三钱，无时。

中暑霍乱吐利治验

提学侍其公，年七十九岁，至元丙寅六月初四日中暑毒，霍乱吐利，昏冒终日，不省人事。时夜方半，请予治之。诊其脉洪大而有

力，一息七八至，头热如火，足寒如冰，半身不遂，牙关紧急。予思《内经》五乱篇中云清气在阴，浊气在阳，营气顺脉，卫气逆行，乱于胸中，是谓大悗，云云。乱于肠胃，则为霍乱，于是霍乱之名，自此而生。盖因年高气弱，不任暑气，阳不维阴则泻，阴不维阳则吐。阴阳不相维，则既吐且泻矣。前贤见寒多以理中丸，热多以五苓散为定法治之。今暑气极盛，阳明得时，况因动而得之，中暑明矣，非甘辛大寒之剂，则不能泻其暑热，坠浮焰之火而安神明也。遂以甘露散甘辛大寒，泻热补气，加白茯苓以分阴阳，约重一两，冰水调灌，渐渐省事而诸证悉去。后慎言语，节饮食，三日，以参术调中汤之剂增减服之，理正气，逾十日后，方平复。

内伤霍乱治验

戊午春，攻襄阳回，住夏曹州界，有蒙古百户昔良海，因食酒肉饮湩乳，得霍乱吐泻，从朝至午，精神昏聩，以困急来求予视之。脉得浮数，按之无力，所伤之物已出矣。即以新汲水半碗，调桂苓白术散，徐徐服之，稍安。又于墙阴撅地一穴，约二尺许，贮以新汲水，在内搅动。待一时澄定，名曰地浆。用清者一盏，再调服之，渐渐气调，吐利遂止，至夜安眠。翌日微燥渴，却以钱氏白术散时时服之，良愈。或问：用地浆者，何也？予曰：坤为地，地属阴，土平曰静顺[①]，感至阴之气。又于墙阴，贮以新汲水，取重阴之气也。阴中之阴，能泻阳中之阳。今霍乱因暑热内伤而得之，故《痹论》云阴气者静则神藏，躁则消亡。又加以暑热，七神迷乱，非至阴之气则不愈，予用之者此也。或曰《内经》福世之方书，岂不信然？

桂苓白术散 治冒暑饮食所伤，传受湿热内盛，霍乱吐泻，转筋急痛，腹满闷，小儿吐泻惊风宜服。

茯苓去皮 白术 桂各半两 甘草 泽泻 石膏各一两 滑石二两

① 土平曰静顺：疑误。《素问·五常政大论》云：“土曰备化……水曰静顺。”

寒水石一两

上八味为末。热汤调下三钱，喜冷，新汲水调姜汤亦得。小儿服一钱。

桂苓甘露饮 流湿润燥，治痰涎，止咳嗽，调脏腑，寒热呕吐服之，令人遍身气溢宣平，及治水肿泄利。

官桂 藿香 人参各半两 木香一分 茯苓 白术 甘草 泽泻 葛根 石膏 寒水石各一两 滑石二两

上十二味为末。每服二钱，白汤调下，新汲水或姜汤亦得。

宣明益元散 又名天水散。

滑石六两 炙甘草一两

上为末。每服三钱，蜜少许温水调下，日三服，新汲水亦得。欲解肌发汗者，煎葱白豆豉汤调，无时。

附录圣惠方 治霍乱吐泻。

厚朴生姜汁炙

上为末。新汲水调下二钱，无时，如神。

【点评】罗氏所引《活人百问》即朱肱《类证活人书》卷十中的内容，原文内容如下。

“问呕吐而利。呕吐而下利，有两证。仲景云：伤寒发热，汗出不解，心中痞硬，呕吐而下利者，大柴胡汤下之。又有霍乱证，霍乱呕吐而利，热多而渴者，五苓散；寒多不饮水者，理中丸（或有寒，腹满痛，或四肢拘急，下利，脚转筋，理中汤加附子一枚生用，并粗末作汤服之）。吐利汗出，发热恶寒，四肢拘急，手足厥冷者，四逆汤主之。少阴病，吐利，手足逆冷，烦躁欲死，吴茱萸汤主之。吐利止而身体痛不休者，当消息和解其外，宜桂枝汤（仲景大柴胡一证云：伤寒发热，汗出不解，心中痞，呕吐而下利者，大柴胡主之，即非霍乱也）。吐利已汗出而厥，四肢拘急不解，脉微欲绝者，通脉四逆加猪胆汤。夏月中暑霍乱，上吐下利，心腹撮痛，大渴烦躁，四肢逆冷，冷汗自出，两脚转筋，宜服香薷散。须井中沉令极冷，顿服之乃效（香薷散，夏月预宜合下，以备此证，其他药不能救，仍须极冷并服之）”。

后附治霍乱三方。“增损缩脾饮”条下了引张洁古之论：“此病最急，不可食分毫粥饮，谷气入胃则死矣。治有两种：渴欲饮水者，阳气多也，五苓散主之；不欲饮水者，阴气多也，理中丸主之。只待吐尽多时，微以粥饮渐渐养之，以迟为妙也”。罗氏用方观点与朱肱相同。另外，特别强调了药后的饮食调理是治疗霍乱的重要环节。

疟病脉证并治

师曰：疟脉自弦，弦数者多热，弦迟者多寒。弦小紧者可下之，弦迟者可温之。弦紧者，可发汗及针灸也；浮大者，可吐之；弦数者，风疾发也，以饮食消息之。问曰：疟以月一日发，当十五日愈。设不瘥，当月尽日解也。如其不瘥，当云何？师曰：此结为癥瘕，名曰疟母，急宜治之，可用鳖甲煎丸。

鳖甲煎丸

鳖甲十二分，炙　赤硝十二分　蜣螂六分，炙　䗪虫熬　牡丹皮去心，各五分　蜂窝熬，四分　乌扇烧　黄芩　柴胡　干姜炮　大黄各三分　芍药五分　桂枝　厚朴炒　紫菀一作紫葳　阿胶炮，各三分　桃仁去皮尖　瞿麦　鼠妇熬　葶苈炒，各二分　石韦去毛　半夏洗，各一分　人参去芦，一分

上二十三味为末，先取煅灶下灰一斗，清酒一斛五斗，浸灰，候酒浸一半，著鳖甲于中，煮令泛烂如胶漆，绞取汁，纳诸药煎为丸，如桐子大。空心服七丸，日三服。《千金》用鳖甲十二片，海藻三分，大戟一分，虻虫五分，无鼠妇、赤硝，以鳖甲煎和为丸。

小柴胡去半夏加栝楼根汤　治疟疾发渴者《外台》。《经心录》：治两溏亦妙。《金匮》方。

柴胡八两　人参　黄芩　甘草炙　生姜切，各三两　栝楼根四两　大

枣十二枚，两破

上七味㕮咀。以水一斗二升，煮取六升，去滓，再煎至三升，温服一升，日三服。

柴胡桂姜汤《三因》方

柴胡八两　桂枝去皮　黄芩各三两　牡蛎熬　甘草炙　干姜炮，各二两　栝楼根四两

上以水一斗二升，煎至六升，去滓，再煎至三升，温服一升，日三服。初服微烦，再服汗出愈。

师曰：阴气孤绝，阳气独发，则热而少气，烦满，手足热而欲吐，名曰瘅疟。若但热不寒者，邪气内藏于心肺，外舍于分肉之间，令人肌肉消烁。

温疟者，其脉如平，身无寒，但热，骨筋疼烦，时时呕逆，以白虎加桂枝汤主之。

白虎加桂枝汤

石膏一斤，碎，绵裹　知母六两　桂枝三两　甘草二两　粳米六合

上㕮咀。水一斗二升，煮米取去滓，煎三升，温服一升，日三服，汗出而愈。

疟疾多寒者，名曰牝疟，蜀漆散主之。

蜀漆散

蜀漆洗去腥　云母烧三日三夜　龙骨各等分，一方云母作云实

上为末。发作前，浆水半盏，服一钱，温疟加蜀漆半分，临发时，服一钱以上。

牡蛎汤　治牡疟。

牡蛎熬　麻黄去节，各四两　蜀漆洗腥　甘草炙，各二两

上㕮咀。以水八升，先煮麻黄、蜀漆至六升。去上沫，纳诸药，煮取二升，去滓，温服一升，吐则勿更服。

一剪金　治疟疾寒热，乃疟中圣药。

硫黄　信各等分

上同研末，用绯红绢子，手捻药一捻，放于绢上，裹如豆大。上用细丝线紧缠，系数遭，系定，用剪子剪下，切须紧系，如不紧恐药有失。每服一丸，星宿全时，新汲水送下，空心服，无得人知。如服药，先一日夜服，至明正发日，早去净野处避，不令人知，广宇亦得。

克效饼子　治一切疟疾。

龙脑　麝香各半两　朱砂一两一分　荷叶　绿豆粉　炙甘草各五两　信炙，二两半　定粉半两　金箔二十五片为衣

上细末，炼蜜丸，每两作二十丸，捏作饼，金箔为衣。每服一饼，以新汲水磨化。每日发者未发前服，间日发者不发夜服，隔数日发者一日夜服，连日发者凌晨服。

温脾散　治疟疾寒热发歇，多时不瘥者。

甘草生，半两　绿豆一两　紫河车一两　砒一钱半，另研

上先杵紫河车等为末，入砒和匀，罗为末。每服半钱，新汲水少许送下。如是隔日发，须好日夜深服；如频日发，只夜深睡服。忌荤腥、瓜果、酒面、鱼、肉、生冷硬物三两日。如受邪气深者，只一服便定。十岁以上服一字，十岁以下至三五岁服半字。妇人有胎不可服。但请放心修合与人服，切勿畏砒不敢用。予用此药三五十年，救人甚多。虽砒一味，有绿豆等三味性凉解得，新汲水亦解，此药并不吐人。有人一种积实痰疟，每发时自吐食或涎，不曾服药亦吐，非药力也。假令金液丹用硫黄，紫霜丸用巴豆、杏仁，有大毒大热，制了服之皆有效。小儿亦可服。恐不合此药，故论及此。

常山饮子　治疟疾。

知母　常山　草果各二两　甘草　乌梅各三两　良姜一两三钱

上剉。每服三钱，水一盏，生姜三片，枣二枚，煎至八分，去滓，无时，温服。

草果饮子　治脾寒疟疾。

草果　川芎　紫苏叶　白芷　良姜　炙甘草　青皮去白　陈皮去白

上等分为粗末。每服二钱，水一盏，煎至七分，去滓，温服。留滓两服并一服，当发日进二服，不以时。

交加双解饮子　治疟疾，辟瘴气，神效。

肉豆蔻　草豆蔻各二个，一个生，一个用面裹煨赤色，去面　厚朴二寸，生一寸，姜制一寸　甘草二两，一半生用，一半炙用　生姜枣大二块，生一块，湿纸裹煨一块

上㕮咀匀，分二服。水一碗，沙石器内煎至一大盏，去滓，发日空心带热服。未效，再一服必效。两滓并为一服煎。

瘅疟治验

燕南河北道提刑按察司书吏高士谦，年逾四十，至元戊寅七月间，暑气未退，因官事出外劳役，又因过饮，午后大发热而渴，冰水不能解。其病早晨稍轻减，服药不效，召予治之。诊其脉弦数。《金匮要略》云：疟脉自弦，弦数者多热。《疟论》曰：瘅疟脉数，素有热气盛于身，厥逆上冲，中气实而不外泄。因有所用力，腠理开，风寒舍于皮肤之内、分肉之间而发，发则阳气盛而不衰，则病矣。其气不及于寒，故但热而不寒者，邪气内藏于里，而外舍于分肉之间，令人消铄脱肉，故名曰瘅疟。《月令》云：孟秋行夏令，民多瘅疟。洁古云：动而得之，名曰中暑。以白虎加栀子汤治之。士谦远行劳役，又暑气有伤，酒热相搏，午后时助，故大热而渴，如在甑中。先以柴胡饮子一两下之，后以白虎加栀子汤，每服一两，数服而愈。

征南副帅大忒木儿，己未奉敕立息州，其地卑湿，军多病疟痢。予合辰砂丹、白术安胃散，多痊效。

辰砂丹　治疟疾，大有神效。

朱砂一半入药，一半为衣　信砒　雄黄各五钱

上三味为末，入白面六钱，同研匀，滴水丸如桐子大，朱砂为衣。每服一丸，星宿全时用，无根水送下。忌湿面热物。

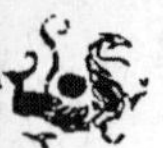

【点评】“疟病脉证并治”共载治疟方13首，有仲景经方，如鳖甲煎丸、小柴胡去半夏加栝楼根汤、柴胡桂姜汤、白虎加桂枝汤。也有其他前世名方。其中的温脾散出自张子和《儒门事亲》，用药仅生甘草、绿豆、紫河车、砒4味。砒为剧毒药，罗氏担心医家或病家因恐惧有毒而不用此方，特别在方后详细说明：“妇人有胎不可服。但请放心修合与人服，切勿畏砒不敢用。予用此药三五十年，救人甚多。虽砒一味，有绿豆等三味性凉解得，新汲水亦解，此药并不吐人。有人一种积实痰疟，每发时自吐食或涎，不曾服药亦吐，非药力也。假令金液丹用硫黄，紫霜丸用巴豆、杏仁，有大毒大热，制了服之皆有效。小儿亦可服。恐不合此药，故论及此”。这种毒药与解毒药的配伍运用，也是古代中医的智慧所在。

卷十七　名方类集

肠风痔漏门

肠风痔漏论

肠风痔漏，总辞也，分之则异，若破者谓之痔漏，大便秘涩，必作大痛。此由风热乘食饱不通，气逼大肠而作也。故经曰：因而饱食，筋脉横解，肠澼为痔也。受病者，燥气也；为病者，胃热也。胃刑大肠，则化燥火，以乘燥热之实胜，风附热而来，是湿、热、风、燥四气相合。故大肠头成块者，湿也；作大痛者，风也；大便燥结者，主病兼受火邪热乘也，当去此四者。其西方肺，主诸气，其体收下，亦助病为邪。须当以破气药兼之，治法全矣，不可作丸，以剉汤与之，效如神速。

秦艽苍术汤

秦艽一钱，去苗　泽泻二分　当归尾三分，酒浸　苍术七分　防风半钱　大黄少许，虽大便燥，不可多加　槟榔一分，为末　桃仁汤浸去皮，一钱，研　皂角仁烧存性，去皮，一钱为末　黄柏去皮，四分，酒洗。若大肠头沉重，湿胜也，以意加之。天气或大热，亦以意加之，或病躁热喜寒亦加之。

上十味㕮咀，和匀，都作一服。水五盏，煎至一盏二分，去滓，入桃仁、槟榔、皂角仁，再上火，煎至一盏，去滓，空心温服。待少时，以美膳压之，不犯胃也。服日忌生冷硬物、酒、面、菜、大料物之类，犯之其药无效。如有白脓，加白葵花五朵，去心萼，细剪；青皮半钱，不去白，入正药中同煎；又入木香末半钱，同皂角等末同入，依上法服，若病大者，再服而愈。

乳香丸 治诸痔下血，肛边生肉，或结核肿疼，或生疮痒痛，或大便艰难，肚肠脱出，又治肠风下血，无问新久及诸瘘根在脏腑，悉能治之。

枳壳去穰，麸炒 牡蛎火煨 荜澄茄 大黄蒸焙 鹤虱炒 芫青去头翅足，糯米炒，米黄色，各半两 乳香研 白丁香研，各一分

上为末，粟米糊丸如梧桐子大。每服十丸至十五丸。如治肠风，腊茶清下，诸痔煎薤白汤下，诸瘘煎铁屑汤下，并食前服。

神应黑玉膏 治丈夫妇人久新肠风痔漏，大肠头疼不可忍。服此药不过三四次，便效。初得此疾，发痒或疼，谷道周回，多生硬核，此是痔。破即成漏，只下血肠风，皆因酒色风气，食五辛过度，即成此疾。人多以外科涂治，不知病在肠自有药，若不去根本，此病不除，此药的有神效。

猪悬蹄二十个 刺猬皮一两一钱 牛角䚡剉炒，一两二钱 败棕八钱 乱发洗净，焙 槐角各六钱 苦楝根五钱 雷丸 脂麻各四钱

上九味剉碎，用瓷罐纳，烧存性，细末，入乳香二两、麝香八钱，研令匀，酒面糊丸如桐子大。每服八丸，先嚼胡桃一个，以温酒吞下，早晚腹空时，日二服，甚者三服。切忌别药，不过三日除根。

钓肠丸 治久新诸痔，肛边肿痛，或生疮痒，时有脓血，又治肠风下血，及肛门脱出，并宜服之。

乱发洗净，烧存性 猬皮两个，剉碎，罐纳，烧存性 鸡冠花剉，微炒存性 白矾微枯 绿矾枯 胡桃取仁一十五两，入罐内，烧存性 枳壳去穰，麸炒 附子去皮脐，生用 白附子生用 诃子煨，去核 半夏 天南星各二两

上为细末，以醋煮面糊为丸，如梧桐子大。每服二十丸，空心临卧，温酒下。远年不瘥者，服十日见效，久服永除根本。小可肠风等疾一二年内者，只十服瘥，永不发动。

淋渫药 治肠风痔漏，经久不瘥，疮口脓汁不绝，及疮内有虫，痒痛不止，宜此淋洗之。

枳壳麸炒 威灵仙去土 荆芥穗去土 乳香各一两 风眼草二两 细辛去苗，二钱半

上六味为粗末。每用三两，水一大碗，煎至一升，去滓，稍热，洗患处，冷再温热，更洗一遍不用。洗罢，用软帛揩干，上药。如疮破后不须上药，只淋洗之。

淋渫地榆散 治肛门痒痛或肿。

地榆 蒴藋 荆芥 苦参 蛇床子各等分

上为粗末，每用一匙，水一碗，煎二三沸，去滓，避风处通手热洗患处。

淋渫鸡冠散 治五痔肛边肿痛，或窜乳，或穿穴，或作疮，久而不愈，变成漏疮。

鸡冠花 风眼草各一两

上为粗末。每用粗末半两，水碗半，煎三五沸，热洗患处。

结阴丹 治肠风脏毒下血，诸大便血疾以下三方，传之于诸路医学提举忽吉角，用之甚效。

枳壳麸炒 黄芪 威灵仙 陈皮去白 何首乌 荆芥穗 椿根白皮各等分

上七味为末，酒糊丸如桐子大。每服五十丸至七十丸，陈米饮入醋少许，煎一二沸，放温送下。平明服之，空腹服之，亦妙。

淋渫威灵仙散 治痔漏，大肠头痒痛，或肿满。

枳壳麸炒 威灵仙等分

上粗末。每用一两，水一碗半，煎至一碗，去滓，熏洗，冷再暖，避风，洗三次，软帛拭干，敷蒲黄散。

蒲黄散 治下部痔漏。

蒲黄一两 血竭半钱

上为细末。每用少许贴患处。

椿皮散 专治血痢及肠风下血，神验此方李舜卿教授传，累用有效。

椿白皮三两 槐角子四两 明白矾二两 甘草一两半

上为末。每服三钱，热米饮调下。

【点评】罗氏指出“湿、热、风、燥四气相合”是肠风痔漏的病机关键，治疗也当针对此邪。首方秦艽苍术汤的组方思路即出于此，方中秦艽、防风治风，泽泻、苍术治湿，黄柏治热，当归、大黄、桃仁、槟榔、皂角治燥。本篇有内服方，也有外用淋洗方，如淋渫药、淋渫地榆散、淋渫鸡冠散等，都值得参考。

大便门

趺阳脉浮而涩，浮则胃气强，涩则小便数，浮涩相搏，大便则难，以脾约麻仁丸主之。

脾约麻仁丸

芍药半斤 枳实半斤 麻子仁二升 大黄一斤，去皮 厚朴一斤，炙，去皮 杏仁一斤，去皮尖熬

上六味为末，炼蜜为丸桐子大。每服十丸，日二服，渐加，以利为度。

润肠丸 治脾胃中伏火，大便秘涩，或干燥不通，全不思食，此乃风结秘、血结秘，皆令闭塞而不通也。风以润之，血以和之，和血疏风，自然通矣。

桃仁汤浸去皮 羌活 大黄煨 当归各半两 麻子仁半升

上以桃仁、麻仁研如泥，入罗末药匀，炼蜜丸如桐子大。每服五十丸至百丸，空心白汤送下，以通为度。如不通而滋其荣盛者，急加酒洗大黄以利之。如血涩而大便燥者，加桃仁、酒洗大黄。如风结燥，大便不行者，加麻仁、大黄。如风涩大便不行者，加皂角仁、大黄、秦艽以利之。如脉涩觉身有气涩而大便不通者，加郁李仁、大黄

以除气涩。

当归润燥汤

升麻　生地黄各二钱　麻子仁研如泥　当归　熟地黄　生甘草　桃仁泥研　大黄煨，各一钱　红花五分

上㕮咀，入研药，都作一服。水二盏，煎一盏，去滓，空心宿食消尽，稍热服之。

犀角丸　治三焦邪热，一切风气，又治风盛痰实，头目昏重，肢体拘急，肠胃燥涩，大小便难。

犀角镑末　黄连各一两　人参二两　大黄八两　黑牵牛十二两

上为末，炼蜜丸如桐子大。每服十五丸至二十丸，临卧，温水下，量虚实加减。

七宣丸　疗风气结聚，宿食不消，兼砂石皮毛在腹中，及积年腰脚疼痛，冷如冰石，脚气冲心，烦聩，头旋暗倒，肩背重，心腹胀满，胸膈痞塞，及风毒连头面肿，大便或秘，小便时涩，脾胃虚痞，不食，脚转筋，挛急掣痛，心神恍惚，眠寐不安。

桃仁去皮尖，炒，六两　柴胡去苗　诃子皮　枳实麸炒　木香各五两　甘草炙，四两　大黄面裹煨，十五两

上为末，炼蜜丸如桐子大。每服二十丸，米饮下，食前临卧各一服，以利为度，觉病势退，服五补丸。此药不问男女老幼，皆可服，量虚实加减丸数。

七圣丸　治风气壅盛，痰热结搏，头目昏重，涕唾稠黏，心烦面热，咽干口燥，肩背拘急，心腹胁肋胀满，腰腿重疼，大便秘，小便赤，睡卧不安，又治大肠疼痛不可忍。

肉桂去皮　川芎　大黄酒蒸　槟榔　木香各半两　羌活　郁李仁去皮，各一两

上七味为末，炼蜜丸如桐子大。每服十五丸，温水送下，食后。山岚瘴地最宜服，虚实加减之。

润肠橘杏丸　此二味降气润肠，服之大肠自无涩滞，久服不损

胃气。

杏仁去皮尖，麸炒　橘皮等分

上为末，炼蜜丸桐子大。每服五十丸，空心温水下。

麻仁丸　顺三焦，和五脏，润肠胃，除风气。治冷热壅结，津液耗少，令人大便秘难，或闭塞不通。若年高气弱，及有风人大便秘涩，尤宜服之。

枳壳去穰，麸炒　白槟榔煨，半生　菟丝子酒浸别末　山药　防风去叉枝　山茱萸　肉桂去粗皮　车前子各一两半　木香　羌活各一两　郁李仁去皮，另研　大黄半蒸，半生　麻仁别捣研，各四两

上为细末，入别研药匀，炼蜜和丸如梧桐子大。每服十五丸至二十丸，温水临卧服之。

神功丸　治三焦气壅，心腹痞闷，大腑风热，大便不通，腰腿疼痛，肩背重疼，头昏面热，口苦舌干，心胸烦躁，睡卧不安，及治脚气，并素有风人大便结燥。

火麻仁另研如膏　人参各二两　诃黎勒皮　大黄锦纹者，面裹煨，各四两

上为细末，入麻仁捣研匀，炼蜜为丸，如梧桐子大。每服二十丸，温水下，温酒米饮皆可，服食后临卧。如大便不通，可倍丸数，以利为度。

论曰：凡脏腑之秘，不可一概治之，有虚秘，有实秘。胃实而秘者，能食而小便赤，当以麻仁丸、七宣丸之类主之；胃虚而秘者，不能食而小便清利，宜以厚朴汤主之。

厚朴汤

白术五两　厚朴姜制　陈皮去白　甘草炙，各三两　枳实麸炒　半夏曲各二两

上为粗末。每服三钱，水一盏半，姜三片，枣二个，煎至八分，去滓，大温服，食前。夫胃气实者，秘物也；胃气虚者，秘气也。

蜜导煎　阳明病自汗出，若发汗小便自利。此为津液内竭，虽硬不可攻之，当须自欲大便，宜蜜导煎而通之，及土瓜根与猪胆汁，皆

可为导。

蜜四两

上一味，熬欲凝，丸如指大，长二寸，头锐。纳谷道中，欲大便时去之。

半硫丸 除积冷，暖元藏，温脾胃，进饮食。治心腹一切痃癖冷气，及年高风秘、冷秘，或泄泻等，并皆治之。

半夏汤洗七次，焙干为细末 硫黄明净好者，研令极细，用柳木槌子杀过

上等分，以生姜自然汁同熬，入干蒸饼末，搅和匀，入臼内杵数百下，丸如梧桐子大。每服空心，温酒或生姜汤下十五丸至二十丸，妇人醋汤下。

【点评】“大便门”主要记载了治疗大便不通的处方。首方脾约麻仁丸即仲景的麻子仁丸化裁，治疗小便数，大便难的脾约证。其他有养血润燥的润肠丸、当归润燥汤等，多以当归、桃仁、大黄配伍同用。有泻火通下的犀角丸，理气通下的七宣丸、润肠橘杏丸、厚朴汤，温脾除积的半硫丸等。

胞痹门治小便不利，并溺附

《痹论》云：胞痹者，小[①]腹膀胱按之内痛，若沃以汤，涩于小便，上为清涕。夫膀胱者，为州都之官，津液藏焉，气化则能出矣。今风寒湿邪气，客于胞中，则气不能化出，故胞满而水道不通。其证小腹膀胱，按之内痛，若沃以汤，涩于小便，以足太阳经，其直行者上交巅，入络脑，下灌鼻窍，则清涕也。

茯苓丸 治胞痹，脐腹痛，小便不行。

防风去芦 细辛去苗 赤茯苓去皮 白术 附子 泽泻 官桂各半两 紫菀 栝楼根 牛膝酒浸 黄芪 芍药 甘草炙，各七钱五分 山药 生

① 小：《素问·痹论》作“少”。

地黄　半夏汤泡　独活　山茱萸各二钱五分

上十八味为末，炼蜜丸如桐子大。每服十丸，温酒送下，食前。

巴戟丸　治胞痹，脐腹痛，小便不利。

巴戟一两半，去心　远志去心，三钱　桑螵蛸麸炒黑　山药　附子炮，去皮脐　生地黄　续断　杜仲炙，各一两　菟丝子酒浸　石斛　鹿茸酥炙　五味子　龙骨　官桂　山茱萸各七钱半　肉苁蓉酒浸，一两

上十六味为末，炼蜜丸如桐子大。每服三十丸，温酒送下，空心食前服之。

肾沥汤　治胞痹小腹急，小便不利。

杜仲炒去丝　桑螵蛸炒　犀角屑　木通　五加皮　麦冬去心　桔梗各一两　赤芍药五钱

上八味为粗末。每服五钱，水一盏半，羊肾一个切，竹沥少许同煎，温服。

八正散　治大人小儿心经邪热，一切蕴毒，咽干口燥，大渴引饮，心忪面热，烦躁不宁，目赤睛疼，唇焦鼻衄，口舌生疮，咽喉肿痛，及治小便赤涩，或癃闭不通，及热淋、血淋，并宜服之。

瞿麦　萹蓄　车前子　滑石　山栀子仁　甘草炙　木通　大黄面裹煨，去面切焙，各一斤

上为散。每服二钱，水一盏，入灯心，煎至七分，去滓，温服，食后临卧。小儿量力少少与之。

石韦散　治肾气不足，膀胱有热，水道不通，淋沥不宣，出少起数，脐腹急痛，蓄作有时，劳倦即发，或尿如豆汁，或便出砂石，并皆治之。

芍药　白术　滑石　葵子　瞿麦各二两　石韦去毛　木通各二两　当归去芦　甘草炙　王不留行各一两

上为细末。每服二钱，煎小麦汤调下，食前，日二三服。

白花散　治膀胱有热，小便不通申显卿传。

朴硝不以多少

上为末。每服二钱，用茴香汤调下，食前。

良法治小便不通，诸药不效，或转胞至死危困，此法用之，小便自出而愈。用猪尿胞一个，底头出一小眼子，翎筒通过，放在眼儿内，根底以细线系定。翎筒子口细杖子观定，上用黄蜡封尿胞口，吹满气七分，系定了。再用手捻定翎筒根头，放了黄蜡，塞其翎筒，放在小便出里头，放开翎筒根头，手捻其气，透于里，小便即出，大有神效。

黄芩清肺汤　治因肺燥而得之，小便不通。

黄芩二钱　栀子两个，擘破

上作一服。水一盏半，煎至七分，去滓，温服，食后。不利加盐豉二十粒。

滋阴化气汤　治因服热药过多，小便不利，或脐下闷痛不可忍，服诸药不效者。如昼不通者加知母。

黄连炒　黄柏炒　甘草炙，各等分

上吹咀。每服三钱，水二盏，煎至一盏，去滓，温服，食前。

论曰：问此如何得利？答曰：无阳者阴无以生，无阴者阳无以化。又云：膀胱者津液之府，气化则能出焉。因服热药过度，乃亡阴也。二药助阴，使气得化，故小便得以通也。或以滋肾丸服之，其效更速。

红秫散　治小便不通，上喘张文叔传，大妙。

萹蓄一两半　灯草一百根　红秫黍根二两

上吹咀。每服五钱，用河水二盏，煎至七分，去滓，热服，空心食前。

立效散　治下焦结热，小便黄赤，淋闭疼痛，或有血出，及大小便俱出血者，亦宜服之。

甘草炙，二钱　山栀子去皮，炒，半两　瞿麦穗一两

上为末。每服五钱至七钱，水一碗，入连须葱根七个、灯心五十茎、生姜五七片，同煎至七分，时时温服，不拘时候。

海金沙散 治小便淋涩，及下焦湿热，气不施化，或五种淋疾，癃闭不通。

木通 海金沙研 滑石 通草 瞿麦穗各半两 杏仁去皮尖，炒，一两

上六味为末。每服五钱，水一盏半，灯草二十茎，煎至七分，去滓，温服，食前。

琥珀散 治五种淋涩疼痛，小便有脓血出。

琥珀一两，研 没药一两，研 海金沙一两，研 蒲黄一两，研

上四味为末。每服三钱，食前，用通草煎汤调下，日进二服。

葵花散 治小便淋沥，经验。

葵花根一撮，洗净

上剉碎。用水煎五七沸服。

灸法 治小便淋涩不通。用食盐不以多少，炒热放温，填脐中，却以艾灸七壮，小便自出，艾炷如箸头大。

淋痛治验

参苓琥珀汤 中统三年六月中，黄明之小便淋，茎中痛不可忍，相引胁下痛，制此服之，大效。

人参五分 茯苓去皮，四分 川楝子去核，剉炒，一钱 琥珀三分 生甘草一钱 玄胡索七分 泽泻 柴胡 当归梢各三分

上九味㕮咀，都作一服。用长流水三盏，煎至一盏，去滓，温服，空心食前。

水芝丸 治下焦真气虚弱，小便频多，日夜无度。此方得之于高丽国王。

莲实去皮，不以多少，先以好酒浸一二宿，用猪肚一个，却将酒浸莲实入在内，用水煮熟，取出将莲实切开，于火上焙干秤用

上为末，醋糊丸如鸡头大。每服五十丸，温酒送下，空心食前。

小便数而欠

中书右丞合刺合孙，病小便数而欠，日夜约去二十余行，脐腹胀满，腰脚沉重，不得安卧。至元癸未季春下旬，予奉圣旨治之，遂往诊视，脉得沉缓，时时带数。尝记小便不利者有三，不可一概而论也。若津液偏渗于肠胃，大便泄泻，而小便涩少，一也，宜分利而已；若热搏下焦津液，则热湿而不行，二也，必渗泄则愈；若脾胃气涩，不能通利水道下输膀胱而化者，三也，可顺气令施化而出也。今右丞平素膏粱，湿热内蓄，不得施化，膀胱窍涩，是以起数而见少也，非渗泄分利，则不能快利，遂处一方，名曰茯苓琥珀汤。《内经》曰：甘缓而淡渗。热搏津液内蓄，脐胀腹满，当须缓之泄之，必以甘淡为主，是用茯苓为君。滑石甘寒，滑以利窍；猪苓、琥珀之淡以渗泄而利水道，故用三味为臣。脾恶湿，湿气内蓄，则脾气不治，益脾胜湿，必用甘为助，故以甘草、白术为佐。咸入肾，咸味下泄为阴，泽泻之咸以泻伏水；肾恶燥，急食辛以润之，津液不行，以辛散之，桂枝味辛，散湿润燥，此为因用，故以二物为使。煎用长流甘澜水，使不助其肾气，大作汤剂，令直达于下而急速也。两服减半，旬日良愈。

茯苓琥珀汤

茯苓去皮　琥珀　白术各半两　泽泻一两　滑石七钱　木猪苓半两，去皮　甘草炙　桂去皮，各三钱

上八味为末。每服五钱，用长流甘澜水煎一盏，调下，空心食前。待少时，以美膳压之。

【点评】“胞痹门”主要记载了治疗小便不通的方剂和有效医案。从各方的主治症状来看，应当涉及急性尿路感染方，如八正散、石韦散、黄芩清肺汤、滋阴化气汤、立效散、海金沙散等；

急性尿潴留、急慢性前列腺炎、前列腺肥大方，如茯苓丸、巴戟丸、肾沥汤等；另外还记载了猪尿胞导尿法、食盐脐灸法等，都是古代医家智慧的记录。在淋痛治验中，有一首从“高丽国王”传入的治疗小便频多的食疗方水芝丸，即用莲实、猪肚制丸服，老年尿频者可参考运用。在“小便数而欠”一案中，有一段值得大家关注的文字:“尝记小便不利者有三，不可一概而论也。若津液偏渗于肠胃，大便泄泻，而小便涩少，一也，宜分利而已；若热搏下焦津液，则热湿而不行，二也，必渗泄则愈；若脾胃气涩，不能通利水道下输膀胱而化者，三也，可顺气令施化而出也”。概括了小便不利的主要类型与治疗原则。

卷十八　名方类集

妇人门

调经顺气

加减四物汤　治胎前产后腹痛及月事不调。或亡血去多，或恶露不下，妇人一切疾证。

当归　白芍　熟地黄　川芎各二两

上㕮咀。每服四钱，水一盏半，煎至八分，去滓，带热服，无时，日进二服三服。平常产乳，服至三腊；如虚弱者，至一月止。妊妇下血，加阿胶末一钱、艾叶五七片。因虚致血热，热与血搏，口干欲饮水，加麦门冬三分、栝楼根[1]一两。血崩，加地黄、蒲黄各一两。恶露不下，腹中刺痛，加当归、白芍药各一分[2]。因热生风，加川芎一分[3]、柴胡半两。身热脉躁，头昏项强，加柴胡、黄芩各半两。秘涩，加大黄半两炒、桃仁一分[4]。滑泄，加附子、官桂各一分[5]。呕吐，加人参、白术各半两。发寒热，加干姜、芍药、牡丹皮各一分[6]。腹胀，加

① 栝楼根：济生拔粹本作“瓜蒌”。
② 一分：济生拔粹本作“二钱半”。
③ 一分：济生拔粹本作“二钱半”。
④ 一分：济生拔粹本作“二钱半”。
⑤ 一分：济生拔粹本作“二钱半”。
⑥ 一分：济生拔粹本作“二钱半”。

厚朴、枳实各一分[①]。虚烦不得眠，加人参、竹叶各一分[②]。烦躁大渴，加知母、石膏各半两。水停心下吐逆，加猪苓、茯苓、防己各二分[③]。寒热[④]类伤寒，加人参、柴胡、防风各三分[⑤]。妇人血积，加三棱、蓬术、桂、干漆炒，共等分。

逍遥散 治血虚发热，经候不调。

甘草炙，半两 当归 白茯苓 白术 柴胡 白芍药各一两

上剉。每服二钱，水一大盏，烧生姜一块切破，薄荷少许，同煎至七分，去滓，热服，不拘时候。

温经汤 治冲任虚损，月候不调。

阿胶炒 当归 川芎 人参 肉桂 甘草 芍药 牡丹皮各二两 半夏二两半 麦门冬五两半 吴茱萸三两

上剉。每服五钱，水一盏半，生姜三片，煎至八分，热服，空心食前。

黄芪白术汤 治妇人四肢沉重，自汗，上至头际颈项而还，恶风，躁热。

黄芪一两 人参 白术各半两 黄柏酒制 羌活 甘草各二钱，炙 柴胡 升麻各一钱 当归一钱半 川芎 吴茱萸各五分 细辛三分 五味子三十个

上十三味㕮咀。每服五钱，水二盏，生姜五片，煎至一盏，去滓，稍热服，食前。汗出不止，加黄柏半钱；腹中不快，加炙甘草一钱。

异方油煎散 治妇人血风劳气攻疰，四肢腰背疼痛，呕吐恶心，不思饮食，日渐瘦弱，面色萎黄，手脚麻痹，血海冷败。

川乌头炮，去皮 白芍药 五加皮 牡丹皮 海桐皮等分

① 一分：济生拔粹本作“二钱半”。
② 一分：济生拔粹本作“二钱半”。
③ 二分：济生拔粹本作“二钱半”。
④ 寒热：济生拔粹本作“虚寒壮热”。
⑤ 三分：济生拔粹本作“七钱半”。

上五味为末。每服二钱，水一盏，油浸开通钱一文，煎至六分，去滓，温服，日三服，不拘时。如常服，用油浸五七文钱，煎药用。

活血丹 治冲任不足，下焦大寒，脐腹疼痛，月事不匀，或来多不断，或过期不来，或崩中出血，或带下不止。面色萎黄，肌肉瘦瘁，肢体沉重，胸胁胀满，气力衰乏，饮食减少，一切血气虚寒，并宜服之。

桃仁去皮尖，麸炒微黄色 虎杖 吴茱萸汤浸七遍，焙干，微炒 当归 杜仲去粗皮，剉炒 柏子仁炒 附子炮，去皮 木香 山茱萸去核 延胡索 安息香各二十两，捣碎，入好酒研，澄清，去滓，银器内慢火熬成膏 干姜炮 肉桂去粗皮 牡丹皮 黄芪去芦 艾叶微炒 泽兰叶各二斤半 肉苁蓉酒浸焙 厚朴去粗皮，姜汁炙令熟，各五斤

上为细末，以前安息香膏入白面，同煮作糊，和丸如梧桐子大。每服三十丸，食前以温酒下，醋汤亦得。

滋血汤 治妇人血热气虚，经候涩滞不通，致使血聚，肢体麻木，肌热生疮，浑身疼倦，将成痨瘵，不可妄服他药，但宜以此滋养通利又治证与前活血丹同，可互服之。

马鞭草 荆芥穗各四两 牡丹皮一两 赤芍药 枳壳去穰，麸炒 肉桂去粗皮 当归去苗，炒 川芎各二两

上为粗散。每服四钱，乌梅一个，水二盏，煎一盏，去滓，食前空心，日四五服。有此证服至半月或一月，经脉自通，百病皆除，神效。

增损四物汤 治妇人血积。

当归 川芎 熟地黄 芍药 广桂去粗皮 三棱 干漆炒

上八味，各等分，为粗末。每服三钱，水二盏，煎至一盏，食前稍热服。

当归丸 治妇人经血不调血积证。

当归 川芎 赤芍药 广茂 熟地黄 京三棱各半两 神曲 百草霜各二钱半

上八味为末，酒糊丸如桐子大。每服三十丸，用温水送下，食前，温酒亦得。

玄胡苦楝汤 治脐下冷撮痛，阴内大寒。

甘草炙，五分 肉桂 附子炮，各三分 玄胡 苦楝子各二分 熟地黄一钱

上㕮咀。入黄柏二分为引用，都作一服，水二盏，煎至一盏，去滓，稍热服，空心食前。

师尼寡妇异乎妻妾之治

昔宋褚澄疗师尼寡妇，别制方者，盖有谓也。此二种寡居，独阴无阳，欲心萌而多不遂，是以阴阳交争，乍寒乍热，全类温疟，久则为劳。尝读《史记·仓公传》，载济北王侍人韩女，病腰背痛寒热，众医皆为寒热病，治之不瘥。仓公曰：此病得之欲男子不可得也。众曰：何以知欲男子不可得？仓公曰：诊其脉，肝脉弦出寸，故是以知之。盖男子以精为主，妇人以血为主。男子精盛以思室，妇人血盛以怀胎。夫肝，摄血者也，是厥阴肝脉，弦出寸口，上鱼际，则阴盛可知矣。故知褚澄之言，信有谓矣。

通经丸 治妇人室女月水不调，疼痛，或成血瘕。

桂心 川乌头 桃仁 当归 广茂炮 干姜炮 川椒炒出汗 大黄煨 青皮去白，各等分

上九味为末，每一两用四钱，以米醋熬成膏，和余药六钱入臼中，杵千下，可丸，则丸如桐子大。每服二十丸，淡醋汤送下，加至三十丸，温酒亦得。一妇人血气凝疼痛，数服便效。

生地黄丸 许学士治一尼，患恶风体倦，乍寒乍热，面赤心怔忪，或时自汗。是时疫气大行，医见其寒热，作伤寒治之，用大小柴胡汤，杂进数日，病急，召予治之。诊视之，曰：三部无寒邪脉，但厥阴弦长而上鱼际，宜服抑阴等药治之，故予制此方。

生地黄二两　柴胡　秦艽　黄芩各半两　芍药一两

上为细末，蜜丸如桐子大。每服三十丸，用乌梅汤吞下，日三服，不拘时。

熟地黄丸　治妇人月经不调，每行数日不止，兼有白带，渐渐瘦瘁，饮食少味，累年无子。

熟地黄二两二分　山茱萸　白芜荑　干姜炮　代赭石醋淬　白芍药炒，各一两　厚朴姜制　白僵蚕炒，各半两

上八味为末，炼蜜丸如桐子大。每服四五十丸，酒下，食前，日三服。

热入血室证治并方

许学士治一妇人病伤寒，寒热，遇夜则如见鬼状。经六七日，忽然昏塞，涎响如引锯，牙关紧急，瞑目不知人，病势危困，召予视之。曰：得病之初，曾值月经来否？其家云：经水方来，病作而经遂止。得一二日，发寒热，昼虽静而夜有鬼祟，从昨日来，不省人事。予曰：此乃热入血室证。仲景云：妇人中风，发热恶寒，经水适来，昼则明了，暮则谵语，如见鬼状，发作有时，此名热入血室。予制以小柴胡汤加生地黄，三服而热除，不汗而自解矣。又一妇人患热入血室证，医者不识，用补血调气血药治之，数日遂成血结胸。或劝用前药，予曰：小柴胡用已迟，不可行也。无已，则有一方，可刺期门矣。予不能针，请善针者治之，如言而愈。或问热入血室，何为而成结胸也？予曰：邪气传入经络，与正气相搏，上下流行。遇经水适来适断，邪气乘虚入于血室，血为邪所迫，入于肝经。肝受邪则谵语而见鬼，复入膻中，则血结于胸中。何以言之？妇人平居，水养木，血养肝，方未受孕，则下行之为月水，既妊则中蓄之以养胎，及已产则上壅之以为乳汁，皆血也。今邪逐血，并归于肝经，聚于膻中，结于乳下，故手触之则痛，非药可及，故当刺期门也。

小柴胡加地黄汤 治产后恶露方来，忽然断绝。《活人书》海蛤散亦治，录于后。

柴胡一两二钱半 人参 半夏 黄芩 甘草炙 生地黄各七钱

上六味㕮咀。每服五钱，水二盏，生姜五片，枣子一个，煎至一盏，去滓，温服，不拘时。

海蛤散 治妇人伤寒，血结胸膈，揉之痛，手不可近。

海蛤 滑石 甘草各一两 芒硝半两

上为末。每服二钱，鸡子清调下，小便利血数行。更与桂枝红花汤，发其汗则愈。

【点评】“妇人门”论述了女性经、带、胎、产、杂病辨治。首方加减四物汤后附16种加味法，罗氏认为可治“妇人一切疾证”，是治疗妇科疾病的重要基本方。方名“加减四物汤”，其实只加不减。第2首《局方》逍遥散、第3首仲景温经汤、第4首东垣黄芪白术汤都是妇科常用经典效方，应该也是罗氏临床常用方。

师尼、寡妇“独阴无阳，欲心萌而多不遂，是以阴阳交争”，治疗与妻妾不同，故罗氏又另列三方。

对妇人热入血室证，罗氏举两例示之，一为宋代许叔微用小柴胡汤加生地黄治妇人热入血室，忽然昏塞案；一为针刺期门穴治热入血室结胸案。

妊娠养血安胎

半夏茯苓汤 治妊娠恶阻。

陈皮 桔梗 旋覆花 人参 甘草 白芍药 川芎各半两 赤茯苓 熟地黄各七钱半 半夏一两二钱半

上十味剉。每服五钱，水一盏半，生姜四片，同煎至八分，稍热服，食前。次服茯苓丸，即痰水消除，便能食。

茯苓丸 治妊娠阻病。

葛根 枳实炒 白术各二两 人参 干姜 赤茯苓 肉桂 陈皮 半夏汤泡七次，各一两 甘草二两

上十味为细末，蜜丸桐子大。每服三十丸，温米饮空心下，食前服。

保安白术散 治妊娠伤寒安胎，但觉头疼发热，三二服便效。

白术 黄芩各等分，新瓦上炒令香

上为末。每服三钱，水一盏，生姜三片，枣子两个，煎至七分，温服。

安胎阿胶散 治妊娠伤寒。

阿胶炒 桑寄生 白术炙 人参 白伏苓去皮，各等分

上为细末。每服二钱，煎糯米饮汤调下，无时。

安胎白术散 补荣卫，养胎气。治妊娠宿有食冷，胎痿不长，或失将理，伤胎多堕。

白术 川芎各四分 蜀椒炒出汗，去目 牡蛎煅，各三分

上为细末。每服二钱，温酒调下，空心食前。

吴茱萸汤 治妊娠伤胎，数落而不结实，或冷或热。

黄芪 川芎各一两 甘草炙，一两半 吴茱萸半两，汤泡

上为末。每服二钱，温酒调下，空心食前。忌生冷果实。

前胡汤 治妊娠伤寒，头疼壮热，肢节烦疼。

前胡 石膏各三分 大青四分 黄芩五分 知母 栀子仁各四分

上㕮咀。每服四钱，水一盏半，甜竹茹一块，葱白二寸，煎至八分，去滓，温服，无时。

黄龙汤 治妊娠伤寒，壮热头疼，默默不欲饮食，胁下痛，呕逆痰气，及产后伤风，热入胞宫，寒热如疟，并经水适来适断，病后劳伤余热未除。

柴胡 人参 甘草炙 黄芩各等分

上㕮咀。每服五钱，水一盏半，煎至七分，去滓，温服，无时。

保安散 治妊娠因有所伤，胎动疼痛不止，不可忍，及血崩不止。

连皮缩砂不以多少

上一味炒黑，去皮为末。每服二钱，温酒一盏调下。若觉腹中热，胎已安矣。

立圣散 治妊娠下血不止。

鸡肝二个

上用酒一升，煮熟，共食之，大效。

赤茯苓散 治妊娠小便不利，及水肿，洒洒恶寒，动转筋痛。

赤茯苓去皮 葵子各等分

上为末。每服二钱，新汲水调下，无时。

犀角散 治妊娠妇人产前诸风热，困倦，时发昏眩。

拣参 犀角 川羌活 山栀 黄连 青黛 川芎 甘草炙 吴白芷 茯苓去皮，各等分

上为粗末。每服五钱，水一盏，生姜三片，竹叶五七片，煎至八分，去滓，温服，食远。

大宁散 治妊娠下痢赤白，及泄泻，疼痛垂死者。

黑豆二[1]十粒 甘草二寸半，生用[2] 粟壳二个，去须蒂，半生半炒

上为粗末，作一服。水一盏半，生姜三片，煎至七分，去滓，温服，食前，神效。

火龙散 治妊娠心气痛。

艾叶末盐炒一半 川楝子炒 茴香炒，各半两

上为粗末。每服二钱，水一盏，煎至七分，去滓，温服，不拘时。

圣酒方 治妊娠腰疼如折。

大豆半两

① 二：济生拔粹本作“三”。

② 生用：济生拔粹本作“半生半炒”。

上一味，用清酒一盏，煎至七分，去滓，温服，食前。

独圣散 治妊娠小便不通。

蔓荆子不以多少

上为末。每服二钱，浓煎葱白汤调下，食前，日三服。

万应丸 治妊娠胎动不安，及产后小户痛，不可忍。

知母不以多少，去皮炒

上为末，蜜丸如弹子大。每服一丸，清酒一盏化下，食前。

【点评】“妊娠养血安胎”篇共记载了17首方，包含妊娠恶阻、妊娠伤寒、胎动不安、妊娠小便不利、妊娠下痢、妊娠心气痛、妊娠腰痛等多种妊娠常见问题的治疗方药。其中不乏由一两味药组成的小食疗方，如保安白术散、保安散、立圣散、赤茯苓散、圣酒方、独圣散等。治“妊娠伤寒，壮热头疼”的黄龙汤实是小柴胡汤去半夏、生姜、大枣而成。

难产

催生丹

麝香别研，一字[①]　乳香别研，二钱半[②]　母丁香取末，一钱[③]　兔脑髓腊月者，去皮膜研

上拌匀，以兔脑和丸，如鸡头穰大，阴干，用油纸密封。每服一丸，温水下，即时产下，随男左女右，手中握药丸出是验。

榆白皮散 治临产惊动太早，产时未至，秽露先下，致使胎胞干燥，临产艰难，或曾因漏胎去血，并宜服之。

冬葵子　榆白皮　瞿麦各一两　木通　火麻仁去壳，各半两　牛膝酒浸，七钱半

① 一字：济生拔粹本作“五分半”。
② 二钱半：济生拔粹本作“五分”。
③ 一钱：济生拔粹本作“二钱半”。

上六味剉。每服五钱，水一盏半，煎至八分，温服，不以时。

独胜散 治难产。

黄葵子四[①]十粒，或墨或朱为衣，无灰酒下。

黄葵子炒四[②]十粒，研烂酒服济君急。

若也临危难产时，免得全家俱啼泣。

黑神散 治产后瘀血作病，及血晕。

黑豆炒，半升，去皮 当归 熟地黄 肉桂 干姜 甘草 芍药 蒲黄各四两

上八味为末。每服二[③]钱，酒半盏，童便半盏，同煎调下，不拘时，连进二服。

下死胎方

桂二钱 麝香当门子一个

上同研细。酒服，须臾如手推下比之水银等药，不损血气。

产后扶持荣卫

当归建中汤 治妇人一切血气虚损，及产后劳伤，腹中疞痛，少腹拘急，痛引腰背，时自汗出。

当归四两 肉桂三两 甘草二[④]两 白芍药六两

上四味切。每服五钱，水一盏半，生姜五片，枣一枚，同煎至八分，去滓，热服，空心食前。

芎归汤 治胎前产后一切去血过多。

当归 川芎各等分

上剉。每服五钱，水一盏半，煎至八分，去滓，稍热服，不拘时。

犀角饮子 治产后亡津液，虚损，时自汗出，发热困倦，唇口

① 四：济生拔粹本作“七”。
② 四：济生拔粹本作“七”。
③ 二：济生拔粹本作“三”。
④ 二：济生拔粹本作“一”。

干燥。

犀角　麦门冬去心　白术各半两　柴胡一两　地骨皮　枳壳麸炒　甘草炒　生地黄　当归　拣参　茯苓去皮　黄芩　黄芪各七钱

上十三味为粗末。每服三钱，水一盏半，浮小麦七十粒，生姜三片，煎至七分，去滓，温服，食后。

牡丹皮散　治产后寒热，脐下疼痛烦躁，神效。

牡丹皮　地骨皮　天台乌药　海桐皮　青皮　陈皮各一两

上为末，入研了没药二钱半，再罗过。每服二钱，水一盏，煎至七分。如寒多热服，热多寒服，食前，日三服。忌生冷硬滑醋物。

枳壳丸　治产后大小便涩滞。

木香三钱　枳壳麸炒　麻仁炒黄　大黄各一两

上为末，炼蜜丸如桐子大。每服三十丸，温水送下，食后。如饭食不化，亦宜服之。

通和汤　治妇人乳痈疼痛不可忍者。

穿山甲炮黄　川木通各一两，剉　自然铜半两，醋淬七次

上为末。每服二钱，热酒调下，食远服之。

针法：治乳痈肿痛，诸药不能止痛者。三里穴针入五分，其痛立止，如神。穴在膝下胻外臁两筋间，举足取之。

涌泉散　治妇人因气，奶汁绝少。

瞿麦穗　麦门冬去心　王不留行　紧龙骨　穿山甲炮黄，各等分

上五味为末。每服一钱，热酒调下。后食猪蹄羹少许，投药，用木梳左右乳上，梳三十来梳。一日三服，食前，服三次羹汤，投三次梳乳。

胜金丹　治妇人吹奶，极有效。

百齿霜即梳上发之垢也，不以多少

上一味，用无根水丸如桐子大。每服三丸，倒流水送下，食后。病左乳左卧，右乳右卧，温覆出汗。倒流水法，取水倾屋上流下是。

【点评】“难产”篇共有四方，有催生方、难产方，也有治产后瘀血与血晕方、下死胎方。“产后扶持荣卫”篇第1方当归建中汤出自《备急千金要方》，原名“内补当归建中汤”。此方为治疗妇人一切血气虚损之要方，主治少腹拘急疼痛，痛引腰背，时自汗出。此外罗氏还记载了治疗产后去血过多、伤津发热、寒热、大小便不通、乳痈、缺乳、吹奶等的方药。

肠覃论治并方[①]

《黄帝针经·水胀篇》云：肠覃何如？岐伯曰：寒气客于肠外，与卫相搏，卫气不得荣，因有所系，瘕[②]而内著，恶气乃起，息肉乃生。其始生者，大如鸡卵，稍以益大，至其成如怀子之状，久者离岁之则坚，推之则移，月事以时下，此其候也。夫肠者，大肠也；覃者，延也。大肠以传导为事，乃肺之腑也。肺主卫，卫为气，得热则泄，得冷则凝。今寒客于大肠，故卫气不荣，有所系止而结瘕，在内贴著，其延久不已，是名肠覃也。气散则清，气聚则浊，结为瘕聚，所以恶气发起，息肉乃生，小渐益大，至期而鼓其腹，则如怀子之状也。此气病而血未病，故月事不继[③]，应时而下，本非胎娠，可以此为辨矣。

晞露丸 治寒伤于内，气凝不流，结于肠外，久为癥瘕，时作疼痛，腰不得伸。

广茂一两，剉 京三棱一两，剉，并酒浸 干漆五钱，洗去腥，炒烟尽 川乌五钱 硇砂四钱 青皮 雄黄另研 茴香盐炒 穿山甲炮，各三钱 轻粉一钱，另研 麝香半钱，另研 巴豆三十个，去皮，切开

上除研药外，将巴豆炒三棱、广茂二味深黄色，去巴豆不用，共

① 肠覃论治并方：明德堂本将其与下文“石瘕论治并方”并作一题，作“肠覃石瘕论治并方”。

② 瘕：《灵枢·水胀》作“癖”。

③ 继：疑当作“断”。

为末，入研药匀，生姜汁打面糊丸如桐子大。每服二十丸至三十丸，姜汤送下，酒亦得，空心食前。

木香通气散 治寒气结瘕，腹大坚满，痛不可忍。

木香　戎盐炒　京三棱炮，各半两　厚朴一两，姜制　枳实麸炒　甘草炙，各三钱　干姜炮　蓬茂炮，各二钱

上八味为末。每服三钱，淡生姜汤调下，食前。

石瘕论治并方

《黄帝针经·水胀篇》云：石瘕何如？岐伯曰：石瘕生于胞中，寒气客于子门，子门闭塞，使气不通，恶血当泻而不泄，衃以留止，日久益大，状如怀子，月事不以时下，皆生于女子，可导而下之。夫膀胱为津液之府，气化则能出焉。今寒客于子门，则气必塞而不通，血壅而不流，衃以留止，结硬如石，是名石瘕也。此病先气病而后血病，故月事不来，则可宣导而下出者也。《难经》云：任之为病，其内苦结，男子生七疝，女子为瘕聚，此之谓也。非大辛之剂不能已也，可服见睍丸。

见睍丸① 治寒气客于下焦，血气闭塞而成瘕聚，坚大久不消者。

附子四钱，炮，去皮脐　鬼箭羽　紫石英各三钱　泽泻　肉桂　玄胡索　木香各二钱　槟榔二钱半　血竭一钱半，另研　水蛭一钱，炒烟尽　京三棱五钱，剉　桃仁三十个，浸去皮尖，麸炒，研　大黄二钱，剉，用酒同三棱浸一宿，焙

上十三味，除血竭、桃仁外，同为末，入另研二味和匀，用原浸药酒打糊，丸如桐子大。每服三十丸，淡醋汤送下，食前，温酒亦得。

和血通经汤 治妇人室女受寒，月事不来，恶血积结，坚硬如石。

当归　京三棱炮，各五钱　广茂炮，四钱　木香　熟地黄　肉桂各三钱

① 丸：济生拔粹本作“丹”。

红花　贯众　苏木各二钱　血竭一钱，另研

上十味，除血竭外，同为细末，和匀。每服三钱，热酒一盏调下，食前。忌生冷及当风大小便。

和血通经丸　治妇人经水凝滞不行，腰背脐腹疼痛，渐成血瘕。

芍药一两　木香　当归　肉桂　干漆[1]炒烟尽　五灵脂　大黄各半两　水蛭炒，二钱半　广茂半两　虻虫三十个，去头足，麸炒　桃仁二十七个，浸去皮尖

上为末，醋糊丸如桐子大。每服二十丸，醋汤送下，温酒亦得，食前，日进一服。

木香硇砂丸　治妇人痃癖积聚，血块刺痛，脾胃虚寒，宿食不消，久不瘥者。

丁香　木香　硇砂研　干漆炒烟尽　细墨　大黄剉，炒　附子炮　官桂　乳香研　广茂　青皮　京三棱　没药研　巴豆霜减半　猪牙皂角　干姜炮，各等分

上十六味，除另研外，同为末。以好醋一升，化开硇砂，去了滓，银石器内慢火熬。次下巴豆霜、大黄末，熬成膏，下前药末，丸如麻子大。每服三十丸，温酒送下，量虚实加减，大便利为度。

血竭[2]膏　治妇人干血气不可不用也。此药是妇人经水之仙药也。

大黄一两

上为末，用酽醋一升，熬成膏，丸如鸡头大。每服一丸，热酒化开，临卧温服。大便利一二行后，红脉自下。

一方　治经候闭塞不行，亦治干血气。

斑蝥二十个，糯米炒　桃仁五十个，炒　大黄半两

上为末，糊丸如桐子大。温酒下五丸，甚者十丸，空心温服。大便利一二行后，红脉自下。此药是妇人经水之仙药，不可不用。一法加虻虫半钱、水蛭一钱。

---

① 漆：原作“添”，据明德堂本改。

② 竭：济生拔粹本作“极”。

云薹散 治妇人室女血气刺痛不可忍者。

官桂 没药 云薹子 良姜各等分

上为末。每服二钱，乳香酒调下，热服，无时。

【点评】肠覃是妇人下腹部包块由小渐大，而月经能按时来潮的一种病症，相当于西医的子宫肌瘤。古人认为本病的形成与寒气客于肠外有关。“肠覃论治并方”篇仅列两方，一为晞露丸，一为木香通气散，药性均偏温。从组方来看，晞露丸药力更强，但有轻粉、巴豆、川乌等峻猛有毒药。

石瘕也是日渐增大的位于妇人下腹部的包块，与肠覃不同的是月经不能按月来潮，且胞块坚硬如石。该病因寒气客于子门而致，故治疗“非大辛之剂不能已也”，要用含大量附子、肉桂、紫石英的“见晛丸”等。现代的子宫肌瘤、子宫内膜异位症等可参见治疗。

崩漏带下

胶艾汤 治冲任虚损，月水过多，及妊娠胎动不安，腹痛下坠。

阿胶 川芎 甘草炙，各二两 当归 艾叶制，炒，各三两 白芍药 熟地黄各四两

上㕮咀。每服五钱，水一盏，酒六分，煎至八分，去滓，稍热服，空心食前，日三服，甚者连夜并服。

伏龙肝散 治经血崩下[①]。

伏龙肝 赤石脂各一两 熟地黄 艾叶微炒，各二两 甘草 肉桂各半两 当归 干姜各七钱半 川芎三两 麦门冬一两半

上十味㕮咀。每服五钱，水一盏半，入枣三个，擘破，煎至七分，

① 治经血崩下：济生拔粹本作“治气血劳伤，冲任脉虚，经血非时，忽然崩下，或如豆汁，或成血片，或五色相杂，或赤白相兼，脐腹冷痛，经久未止，令人黄瘦，口干，饮食减少，四肢无力，虚烦惊悸”。

食前温服。

丁香胶艾汤 治崩漏走下不止。盖心气不足，劳役过度，及饮食不节所得。经隔少时，其脉两尺俱弦紧而洪，按之无力。其证自觉脐下如冰，求厚衣被以御其寒。白带白滑之物多，间有如屋漏水下，时有鲜血不多[①]。右尺时洪微也，屋漏水暴下多者。夫如屋漏水者，黑物多而赤物少，合而成也。急弦脉见，是寒多；洪脉时见，乃热少。合而言之，急弦者，北方寒水多也；洪脉时出者，命门包络之火少也。

阿胶六分，炮　当归身一钱二分　生艾末一钱　川芎　丁香末　熟地黄各四分　白芍药三分

上七味㕮咀，作一服。水五盏，先煎五味，作二盏，去滓，入胶艾，再煎至一盏，空心食前热服。

柴胡调经汤 治经水不止，鲜红，项筋急，脊骨强，脑痛，不思饮食。

羌活五分　苍术一钱　柴胡七分　藁本　独活　升麻各五分　当归　葛根　甘草炙，三分　红花少许

上十味㕮咀，作一服。水四盏，煎至一盏，去滓，空心稍热服，取微汗立止。

凉血地黄汤 治妇人血崩不止，肾水阴虚，不能镇守包络相火，故血走而崩也。

柴胡　防风各三分　黄柏　知母　黄连　藁本　川芎　升麻　羌活各二分　生地黄　当归尾各五分　黄芩　细辛　甘草炙　荆芥穗　蔓荆子各一分　红花少许

上十七味㕮咀，作一服。水二盏，煎至一盏，去滓，稍热服，空心食前。

益胃升阳汤 治血脱益气，古人之良法也。先补胃气以助生发之气，故曰阳生阴长。用诸甘剂，为之先务，举世皆以为补气，殊不知甘能生血，此阳生阴长之理也，故先理胃气，人之身内，谷气为宝。

① 多：韩本、明德堂本、日抄本皆作“止”。

白术三钱　黄芪　甘草炙，各二钱　人参一钱半　陈皮　当归身各一钱　炒曲一钱半　柴胡　升麻　生黄芩各半钱

上十味㕮咀。每服三钱或五钱，视食加减之。如吃食少，已定三钱内更减之，不可令胜食气。每服水二盏，煎至一盏，去滓，稍热服，无时。黄芩，夏月每服中少加，秋冬去之。如腹中痛，每服加芍药三分，去皮中桂少许。如渴或口干，加葛根二分。

升阳举经汤　治经水不调。右尺脉按之空虚，是气血俱脱也，是大寒之证。轻手按之脉数疾，举指弦紧或涩，皆阳脱之证，阴火亦亡。若见热证于口鼻眼，兼之或渴，此皆阴躁阳欲先去也，当温之，举之，升之，浮之，燥之。此法当大升浮血气，而切补命门之下脱也。

黄芪　白术　当归身各三钱　柴胡　藁本　防风　羌活各二钱　独活一钱半　川芎炙　地黄　白芍　甘草　人参各一钱　细辛六分　黑附子炮，去皮脐，五分　肉桂五分，夏月不用　桃仁十个，汤浸，去皮尖　红花少许

上十八味㕮咀。每服三钱，若病势稍缓，当渐渐加之，至半两止。每服水三盏，煎至一盏，去滓，空心食前，稍热服。

备金散　治妇人血崩不止。

香附四两，炒　当归尾一两二钱，炒，用尾　五灵脂一两，炒

上为末。每服五钱，醋汤调，空心服，立效。

寸金散　治妇人子肠下不收。

蛇床子　韶脑　胡芦巴　紫梢花各等分

上四味为末。每服五七钱，水半碗，淋洗之，三二遍为效。

蚰蜒散

全蝎不以多少

上为末。口噙水鼻内之，立效。

加减四物汤　治妇人冷热不调，阴阳不分，大小便相反。

四物汤五钱　益元散二钱半

上和匀。用水酒各半盏，煎至八分，去滓，空心温服。

酒煮当归丸 治癞疝、白带下疰、脚气，腰以下如在冰雪中。以火焙炕，重重厚绵衣盖其上，犹寒冷不任，此寒之极也。面白如枯鱼之象，肌肉如刀刮，削瘦之峻速也。小便不止，与白带常流不禁固，自不知觉。面白目青，如蓝菜色，目䀮䀮无所见。身重如山，行步欹侧，不能安地，腿膝枯细，大便秘难，口不能言，无力之极。食饮不下，心下痞烦，心中懊侬，不任其苦。面停垢，背恶寒，小便遗而不知，此上中下三焦真气俱虚欲竭。呕哕不止，胃虚之极也。其脉沉厥紧而涩，按之空虚。若脉洪大而涩，按之无力，犹为中寒，况按之空虚者乎？服此药忌湿面油腻生冷毒物。

当归一两　良姜七钱　黑附子炮，七钱　茴香半两，炒

上剉如麻豆大，以好酒一升半同煮，酒干为度，炭火上焙干，为细末，后入

玄胡四钱　全蝎三钱　柴胡二钱　木香　黄盐炒　升麻各一钱　丁香　甘草　苦楝各五分，生用

上为末，与前四味末和匀，酒糊丸如桐子大。每服五七十丸，淡醋汤送下，空心食前。

升阳燥湿汤 治白带下，阴户痛，控心而急痛，身黄，皮肤燥，身重如山，前阴中如冰冷。

柴胡一钱半　白葵花二钱　防风　良姜　郁李仁　甘草各一钱　干姜　生黄芩　橘皮各半钱

上九味㕮咀。分作二服，水二盏，煎至一盏，去滓，食前稍热服，少顷，以美膳压之。

当归附子汤 治赤白带下，脐下冷痛。

当归二钱　附子　干姜　良姜各一钱　柴胡七分　升麻　蝎梢　甘草炙，各五分　炒盐三分　黄柏少许，为引用

上十味为粗末。每服五钱，水五盏，煎至一盏，去滓，稍热服，或为末，酒糊丸亦得。

桂附汤 治白带腥臭，多悲不乐，大寒。

肉桂一钱　附子三钱　黄芩生　知母各半钱

上㕮咀。都作一服，水二盏，煎至一盏，稍热服，食远。不思饮食，加五味子三十个。烦恼，面上麻如虫行，乃胃中元气极虚，加黄芪、人参各七分，甘草炙三分，升麻五分。

白芍药散　治妇人赤白带下，腹脐疼痛，服半月见效。

白芍二两　干姜炮，三两

上二件同为粗末，炒黄色，碾为细末。每服二钱，空心温米饮汤调下，至晚又服。

火龙丹　治妇人二气不和，赤白带下。

白矾枯，四两　蛇床子炒，三两

上为末，醋糊丸如鸡头大，干胭脂为衣。绵裹，纳阴中。

灸妇人崩漏及诸疾

血海二穴，乃足太阴脾经，在膝膑上内臁白肉际二寸中。主女子漏下恶血，月事不调，逆气腹胀，其脉缓者是也，可灸三壮。

阴谷二穴，乃足少阴肾之经，在足内辅骨后大筋下，小筋上，按之应手，屈膝取之。主女子如妊娠，赤白带下，妇人漏血不止，腹胀满不得息，小便黄如蛊，及治膝痛如锥刺，不得屈伸，舌纵涎下，烦逆溺难，小腹急引阴痛，股内臁痛。

会阴一穴，在两阴间。主女子不月，可灸三壮。

气冲二穴，在归来下鼠鼷上一寸，动脉应手宛宛中。主妇人月水不利，难产，子上冲心，痛不得息，可灸七壮，炷如小麦大。

水泉二穴，在内踝下。主妇人月事不利，利即多，心下满，目䀮䀮不能远视，腹中痛，可。

气海一穴，在脐下一寸五分。主妇人月事不调，带下崩中，因产恶露不止，绕脐㽲痛。

带脉二穴，在季胁下一寸八分陷者宛宛中。灸七壮，主妇人不月及不调匀，赤白带下，气转连背引痛不可忍。

气门二穴，在脐下三寸两傍各三寸。灸五十壮，治妇人产后恶露不止及诸淋，炷如小麦大。

石关二穴，在心下二寸两傍各五寸。灸五十壮，主产后两胁急痛不可忍。

阴交一穴，在脐下一寸。主女子月事不调，带下，及产后恶露不止，绕脐冷疼，灸百壮。

关元一穴，在脐下三寸。主妇人带下、癥瘕，因产恶露不止，断产绝下经冷，可灸百壮。

足下廉二穴，在膝下九寸骨行外廉两筋内，举足取之。主乳痈喉痹，胻肿足跗不收，可灸三壮。

承浆一穴，在唇下。灸五壮，主妇人猝口噤，语音不出，风痫之疾。

凡妇人产后气血俱虚，灸脐下一寸至四寸各百壮，炷如大麦大，元气自生。

【点评】治崩漏第1方胶艾汤即《金匮要略》芎归胶艾汤，在四物汤的基础上加了阿胶、艾叶、甘草三味药。第3方丁香胶艾汤则出自李东垣《兰室秘藏》，即《金匮》胶艾汤甘草易丁香。仅一味之差，作用有别。胶艾汤味甘，偏补益，改用辛温的丁香，药性偏温通，故适用于“自觉脐下如冰，求厚衣被以御其寒。白带白滑之物多，间有如屋漏水下，时有鲜血不多”的寒性崩漏症。另外，还有治疗肾水阴虚有热的凉血地黄汤、治疗气虚失固的升阳举经汤、治疗气郁血瘀的备金散，以及治疗子宫下垂的寸金散、蛜蝌散等。治疗带下的方有6首，其中有温通的，如酒煮当归丸、当归附子汤，也有寒温并用的，如升阳燥湿汤、桂附汤，也有阴道给药的燥湿杀虫的火龙丹等。最后有治疗妇人崩漏、带下、腹痛、胁痛、产后恶露不止的具体灸法。

中气不足治验

佚庵刘尚书第五子太常少卿叔谦之内李氏，中统三年春，欲归宁父母不得，情动于中，又因劳役，四肢困倦，躁热恶寒，时作疼痛，不欲食，食即呕吐，气弱短促，怠惰嗜卧。医作伤寒治之，解表发汗，次日传变，又以大小柴胡之类治之。至十余日之后，病证愈剧。病家云：前药无效，莫非他病否？医曰：此伤寒六经传变，至再经传尽，当得汗而愈。翌日，见爪甲微青黑色，足胫至腰如冰冷，目上视而睹不转睛，咽嗌不利，小腹冷，气上冲心而痛，呕吐不止，气短欲绝，召予治之。予诊其脉沉细而微，不见伤寒之证，此属中气不足，妄作伤寒治之。发表攻里，中气愈损，坏证明矣。太夫人泣下避席曰：病固危困，君尽心救治。予以辛热之药，㕮咀一两，作一服，至夜药熟而不能饮，续续灌下一口，饮至半夜，稍有呻吟之声，身体渐温，忽索粥饮，至旦食粥两次。又煎一服，投之。至日高，众医皆至，诊之曰：脉生证回矣。众喜而退。后越三日，太夫人曰：病人大便不利，或以用脾约丸润之，可乎？予曰：前证用大辛热之剂，阳生阴退而愈。若以大黄之剂下之，恐寒不协，转生他证。众以为不然，遂用脾约丸二十丸润之，至夜下利两行。翌日面色微青，精神困弱，呕吐复作。予再以辛热前药温之而愈矣，故制此方。

温中益气汤

附子炮，去皮脐　干姜炮，各五钱　草豆蔻　甘草炙，各三钱　益智仁　白芍药　丁香　藿香　白术各二钱　人参　陈皮　吴茱萸各一钱半　当归一钱

上十三味，㕮咀。每服五钱，水二盏，煎至一盏，去滓，温服食前。病势大者，服一两重。

论曰：《内经》云：寒淫于内，治以辛热，佐以苦甘温。附子、干姜大辛热，助阳退阴，故以为君；丁香、藿香、豆蔻、益智、茱萸

辛热，温中止吐，用以为臣；人参、当归、白术、陈皮、白芍药、炙甘草苦甘温，补中益气，和血脉协力，用以为佐使矣。

䐜胀治验

范郎中夫人，中统五年八月二十口，先因劳役饮食失节，加之忧思气结，病心腹胀满，旦食则呕，暮不能食，两胁刺痛。诊其脉弦而细，《黄帝针经·五乱》篇云：清气在阴，浊气在阳①，乱于胸中，是以大悗。《内经》曰：清气在下，则生飧泄；浊气在上，则生䐜胀。此阴阳返作病之逆从也。至夜，浊阴之气，当降而不降，䐜胀尤甚。又云：脏寒生满病。大抵阳主运化精微，聚而不散，故为胀满。先灸中脘穴，乃胃之募，引胃中生发之气上行，次以此方助之。

木香顺气汤

苍术　吴茱萸各五分，汤洗　木香　厚朴姜制　陈皮　姜屑各三分　当归　益智仁　白茯苓去皮　泽泻　柴胡　青皮　半夏汤泡　升麻　草豆蔻各二分，面裹煨

上十五味，㕮咀，作一服。水二盏。

煎至一盏，去滓，稍热服，食前。忌生冷硬物及怒气，数日良愈。

论曰：《内经》云：留者行之，结者散之。以柴胡、升麻苦平，行少阳阳明二经，发散清气，运行阳分，故以为君。生姜、半夏、豆蔻、益智辛甘大温，消散大寒，故以为臣。厚朴、木香、苍术、青皮辛苦大温，通顺滞气。当归、陈皮、人参②辛甘温，调和荣卫，滋养中气。浊气不降，以苦泄之，吴茱萸苦热，泄之者也。气之薄者，阳中之阴，茯苓甘平，泽泻咸平，气薄，引导浊阴之气，自上而下，故以为佐使也。气味相合，散之泄之，上之下之，使清浊之气，各安其位也。

---

① 浊气在阳：《灵枢·五乱》其下有“营气顺脉，卫气逆行，清浊相干”。
② 人参：方中无人参，疑脱。

疝气治验

赵运使夫人，年五十八岁，于至元甲戌三月中，病脐腹冷疼，相引胁下痛不可忍，反复闷乱，不得安卧。予以当归四逆汤主之，先灸中庭穴。

当归四逆汤 治脐腹冷痛，相引腰胯而痛。

当归尾七分 附子炮 官桂 茴香炒 柴胡各五分 芍药四分 茯苓 玄胡索 川楝子各三分，酒煮 泽泻二分

上十味㕮咀，作一服。水二盏半，煎至一盏，去滓，温服，空心食前，数服而愈。

论曰：《难经》云：任之为病，内结七疝，此寒积所致也。《内经》云：寒淫于内，治以辛热，佐以苦温，以附子、官桂甘辛大热，助阳退阴，用以为君。玄胡、茴香辛温，除下焦虚寒；当归辛温，和血止痛，故以为臣。芍药之酸寒，补中焦之气，又防热药损其肝温；泽泻咸平，茯苓甘平，去膀胱中留垢；川楝子苦寒，酒煮之止痛，又为引用，乃在下者引而竭之之意也；柴胡苦平，行其本经，故以为使也。

中庭一穴，在膻中下一寸六分陷者中，任脉气所发，可灸五壮，针入三分，或灸二七壮、三七壮效。

【点评】中气不足治验案提示不可将中气不足者妄作伤寒治，若发表攻里，中气愈损，会变成坏证，当用温中益气汤。

瞋胀治验案提示对于浊阴之气在上，不能下降的“心腹胀满，旦食则呕，暮不能食，两胁刺痛”，当先灸中脘，引胃中生发之气上行，再服苦温泄降的木香顺气汤。

疝气治验案提示对寒积所致的疝气痛，即脐腹冷痛症，应用理气和血温通的当归四逆汤。

每案后都有罗氏对所用方剂的详细解释，可以参考。

卷十九 名方类集

小儿门

时气温疫外伤风寒

升麻葛根汤 治大人小儿时气温疫，头痛发热，肢体烦疼。

升麻 甘草 白芍药各十两 葛根十五两

上四味剉碎。每服三钱，水一盏半，煎八分，稍热服，不以时，日二三服。

惺惺散 治小儿风热疮疹，伤寒时气，头痛壮热，目涩多睡，咳嗽喘粗，鼻塞清涕。

人参 细辛 栝楼根 茯苓 白术 甘草 桔梗各一两半

上七味为末。每服一钱，水一小盏，入薄荷三叶，同煎至四分，温服。如要和气，入生姜煎服，不以时。一法加防风、川芎各一分，同煎。

人参生犀散 解小儿时气，寒壅咳嗽，痰逆喘满，心忪惊悸，脏腑或秘或泻，调胃进食。又主一切风热，服寻常凉药即泻而减食者钱氏方。

前胡七钱 杏仁去皮尖，麸炒 桔梗各五钱 人参三钱 甘草炙，二钱

上为粗末。每服二钱，水一盏，煎至六分，去滓，温服，食后。

大青膏 治伤风吐泻，身温凉热匕谓匙也，应服药多少，逐方说不尽，并临时以意加减之钱氏方。

天麻一分，末　白附生末，一钱半　青黛一钱，研　蝎尾去毒，半钱　天竺黄一字　乌梢蛇肉酒浸焙末，半钱　麝香一字匕　朱砂一字

上再研细和匀，生蜜和成膏。每服半皂角子大至一皂角子大，月中儿粳米大，同牛黄膏、温薄荷水化，一处服之。五岁以上，同甘露散服之。

天麻防风丸　治一切惊风，身体壮热，多睡惊悸，手足抽掣，痰涎不利，及风温邪热。

干蝎炒　白僵蚕炒，各半两　天麻　防风　人参各一两　朱砂　雄黄各二钱半　麝香一钱　甘草二钱半　牛黄一钱

上十味为末，蜜丸桐子大。每服一丸至二丸，薄荷汤化下，不以时。

涂囟法　治伤寒钱氏方。

麝香研，一字　牛黄末，一字　青黛末，一字匕　蜈蚣末，半字蝎尾去毒炒末，半字　薄荷半字匕

上同研匀，熟枣肉剂成膏。新绵上涂匀，贴囟上四方，可出一指许，火上炙手热，频熨，百日里内外儿，可用此涂。

浴体法钱氏方

青黛三钱　天麻末，二钱　乌梢肉酒浸焙末，三钱　蝎尾去毒炒　朱砂研，各半钱　白矾三钱　麝香一字

上七味，同研匀，入白矾末三钱和匀。每用三钱，水三碗，桃枝一握，并叶五七枚同煎十沸，温热得所，浴之，勿浴背上。

紫霜丸　治乳哺失节，宿滞不化，胸膈痞满，呕吐恶心，或大便酸臭，乳食不消。

代赭石醋淬，细研　赤石脂各一两　杏仁去皮尖，炒，别研，五十枚　巴豆去皮心，出油炒研，三十粒

上为末和匀，汤浸蒸饼，丸如黄米大。儿生三十日外，可服一丸；一岁至三岁可服二丸至三丸。皂角子煎汤送下，米饮亦得，微利为度，未利再服，更量虚实加减。

消积丸钱氏方

砂仁十二个　丁香九个　乌梅三个　巴豆二个去心膜，出油

上为末，糊丸如黍米大。三岁以上三五丸，以下二三丸，温水送下，无时。

厚肠丸　治小儿失乳，以食饲之，未有食肠，不能克化而生腹胀，四肢瘦弱，或病色无常。

苍术三钱，炒　神曲五分，炒　大麦蘖五分，炒　橘皮去白　半夏汤洗　枳实炒，各三分　人参　厚朴姜制　青皮各二分

上为末，糊丸如麻子大。每服二十丸，温水送下，食前，忌饱食。

五脏热及肌热

泻青丸　治肝热生风。一名泻肝丸。若斑后眼有翳膜，亦可服汤，使同微利为度钱氏方。

当归　川芎　草龙胆　羌活　山栀仁　川大黄湿纸裹煨　防风各等分

上为末，炼蜜丸如鸡头大。每服一丸至二丸，煎竹叶汤同砂糖化下。

钱氏导赤散　治大人小儿，小便赤涩，脐下满痛。

木通　生甘草　生干地黄各等分

上㕮咀。每服三钱，水一盏，竹叶少许，煎至六分，温服，不以时。

泻黄散　治脾热目黄，口不吮乳一名泻脾散。钱氏方。

甘草炙，三两　石膏半两　山栀仁一两　防风四两　藿香七钱

上剉，用蜜酒微炒香，为细末。每服一钱至二钱，水一盏，煎至五分，温服清汁，无时。

泻白散　治肺热盛一名泻肺散。钱氏方。桑白皮、地骨皮各一两。

桑白皮炒黄，三两　地骨皮一两　甘草炙，半两

上为末。每服二钱，水一盏，粳米百粒，煎至六分，食后温服之。

地骨皮散 治虚热潮作，亦治伤寒壮热及余热钱氏方。

人参 知母 赤茯苓去皮 柴胡 甘草炙 地骨皮 半夏汤泡，七次，各等分

上七味为末。每服二钱，水一盏，生姜三片，煎至六分，去滓，温服，食后，量大小加减。

生犀散 治小儿骨蒸，肌热瘦悴，颊赤口干，日晚潮热，夜有盗汗，五心烦热钱氏方。

生犀镑末，二钱 地骨皮 赤芍药 柴胡 干葛各一两 甘草炙，半两

上为粗末。每服一二钱，水一盏，煎至七分，去滓，食后温服，大小加减。

云岐子论宣风泻白散

云岐子云：钱氏用宣风散三味，俱无治风之药，惟有治风之名。合加防风一味，譬如用军先锋。辨证以大便飧泄为热，大便散中有结，以宣风散下太过为寒，各认其寒热而再详合用药耳。泻白散三味，亦无泻肺之理，合加黄连一味为泻肺是也。《内经》云：肺苦气上逆，急食苦以泻之。由是钱氏自言兼煎入脏君臣药，是包藏其法而言之也。

喘促胸痹

夺命散 治肺胀喘满，胸高气急，两胁扇动，陷下作坑，两鼻窍张，闷乱嗽渴，声嗄不鸣，痰涎潮塞。若不急治，死在旦夕。

川大黄 白牵牛 黑牵牛各一两，半生半熟 大槟榔一个

上为末。三岁儿服二钱，冷浆水调下。涎多加腻粉少许，利下涎

为度。出杨氏极[①]济方。

无价散 治风热喘促，闷乱不安。

辰砂二钱半 轻粉半钱 甘遂一钱半，面裹，微煮焙

上为末。每服一字，温水少许，滴下小油一点，抄药在上，沉下去脚，以浆水灌之，立效如神。

【点评】"时气温疫外伤风寒"篇所列诸方大多出自宋代《太平惠民和剂局方》及钱乙的《小儿药证直诀》。这些方剂的特点是药性平和，药味不多，药量较小，故比较适用于小儿。如升麻葛根汤仅4味，适用于外感兼头痛、肢体烦痛者。惺惺散仅8味，适用于外感发热伴有鼻塞清涕、咳嗽等呼吸道症状者。除内服药外，还有外用涂囟方、洗浴方等。

"五脏热及肌热"篇所列方剂多为钱乙方，有治肝热的泻青丸、治心热的导赤散、治脾热的泻黄散、治肺热的泻白散。钱乙认为肾无实热，故无治肾热的方剂。

阎孝忠[②]辨急慢惊风

小儿急慢惊风者古无之，惟曰阴阳痫。所谓急慢惊者，后世名之耳，正如赤白痢之类是也。阳动而速，故阳病曰急惊；阴静而缓，故阴病曰慢惊。此阴阳虚实寒热之别，治之不可误也。急惊由有热，热即生风，又或因惊而发，则目为连劄，潮涎搐搦，身体与口中气皆热，及其发定或睡起，即了了如故，此急惊证也。当其搐势渐减时，与镇心治热之剂一二服。候惊势已定须臾，以药下其痰热，利下痰热，心神安宁，即愈。慢惊得于大病之余，吐泻之后，或误取转，致

① 极：明德堂本作"拯"。

② 阎孝忠：北宋儿科医家，又名季忠，字资钦。阎氏幼时为钱乙的患者，后精研钱氏治疾之术，遂精儿科。《小儿药证直诀》一书即其收集整理钱氏的医论、医方编次而成的。

脾胃虚损，风邪乘之，似搐而不甚搐，此名瘛疭。似睡而精神慢，四肢与口中气皆冷，睡中露睛，或胃痛而啼哭如鸦声，此证已危，盖脾胃虚损故也。

洁古老人辨急慢惊风

急惊，阳证。小儿咳嗽，痰热积于胸膈，属少阳诸腑受病也。谓热即生风，或因闻大惊而作。谓东方震卦，得火气而发搐，火本不动，焰须风而动，当用利惊丸与导赤散、泻青丸、地黄丸。搐止，服安神丸。慢惊，阴证。小儿吐泻病久，脾胃虚损，大便下痢，当去脾胃间风。先以宣风散导之，后用使君子丸、益黄散，其痢即止。若不早治，即成慢惊。瘛疭者，似搐而不甚搐，脾胃虚损，致被肝木所乘，属诸脏受病也，用温补羌活膏主之。

急惊

利惊丸钱氏方

天竺黄二钱　青黛　轻粉各一钱　黑牵牛生，头末半分，一方用半钱

上同研匀，炼蜜丸如豌豆大。一岁儿一丸，薄荷温水化下，食后服。

地黄丸　治肾虚钱氏方。

熟地黄八钱　山药　山茱萸各四钱　白茯苓去皮　泽泻　牡丹皮各三钱

上六味为末，炼蜜丸如桐子大。三岁以下一二丸或三丸，温水化下，食前服。

安神丸　治心虚疳热，面黄颊赤，壮热惊啼钱氏方。

山药　麦门冬去心　马牙硝　甘草　白茯苓去皮　寒水石研，各半两　朱砂一两，研　龙脑一字匕

上为末，炼蜜丸如鸡头大。每服半丸，砂糖水化下，不拘时。

妙香丸 治小儿惊痫。

巴豆三百一十五粒，去皮心膜，炒熟，研如面油 牛黄别研 龙脑别研 腻粉研 麝香研，各三两 辰砂九两 金箔九十片

上合研匀，炼黄蜡六两，入白沙蜜三分同炼，令匀，为丸，每两作三十丸。小儿惊痫急慢惊风，涎潮搐搦，蜜汤下绿豆大二丸。

小抱龙丸 治小儿伤风瘟疫，身热昏睡，气粗喘满，痰实壅嗽，及惊风潮搐，中暑。

天竺黄一两 雄黄二分 辰砂 麝香各半两 天南星四两，腊月酿牛胆中，阴干百日

上为末，煮甘草膏子，和丸如皂子大。每服一丸，温水化下。一法用浆水或新汲水，浸南星三日，候透软，煮三五沸取出，乘软切去皮，只取白软者，薄切焙干炒黄色。取末八两，甘草一两半，拍破，用水二碗，浸一宿。慢火煮至半碗，去滓，渐渐洒入天南星末，慢研之，令甘草水浸入余药。亦治室女白带，伏暑用盐少许，细嚼一二丸，新水送下亦载钱氏方。

镇肝丸 治小儿急惊风，目直上视，抽搐，昏乱不省人事，是肝经风热也。

当归 天竺黄研 生地黄 川芎 竹叶 龙胆草去芦 防风 川大黄煨 川羌活各等分

上九味为末，炼蜜丸如鸡头大。每服二丸，砂糖水化下，无时。大人服镇肝丸三五丸，次服天麻散。

天麻散 治小儿急慢惊风，其效如神；及大人中风涎盛，半身不遂，言语[①]难，不省人事。

半夏七钱 老生姜 白茯苓去皮 白术各三钱 甘草炙，三钱 天麻二钱半

上剉，用水一盏，瓷器内同煮，水干，焙为末。每服一钱半，生姜、枣汤调下，无时。大人三钱。

---

① 言语：济生拔粹本二字互乙，作“语言”。

灸法 治小儿急惊风。前顶一穴，在百会前一寸。若不愈，须灸眉头两处及鼻下人中一穴，各三壮，炷如小麦大。

慢惊

宣风散钱氏方槟榔用二个

甘草炙 橘皮各半两 牵牛四两，半生半炒 槟榔二钱

上为末。二三岁儿每服半钱，蜜汤调下。年以上者一钱，食前服慢惊既谓吐泻病久，脾胃虚损，复用牵牛之药，似未稳当。

使君子丸 治小儿五疳，脾胃不和，心腹满，时复疼痛，不进饮食。

使君子一两 厚朴去皮制 陈皮去白 川芎各一钱

上为末，炼蜜丸如皂角子大。三岁以上一丸，以下半丸，陈米饮化下，大治小儿腹痛。

羌活膏 治脾胃虚，肝气热盛而生风，或取转过多，或吐泻后为慢惊者，用无不效钱氏方有防风，无干葛。

天麻一两 人参 羌活去芦 川芎 赤茯苓去皮 白附子炮，各半两 沉香 木香 母丁香 藿香 肉豆蔻各三钱 麻黄去节 干葛一本有防风，无干葛 川附子炮，去皮脐，各二钱 真珠末 麝香研 牛黄研，各一钱半 雄黄研 辰砂研，各二分 干蝎炒去毒 白僵蚕炒去丝 白花蛇酒浸焙，各一分 轻粉一字，研 龙脑半字，研

上同为末，入研药和匀，炼蜜和成剂，旋丸如大豆大。每服一二丸，食后煎薄荷汤化下，或麦门冬汤亦得。实热急惊勿服，性温故也。

钩藤饮子 治吐泻，脾胃气弱，虚风慢惊钱氏方。

人参 蝉壳 蝎尾去毒炒 麻黄去节 防风去芦 白僵蚕炒 天麻各半两 麝香一钱，研 钩藤三分 甘草炙 川芎各一分

上为末。每服二钱，水一盏，煎至六分，温服，量大小加减。寒多者加附子末半钱，无时。

异功散 温中和气，治吐利不思食。凡治小儿虚冷病，先与数服

以正其气钱氏小儿方。

人参去芦　茯苓去皮　白术　甘草炙　陈皮各等分

上为细末。每服二钱，水一盏，生姜二片，枣子二个，煎至七分，食前温服，量多少与之。

大人小儿口噤，牙关不开，服诸药不效者，此药用之立开。以生天南星末一钱，脑子少许，相和研匀，用指蘸生姜自然汁，揾药于左右大牙根上擦之，便开，神效。

灸慢惊风及脐风撮口癫痫风痫惊痫等疾

小儿慢惊风，灸尺泽穴各七壮。在肘中横纹约上动脉中，炷如小麦大。

初生小儿脐风撮口，灸然谷穴三壮。在内踝前起大骨下陷中，针入三分，不宜见血，立效。

小儿癫痫瘛疭，脊强互相引，灸长强穴三十壮，在脊底端趺地取之乃得。

小儿癫痫，惊风目眩，灸神庭一穴七壮，在鼻上入发际五分。

小儿风痫，先屈手指如数物，乃发也。灸鼻柱主发际宛宛中，灸三壮，炷如小麦大。

小儿惊痫，先惊怖啼叫，乃发也。后灸顶上旋毛中三壮，及耳后青丝脉。炷如小麦大。

【点评】上5篇主要论述小儿急慢惊风的辨治方药。开篇引宋代儿科医家阎孝忠与金元时期张洁古之论。两位医家对小儿急慢惊风的鉴别诊断与治疗论述清晰。后所列急慢惊风方大多为钱乙方。最后有针对慢惊风、脐风、撮口、癫痫、风痫、惊痫等小儿常见病的灸治法，值得学习借鉴。

癖积疳瘦

烧青丸 治小儿食癖乳癖。每日午后发寒热，咳嗽，胁下结硬，并皆治之钱氏方。

玄精石烧赤 轻粉各一钱 粉霜 硇砂各半钱

上先将硇砂研细，入三味研匀，更入寒食面一钱半，研匀，滴水和成饼，再用面裹了，慢火内煨黄，取出，去面。将药饼再研为细末，滴水和丸如黄米大。一岁五丸，二岁十丸，夜卧温浆水送下。至天明，取下恶物是效，如不下渐加丸数。如奶癖未消尽，隔三两日又一服，癖消尽为度。

三棱煎丸 治小儿食饮过多，痞闷疼痛，食不消化，久而成癖也。此药并治妇人血积血块。

广茂黑角者 三棱二味，湿纸煨香为末，各一两 大黄去皮，八两为末

上将大黄银石器纳，以好醋渍，令平慢火熬可以二味为丸，如麻子大或绿豆大。每服十丸至二十丸，食后温水送下，虚实加减。大人如桐子大。每服四十丸。

青礞石丸 治小儿奶癖。

硫黄三钱 青礞石 五灵脂 锅底墨各一钱半 白丁香一钱，去土

上为末，米饭为丸如绿豆大，捻作饼子。每服三十饼子，温水送下，食前。

鳖甲猪肚丸 治癖积发热。

柴胡一两 黄连 鳖甲九肋者，醋煮黄色，各七钱 枳实麸炒 木香 青皮各半两

上入干青蒿七钱，同为末，以豮猪肚一个，去脂盛药蒸熟，同捣和为丸如桐子大。每服一二十丸，煎人参汤送下，食后。

克效圣饼子 治癖积。

陈皮去白，十两 巴豆一百个，去壳切，同陈皮炒黄色，去巴豆 香附子炒，去毛 广茂炮 京三棱炮，各半两

上为末，糊丸如绿豆大，捻作饼子。每服三十饼子，温水送下。

广茂化癖丸 治乳食不消，心腹胀满，壮热喘粗，呕吐痰涎，肠鸣泄利，米谷不化完出，下痢赤白，腹痛里重，及食癖、乳癖、痃气、痞气，并皆治之。

朱砂研，水飞 当归炒 代赭石醋烧淬 枳壳麸炒 广茂炮 京三棱炮，各半两 麝香研 巴豆霜各一分 木香一两

上为末，入研药匀，糊丸如麻子大。一岁儿二丸，温米汤送下，食后。量虚实大小加减。

橘皮丸 治癖积坚硬不消。

陈橘皮二两 巴豆半两，去皮

上将橘皮剉碎，以巴豆同炒令重黄色，拣去巴豆不用，只捣陈皮为末，软烂饭研为丸，如绿豆大。每服二十丸，生姜汤送下，食前。量儿岁数，旋丸大小加减。

广茂溃坚丸 治小儿癖积，腹胁满，发热，咳嗽喘促，不思饮食。

木香 青皮 陈皮 广茂 乌梅 京三棱各一两 大椒 巴豆去心膜，各半两

上八味为末，糊丸如麻子大。每服五七丸，温米汤饮送下，食远。量小儿大小为丸，加减服。

圣效透肌散 治小儿奶癖、食癖，时发寒热，咳嗽，胁下坚硬结块。

桑皮 荆芥各三钱 雄黄研 粉霜研，各二钱半 蒺藜 当归 硇砂研 豆蔻 穿山甲炮，各二钱 轻粉一字半，研 海金沙一字

上十一味，除研药外，余拣净为末，入研药和匀。令将独科蒜去皮，研如泥，入头醋和如稀糊，调药如膏。约癖积大小，摊在纸上贴病处，用新绵一叶覆之，以三襜紧系。待一二时辰，觉疼痛无妨，只待口鼻内蒜香为度，其效不可具述，癖消为度。赵黄姑十三岁，癖积甚大，以至危笃，予以此贴之，得效如神。

中脘一穴、章门二穴，专治小儿癖气久不消者。中脘从髃骬下，取病儿四指头是；章门在大横骨外直脐季胁端侧，卧屈上足，举臂取之，各灸七壮。脐后脊中，灸二七壮。禹讲师用灸之经验。

脾俞二穴，治小儿胁下满，泻痢，体重，四肢不收，痃癖积聚，腹痛不嗜食，痎疟寒热。又治腹胀引背，食饮不多，渐渐黄瘦，在第十一椎下两旁相去各一寸五分，可灸七壮。若黄疸者，可灸三壮。

癖积治验

真定总管董公长孙，年十一岁，病癖积。左胁下硬如覆手，肚大青筋，发热肌热，咳嗽自汗，日晡尤甚，牙疳臭恶，宣露出血，四肢困倦，饮食减少。病甚危笃，召太医刘仲安先生治之，约百日可愈。先与沉香海金沙丸一服方在湿证门中，下秽物两三行。次日，合塌气丸服之。十日，复以沉香海金沙丸再利之。又令服塌气丸，如此互换，服至月余，其癖减半，未及百日良愈。近年多有此疾，服此愈之者多，录之以救将来之病者也。

塌气丸　治中满下虚，单腹胀满虚损者。

陈皮　萝卜子炒，各半两　木香　胡椒各三钱　草豆蔻去皮　青皮各三钱　蝎梢去毒，二钱半

上为末，糊丸如桐子大。每服三十丸，米饮下，食后，日三服。白粥百日，重者一年。小儿丸如麻子大，桑白皮汤下十丸，日三服。大人丸如桐子大。每服四十丸。如阴囊洪肿冰冷，用沧盐、干姜、白面为末各三钱，水和膏子摊纸上，涂阴囊上。

疳瘦

丹砂丸　治小儿五疳八痢。

麝香一钱，研　朱砂研　青黛各二分　丁香半钱　肉豆蔻一枚　没石子一个

上用干大虾蟆一个，去头足，酥炙黄，同为末，糊丸绿豆大。每服三十丸，米饮下，空心服。

神效豆蔻丸　治小儿脾疳瘦弱，或泄利无度。

神曲炒　麦蘖炒，各半两　肉豆蔻面裹煨，三两　黄连半两　芦荟二钱半，研　使君子十个，去皮

上为末，豮猪胆汁丸如黍米大或桐子大。每服二三十丸，米饮送下，空心食前。

芦荟丸　治小儿脾疳瘦弱，面色萎黄。

芦荟　蟾酥　麝香　朱砂　黄连　槟榔　鹤虱　使君子　肉豆蔻各等分

上为末，糊丸如绿豆大。每服三十丸，温水送下，空心食前。

肥儿丸　治小儿蒸热，腹胁胀满，面色萎黄，饮食迟化，大小便不调。

麦蘖炒　川黄连　大芜荑　神曲炒　胡黄连各半两

上为末，豮猪胆汁丸如麻子大。米饮送下三十丸，食前。乳母忌酒面生冷。

橘连丸　治疳瘦，久服消食和气，长肌肉钱氏方。

陈皮一两　黄连一两半，去须净，米泔浸一宿

上为末，另研麝香半钱，和匀，用猪胆七个，分药入胆内，浆水煮。候临热时以针微扎破，以熟为度，取去[①]。粟米丸如绿豆大。每服十丸，米饮下，量大小加减之。

黄帝疗小儿疳瘦脱肛，体瘦渴饮，形容瘦悴，诸方不瘥者，尾翠骨上三寸陷中，灸三壮，炷如小麦大。岐伯云：兼三伏内用柳水浴孩儿，正午时灸之。当自灸之后，用帛子拭，见有疳虫随汗出。此法神效，不可具述。

章门二穴，治小儿身羸瘦，奔豚腹胀，四肢懈惰，肩背不举，依前禹讲师灸癖处取之。

---

① 去：韩本、明德堂本皆作“出”。

【点评】癖疾、疳瘦实为饮食过多或饮食不节致消化不良而引起的小儿肝脾肿大及严重营养不良。故对于食癖、乳癖多用攻下之药，如由大黄、三棱、莪术组成的三棱煎丸等。癖积发热则用清热软坚药，如鳖甲猪肚丸等。有内服药，也有外用贴敷药，如圣效透肌散等。对小儿疳瘦泄利的治疗，多用消食、攻下、清热、杀虫药的组合。罗氏对诸方服之不效者都介绍了详细的灸治法。

咳嗽

辰砂半夏丸 治小儿肺壅痰实，咳嗽喘急，胸膈痞满，心忪烦闷。

朱砂 五灵脂各一两，微炒 葶苈 杏仁 半夏各半两

上为末，姜汁煮面糊为丸，如小麻子大。每服五七丸，淡姜汤下，食后。

润肺散 治小儿寒壅相交，肺气不利，咳嗽喘急，语声不出，痰涎壅塞，胸膈烦满，鼻塞清涕，咽喉干痛。

贝母 杏仁各二两 麻黄去根节 人参各二两 阿胶 桔梗各半两 陈皮 甘草各一两

上粗末。每服一钱，水一盏，煎至六分，去滓，温服，食后。

人参半夏丸 治肺胃受冷，咳嗽气急，胸膈痞满，喉中呀呷，呕吐涎沫，乳食不下。

半夏 厚朴 丁香各四两 陈皮 人参 细辛各二两

上为末，姜汁糊丸麻子大。三岁儿每服二十丸，姜汤下，食后服，量儿大小加减。

涂唇膏 治襁褓小儿，咳嗽吐乳，久不愈。

石燕子

上一味为末。每用一捻，蜜少许调涂儿唇上，日三五次，不拘，奶食前后。

吐泻痢疾

丁香散 治胃虚气逆，呕吐不止。

人参半两 丁香 藿香各一分

上为末。每服一钱，水半盏，煎五七沸，入乳汁少许，去滓，稍热服，不以时。

玉露散 治小儿吐泻一名甘露散。钱氏方。

石膏 寒水石各半两 甘草生，一钱

上为末。每服一字，或半钱、一钱，温汤调下，食后。立夏以后，立秋以前宜用，余月不可用。

益黄散 治小儿脾胃虚弱，腹痛泄痢一名补脾散。

丁香四钱 陈皮二两 甘草 诃子 青皮各一两

上为细末。每服一钱，水七分盏，煎至五六分，食前服。

豆蔻散 治吐利腹胀烦渴，小便少钱氏方。

肉豆蔻 丁香各五分 桂府滑石三分 舶上硫黄一分

上为末。每服一字至半钱，米饮汤调下，无时。

白术丁香散 治小儿吐利不止，烦渴，小便少。

丁香 白术 舶上硫黄 肉豆蔻各三钱 人参二钱 桂府滑石二两

上为末。大人每服二钱，小儿一钱，温米饮调下，食前。

立效散 治一十六般风，及热吐不止，累经效。

川甜硝一钱 桂府滑石末三钱

上二味研匀。每服半钱，浆水少许，生油一两点，打匀同调服，极者三服必愈。大人每服一钱。忌生鱼、果实。

玉液散 治小儿呕逆吐利，霍乱不安，烦躁不得卧，及腹胀，小便赤，烦渴闷乱，或伤寒疟病。

丁香一钱 藿香半两 桂府滑石四两

上为末。每服一钱，清泔水半盏调下，冷服。大人霍乱吐利，水打腊茶清下三钱，立效。

如圣丸 治冷热疳泻。

胡黄连 川黄连 白芜荑 使君子各一两，去皮 麝香半钱，研 干虾蟆五个，剉，酒熬成膏

上为末，与虾蟆膏子为丸，如麻子大。每服一二丸，人参汤下，二三岁儿六七丸，以上十丸十五丸。中庭一穴，治小儿吐乳汁，灸一壮，在膻中穴下一寸陷中，炷如小麦大。

豆蔻香连丸 治泄泻不拘寒热赤白，阴阳不调，腹痛肠鸣，此方用之如神。

黄连三分，炒 南木香 肉豆蔻各一分

上为末，粟米饭丸如米粒大。每服十丸至二十丸，米饮下，日夜各四五服，食前。

白附子香连丸 治肠胃气虚，暴伤乳哺，冷热相杂，下痢赤白，里急后重，腹中撮痛，日夜频并，乳食减少钱氏方。

木香 黄连各一分 白附子尖二个

上为末，粟米饭丸如绿豆大，或黍米大。每服十丸至二三十丸，食前，清米汤送下，日夜各四五服。

小香连丸 治冷热腹痛，水谷痢，滑肠钱氏方。

黄连半两 木香 诃子肉各一钱

上为末，粟米饭丸如绿豆大。米饮下，每服十丸至三五十丸，食前频服之。

没石子丸 治泄泻白痢，及疳痢滑肠腹痛钱氏方。

木香 黄连各二钱半 诃子去核，三个 没石子一个 肉豆蔻二个

上为末，饭和丸如麻子大。米饮下十五丸，量儿大小加减，食前服之。

赤石脂散 治小儿因痢后努躯气下，推出肛门不入钱氏方。

赤石脂 伏龙肝各等分

上为末。每用半钱，敷肠头上，每日三次用之。

岐伯灸法，疗小儿脱肛泻血，秋深不效。灸龟尾一壮，如小麦

大，乃脊端穷骨也。

小儿脱肛，灸脐中三壮。《千金》云：随年壮。

小儿脱肛久不瘥，及风痫，中风，角弓反张，多哭，语言不择，发无时节，盛则吐沫。灸百会穴七壮，在鼻直入发际五寸顶中央旋毛中，可容豆，炷如小麦大。

杂证诸方

黄芪散　治虚热盗汗。

牡蛎烧　黄芪　生地黄各一两

上为末。每服一二钱，水一盏，小麦二三十粒，煎至七分，去滓，食后温服。

猪尾膏　治疮倒靥黑陷。用小猪尾刺血三五点，入生脑子少许研匀，新汲水调下，立效。治斑后小儿眼有翳膜，煎竹叶汤同砂糖，化下泻青丸三丸，微利为度。

白菊花散　治疹痘疮后，眼内生翳膜者。病浅二十日见效，深者一月必效。一日吃三服。

白菊花　绿豆皮　谷精草去根，各等分

上为末。每服一钱，干柿一个，生粟米泔一盏，熬米泔尽，将柿去蒂核，食之无时。

黄连散　治小儿眉癣。

黄连　大黄　黄芩　密陀僧　百药煎各等分　轻粉少许

上为极细末。每用不以多少，油蜜调擦神效此山有木，工则度之[①]。

沥青膏　治小儿黏疮。

黄蜡　沥青各一两　园葵子　黄丹各三钱

上为末。小油三两，熬擦不须洗。

绛玉散　治小儿头上并身上湿疳，时复痒痛，皮肤湿烂，久不愈。

---

① 此山有木，工则度之：明德堂本作“陀僧有砂土则度之”。

黄丹炒红，二两重　绿豆粉炒黄，三两重

上为末。清油调，鸡翎扫于疮上，后糁胜金散覆之，大有神效。

胜金散[①]

石膏　黄芩一两

上为末。先擦了绛玉散后，不以多少，覆之神效。

千金膏　治腊姑如神，一名蝼蛄。又治多日诸般恶疮。

沥青四两　黄蜡三两　散绿三钱，研

上先用小油三两熬温，入沥青、黄蜡化开搅匀，入散绿取下火，搅匀，滤入水中，瓷器内收之。每用时将药入水，捻作饼，于绯绵上贴之。

软青膏　治一切风热疮，又治小儿头疮。

沥青　黄蜡　芝麻油各十两　巴豆十四个

上先将沥青、麻油、黄蜡熬成汁，次入巴豆，不住手搅。候巴豆焦黑，去巴豆不用，次入腻粉二钱，再搅极匀，放冷。敷疮上，神良。

羊蹄散　治小儿顽癣，久不瘥。

白矾半两　羊蹄根四两制

上二味烂研。入米醋小半盏，同擦，不住擦之。后觉癣极痒，至痛即止。隔日洗去，再擦。

麝香散　治小儿口疳，唇齿皆蚀损臭烂。

硇砂四钱　砒三字　麝香少许

上各研细和匀。先以帛抹口，每用少许糁之，应是口齿疳疮皆可用。不可咽了，咽了只是吐入耳，用之无有不效。大人用一字。

小儿季夏身热痿黄治验

一小儿身体蒸热，胸膈烦满，皮肤如渍橘之黄，眼中白睛亦黄，

① 胜金散：本方石膏剂量缺失。

筋骨痿弱，不能行立。此由季夏之热，加以湿气而蒸热，搏于经络，入于骨髓，使脏气不平，故脾遂乘心，湿热相和而成此疾也。盖心火实则身体蒸热，胸膈烦满；脾湿胜则皮肤如渍橘之黄。有余之气，必乘己所胜而侮不胜，是肾肝受邪，而筋骨痿弱，不能行立。《内经》言：脾热者色黄而肉蠕动，又言湿热成痿。信哉斯言也！此所谓子能令母实，实则泻其子也。若脾土退其本位，肾水得复，心火自平矣。又《内经》曰：治痿独取于阳明。正谓此也，予用加减泻黄散主之。

加减泻黄散 此药退脾土，复肾水，降心火。

黄连 茵陈各五分 黄柏 黄芩各四分 茯苓 栀子各三分 泽泻二分

上㕮咀，都作一服。水一大盏，煎至六分，去滓，稍热服。后一服减半，待五日再服而良愈。

论曰:《内经》云土位之主，其泻以苦。又云脾苦湿，急食苦以燥之，故用黄连、茵陈之苦寒，除湿热为君。肾欲坚，急食苦以坚之，故以黄柏之苦辛寒强筋骨为臣。湿热成烦，以苦泻之，故以黄芩、栀子之苦寒止烦除满为佐。湿淫于内，以淡泄之，故以茯苓、泽泻之甘淡利小便，导湿热为使也。

【点评】以上分别记载了咳嗽、吐泻痢疾、盗汗、痘疮后目翳、顽癣等小儿杂病的治疗方药。咳嗽方仅4首，最后一首治疗襁褓小儿咳嗽吐乳的涂唇膏，只用一味石燕子为末蜜调小儿唇上的用药方法非常值得借鉴。治疗小儿吐泻的方药也大多选自钱乙的《小儿药证直诀》，有补脾益气、理气助运的方，如丁香散、益黄散等；也有清肠和胃止泻的方，如玉露散、立效散等。最值得关注的是治疗寒热错杂吐泻证的宋代《证类本草》香连丸4首加味方（豆蔻香连丸、白附子香丸、小香连丸、没石子丸），以及灸脱肛法。小儿季夏身热痿黄治验案所用加减泻黄散为罗氏所创方，是唐代《外台秘要》黄连解毒汤的加味方，加了除湿退黄的茵陈与利水的茯苓、泽泻，是一首治疗急性黄疸类疾病的好方子。

卷二十　名方类集

杂 方 门

八毒赤丸　治鬼疰病。入国信副使许可道到雄州，请予看脉。予诊之，脉中乍大乍小，乍短乍长，此乃血气不匀，邪气伤正。本官说在路到邯郸驿中，夜梦一妇人，着青衣，不见面目，用手去胁下打了一拳，遂一点痛，往来不止，兼之寒热而不能食，乃鬼击也。予曰：可服八毒赤丸。本官言尝读《名医录》中，见李子豫八毒赤丸，为杀鬼杖。予遂与药三粒，临卧服。明旦下清水二斗，立效。又进白海青陈庆玉第三子，因昼卧于水仙庙中，梦得一饼食之，心怀忧思，心腹痞满，饭食减少，约一载有余，渐渐瘦弱，腹胀如蛊，屡易医药及师巫祷之，皆不效，又不得安卧，召予治之。予诊之，问其病始末，因思之，此疾既非外感风寒，又非内伤生冷，将何据而医？予思李子豫八毒赤丸，颇有相当，遂合与五七丸服之，下清黄涎斗余，渐渐气调，而以别药理之，数月良愈，不二年身体壮实如故。故因录之，此药可谓如神。合时宜斋戒沐浴，净室，志心修合。

雄黄卷　矾石　朱砂　附子炮　藜芦　牡丹皮　巴豆各一两　蜈蚣一条

上八味为末，炼蜜丸如小豆大。每服五七丸，冷水送下，无时。

蝉花散　治夏月犬伤，及诸般损伤，蛆虫极盛，臭恶不可近者。晋州吴权府佃客，五月间收麦，用骡车搬载，一小厮引头，被一骡跑倒，又咬破三两处，痛楚不可忍。五七日脓水臭恶难近，又兼蛆蝇极盛，药不能救，无如之何，卧于大门外车房中。一化饭道人见之云：我有一方，用之多效，我传与汝。修合既得，方合服之，蛆皆化为水而出，蝇亦不敢近。又以寒水石为末敷之，旬日良愈，众以为神，故录之。

蝉蜕　青黛各半两　华阴细辛二钱半　蛇退皮一两，用烧存性

上为末，和匀。每服三钱，酒调下。如驴、马、牛畜损伤成疮，用酒灌之，如犬伤用酵子和与吃。蛆皆化为水，蝇不敢再落，又以生寒水石末干掺上。

定风散　治疯狗咬破。先口含浆水洗净，用绵子揾干贴药，更不再发，无脓，大有神效。凡恶犬伤人，咬破，或一年、二年、三年、四五年至七八年，被犬伤咬破处，或发疼痛，或先发憎寒，或甚至发疯，遍身搐搦，数日不食而死，十死八九，余亲见死者数人。此药但凡犬伤咬破，无有不愈申显卿传。

防风去芦　天南星生用，各等分

上为细末。干上药，更不再发，无脓，不可具述。

治食诸鱼骨鲠久而不出，以皂角末少许，吹入鼻中，得嚏鲠出，多效。

乌白散　治蝎螫痛不可忍。

乌鱼骨一两　白矾二钱

上同为极细末。不以多少，搐鼻。如在右者左鼻孔内搐之，在左者右鼻搐之。

雄黄消毒膏　治蝎螫痛不可忍。

矾一两，生　雄黄　信各半两　巴豆三钱　黄蜡半两

上为末，熔开蜡，入药末在内，搅匀为铤子，如枣子大。每用时，将铤子于热焰上炙开，滴于患处，其痛立止。

圣核子　治蛇咬蝎螫，大有神效。五月五日，不闻鸡犬，及孝子妇人见之，修合。

雄黄三钱　信一钱　皂角子四十九个　巴豆四十九个　耳塞少许　麝香

少许

上为末，入在合子内封之。用时针挑出，上病处。

复生散 治猝病死、压死、溺死、一切横死，但心头温者，救之。

半夏不以多少

上一味为细末。心头温者，用一字许吹入鼻中，立活，良法。

衣香方

茅香剉，蜜炒　零陵香各二两　香白[①]芷　甘松去土，各一两　檀香五钱　三赖七钱，面裹煨

上件为粗末，入麝香少许和匀，以绢囊盛之。

八白散 治劳汗当风寒薄，为皻郁乃痤及皯点之类。

白丁香　白及　白僵蚕　白牵牛　杜蒺藜　新升麻肉白者佳，各三两　三赖子　白蔹　白芷各二两　白附子　白茯苓各半两

上为末。至夜津调涂面，明旦，以莹肌如玉散洗之。

莹肌如玉散 治点粉刺之类，并去垢腻，润泽肌肤。

楮实五两　白及肥者，一两　升麻内白者，半斤　甘松七钱　白丁香　连皮砂仁各半两　糯米一升二合，末　三赖子三钱　绿豆五两，另用绢罗子罗，一本用一升　皂角三斤，水湿烧干，再入水中再烧干，去弦皮子，可得二斤半，为末，另用纱箩子罗

上七味为末，入糯米、绿豆、皂角末，一处搅匀。用之神效。

面油摩风膏

麻黄三钱　升麻白者　防风　白蔹各二钱　羌活　白及各一钱

上六味，入檀香、当归身各一钱，用小油半斤，银石器纳，用绵子同包定，入油中熬之得所，澄净，去滓，入黄蜡一两，麝香少许，熬烊为度。

干洗头药方

甘松　川芎　百药煎　薄荷　白芷　五倍子　藿香　茅香　草乌

① 白：原作“百”，据明德堂本改。

头各等分

上为末。不以多少，干洗头发。

出油龙粉散

龙骨　乌鱼骨　定粉　滑石各一两　风化石灰四两

上捣为末。如冬月用，以热砖上熥，或炕上。夏月用日头炙，只用风化石灰一味亦得，曾试有验。

出油白粉散　白石脂为末，有油处掺定，用纸隔熨斗熨之，颜色衣服，亦不改色。

取字法

硇砂　瓦粉　白龙骨　木贼　密陀僧　白石脂　桑柴灰各等分　信少许

上为细末。先湿字，后掺药末，以熨斗熨之，干随落。

【点评】"杂方门"记载了治疗鬼疰病、恶疮、狂犬病、鱼骨鲠、蛇蝎咬伤、猝死、压死、溺死、粉刺痤疮等疾病的有效方药。大多是罗氏临床亲试有效者，如八毒赤丸治疗鬼疰病验案谓："此药可谓如神。"罗氏评价治疗恶疮生蛆的蝉花散的疗效曰"众以为神，故录之"；评价治疗疯狗交伤引起的狂犬病的定风散曰"此药，但凡犬伤咬破，无有不愈"；评价圣核子曰"治蛇咬蝎螫，大有神效"，等等。都值得学习、研究。

针法门

癸丑岁，与窦子声先生随驾在瓜忽都田地里住冬，与先生讲论，因视见《流注指要赋》及补泻法，用之多效，今录于此，使先生之道不泯云云，流注指要赋题辞。

望闻问切，惟明得病之源；补泻迎随，揭示用针之要。予于是学，始迄于今，虽常覃思以研精，竟未钩玄而赜隐。俄经传之暇日，承外舅之训言，云及世纷，孰非兵扰，其人也神无依而心无定，或病之精必夺而气必衰。兼万国因乱而隔殊，医物绝商而那得，设方有效，历市无求，不若砭功，立排疾势。乃以受教，遂敏求师，前后谨十七年，晓会无一二辈，后避屯于蔡邑，方获诀于李君。斯人以针道救疾也，除疼痛于目前，愈瘵疾于指下，信所谓伏如彍[①]弩，应若发机，万举万全，百发百中者也。加以好生之念，素无窃利之心，尝谓予曰：天宝不泄于非人，圣道须传于贤者。仆不自揆，遂伸有求之恳，获垂无吝之诚，授穴之秘者四十有三，疗疾而弗瘳者万千无一。遂铭诸心而著之髓，务极其困而扶其危，而后除疼痛迅若手拈，破结聚涣如冰释。夫针也者果神矣哉！然念兹穴俞而或忘，借其声律则易记，辄裁入韵，赋就一篇，讵敢匿于己私，庶共传于同志。壬辰重九前二日谨题。

流注指要赋

必欲治病，莫如用针，巧运神机之妙，工开圣理之深。外取砭针，能蠲邪而扶正；中含水火，善回阳而倒阴。原夫络别支殊，经交错综，或沟池溪谷之歧异，或山海邱陵而隙共，斯流派以难揆，在条纲而有统。理繁而昧，纵补泻以何功？法捷而明，自迎随而得用。且如行步难移，太冲最奇太冲肝经，在足大指本节后二寸，或一寸五分动脉中。人中除脊膂之强痛人中督脉，一名水沟，在鼻柱下，神门去心性之呆痴神门心经，一名锐中，一名中都，在掌后锐骨端陷中。风伤项急，便求于风府风府督脉，入项发际一寸，脑户后一寸五分，项大筋宛宛中；头晕目眩，要觅于风池风池胆经，在颞颥后发际陷中。耳闭须听会而治也听会胆经，在耳前陷中，开口有孔，眼疼必合谷以推之合谷大肠经，一名虎口，在大指次指骨间。胸结身黄，取涌泉而即可涌泉肾经，一名地冲，在足心陷中，屈足蜷指宛宛中；脑昏目赤，泻攒竹以偏宜攒竹膀胱经，在眉头陷中。若两肘之拘挛，仗曲池而平扫曲池大肠经，在肘外

① 彍（guō 郭）：拉满弓弩。

辅骨屈肘两骨之中；四肢之懈惰，凭照海以消除照海肾经，在足内踝下，阴跷所主。牙齿痛吕细堪治吕细膀胱经，一名太溪，颈项强承浆可保承浆任脉，在下唇下陷中。太白宣通于气冲太白脾经，在足内侧核骨下陷中，治腹胀满，阴陵开通于水道阴陵泉脾经，在膝下内侧辅骨下陷中，治小便不利。腹而胀，夺内庭兮休迟内庭胃经，在足大指次指外间陷中；筋转而疼，泻承山而在早承山膀胱经，在兑腨肠中分肉间陷中。大抵脚腕痛，昆仑解愈昆仑膀胱经，在足外踝后跟骨上陷中；股膝痛，阴市能医阴市胃经，在膝上三寸伏兔下陷中。痫发癫狂兮，凭后溪而疗理后溪小肠经，在手小指外侧本节后陷中；疟生寒热兮，仗间使以扶持间使包络经，在掌后三寸两筋间陷中。期门罢胸满血膨而可已期门肝经，在太容傍一寸五分，直乳第二肋端，劳宫退胃翻心痛以何疑劳宫包络经，在掌中央屈无名指取之。稽夫大敦去七疝之偏坠，王公谓此大敦肝经，在足大指端，去爪甲如韭叶；三里却五劳之羸瘦，华老言斯三里胃经，在膝下三寸骨行骨外筋内宛宛中。固知腕骨祛黄腕骨小肠经，在手外侧腕前起骨下陷中，然谷泻肾然谷肾经，在足内踝前大骨下陷中，行间治膝肿腰疼行间肝经，在足大指间动脉应手陷中，尺泽去肘疼筋紧尺泽肺经，在肘中约横纹上。目昏不见，二间宜取二间大肠经，在手食指本节前，内侧陷中；鼻窒无闻，迎香可引迎香大肠经，在禾窌上鼻孔傍。肩井除两臂湿痛难任肩井胆经，在肩上陷中缺盆上大骨前，以三指按取之，当中指下陷者是，丝竹疗偏头疼痛不忍丝竹空三焦经，在眉后陷中。咳嗽寒痰，列缺堪凭列缺肺经，在腕后一寸五分；眵矇冷泪，临泣尤准临泣胆经，目上直入发际五分。髋骨将腿疼以祛残髋骨膀胱经，在腿砚骨上，肾俞把腰疼而泻尽肾俞膀胱经，在十四肋下两旁，各一寸五分。以见越人治尸厥于维会维会督脉，随手而苏；文伯泻死胎于阴交，应针而陨三阴交脾经，在足内踝上三寸骨下陷中。所谓诸痛为实，但麻曰虚。实则自外而入也，虚则自内而出欤。是故济母而裨其不足，夺子而平其有余。观二十七之经络，一一明辨；据四百四之疾证，件件皆除。故得夭枉都无，跻斯民于寿域；几微以判，彰往古之玄书。抑又闻心胸病求掌后之大陵大陵包络经，在掌后两筋间陷中，肩背痛责肘前之三里手三里大肠经，在曲池下二寸。冷痹肾败，取足阳明之土三里也；连脐腹痛，泻足少阴之水阴谷也。脊间心后者，针中渚而立痊中渚三焦经，在手小指次指本节后间；胁下肋边者，刺阳陵而即止阳陵泉胆经，在膝下一寸外臁陷中。头项痛，拟后溪以安然后溪小肠经，在手小指外侧本节后陷中；腰脚疼，在委中而已矣委中膀胱经，在腘中央约纹中动脉陷中。夫用针之士，于此理苟能明焉，收祛邪之功，而在乎捻指。

离合真邪说

古有离合真邪云者，盖圣人欲使其真邪相离而勿合之谓也。若邪入于真，则真受其蠹而不遂其纯一之真。真之不遂，则其所谓真也，罹害有不可言者。真被乎邪，窃其柄而肆其横逆。邪既横逆，则其为患，复可胜言哉？呜呼！真邪之不可合也如此，胡为真？胡为邪？真之为言也，天理流行，付与万物，万物得以为生者，皆真也，圣人保之如持盈。邪之为言也，天地间非四时五行之正气，而差臻迭至者，皆邪也，圣人避之犹矢石。其防微杜渐之严如是，渊有旨哉！盖真立则邪远，邪厉则真残，邪固可除，真尤宜养。养真之道，无须异求，但饮食男女，节之以限。风寒暑湿，御之以时。复能实慈恕以爱人，虚中襟而应物。念虑必为之防，举止必为之敬。如斯内外交养周备，则吾之生，不永生而生，不期寿而寿矣！不然，摄养少或不严，则六邪乘隙竞入，诸疾交生，众害并作，则吾之真所能存者几希，故圣人忧之，揆度权衡机宜所在，示之以克邪之方，使屏之如沃雪拔刺而无遗者以此。古人有云：树德务滋，除恶务本。亦此意也。然去邪之方，经旨俱存，再拜遗诠，敬为节录。

针有补泻法

帝问：邪气在经，其病何如？取之奈何？对曰：邪之在经，如水得风，波涌陇起，其行脉中循循然。其中手也，时大时小，动无常处，在阴与阳，不可为度，猝然逢之，早遏其路。吸则纳针，无令气忤，静以久留，无令邪市[①]；吸则转针，以得气为故，候呼引针，呼尽

① 市：明德堂本作“布”。据《素问·离合真邪论》当以“布”为是。

乃去。大气皆出，故命曰泻。帝曰：不足者补之奈何？必先扪而循之，切而散之，推而按之，弹而拏一作弩之，爪而下之，通而取之。外引其门，以闭其神，呼尽内针，静以久留，以气至为故，如待所贵，不知日暮。其气以至，过[①]而自缓一作护，候吸引针，气不得出，各在其处，推阖其门，令神气存，大气留止，故命曰补。泻法：先以左手揣按得穴，以右手置针于穴上，令病人咳嗽一声，捻针入腠理，得穴。令病人吸气一口，针至六分，觉针沉涩，复退至三四分，再觉沉涩，更退针一豆许，仰手转针头向病所，以手循经络，循扪至病所。气至病已，合手回针，引气过针三寸，随呼徐徐出针，勿闭其穴，命之曰泻。补法：先以左手揣按得穴，以右手按之，置针于穴上。令病人咳嗽一声，捻针入腠理，得穴。令病人呼气一口将尽，内针至八分，觉针沉紧，复退一分许，如更觉沉紧，仰手转针头向病所。依前循扪至病所，气至病已，随吸而疾出针，速闭其穴，命之曰补。

春夏秋冬深浅补泻法

春夏刺者，皆先深而后浅；秋冬刺者，皆先浅而后深。凡补泻皆然。

寒热补泻法

凡补泻之法，皆如前也。若病人患热者，觉针气至病所，即退针三二分，令病人口中吸气，鼻中出气，依本经生成数足，觉针下阴气隆至，依前法出针；若病人患寒者，觉针气至病所即进针至二三分，令病人鼻中吸气，口中出气，依本经生成数足，觉针下阳气隆至，依前法出针。

① 过：明德堂本作“适”。据《素问·离合真邪论》当以“适”为是。

灸法补泻

《黄帝针经》云云[①]：气盛则泻之，气虚则补之。以火补者，毋吹其火，须待自灭也；以火泻者，疾吹其火，催其艾火灭也。

造度量权衡法

丁德用注《难经》云：其升、斗、秤、尺四者，先正其尺，然后造其升斗秤两，皆以同身寸为，以尺造斗，面阔一尺，庭阔七寸，高四寸，俱后三分可容十升。凡以木之脂脉全者，方一寸为两，十六方为一斤，此制同身寸，尺升斗之度，为人之肠胃轻重长短之法也。洁古老人云，丁公注当。

求寸法

《黄帝明堂灸经》有云：岐伯《明堂经》云以八寸为尺，以五分为一寸。人缘有长短肥瘦不同，取穴不准。秦时扁鹊《明堂》云取男左女右，手中指第一节为一寸。为缘人有身长手短、手长身短，取穴不准。唐时孙思邈《明堂经》云取病人男左女右，大拇指节横纹为一寸。以意消详，巧拙在人，亦有差身。今取男左女右手中指第二节内，度两横纹相去为一寸。自取此寸法，与人著灸疗病已来，多得获愈，此法有准，今已为定矣。《素问要旨论》云：取灸之法，以从男左女右，以中指与大指相接，如环无端，度中指上侧两横纹之际为一寸也。

【点评】针法门主要摘录了元代窦子声（即元代针灸大家窦汉卿）的《流注指要赋》及补泻针法。罗氏本篇所曰“癸丑岁，与窦子声先生随驾在瓜忽都田地里住冬，与先生讲论，因视见《流注指要赋》及补泻法，用之多效，今录于此，使先生之道不泯云云”及本书卷二《药误永鉴》“灸之不发”案“癸丑岁初，予随

① 云云：后一“云”字疑衍。

朝承应，冬屯于瓜忽都地面，学针于窦子声先生”说明罗氏与窦氏在元朝癸丑年，即元皇庆二年（1313），同在军中服役，罗氏曾向窦氏学过针灸，也佩服窦氏的针灸之道。

卷二十一　药类法象

㕮咀药类

古人用药治病，择净口咀嚼，水煮服，谓之㕮咀。后人用铡刀细剉，桶内剉过，以竹筛齐之。药有气味厚薄，升降浮沉补泻，各各不同，今详录之，及拣择制度修合之法，具列于后。

风升生味之薄者，阴中之阳，味薄则通。酸、苦、咸、平是也

防风气温，味辛　疗风，通用泻肺实，散头目中滞气，除上焦风邪之仙药也。误服泻人上焦元气，去芦并叉股，铡碎剉，桶内剉过，竹筛齐之用。

升麻气平，味微苦　此足阳明胃、足太阴脾行经药也。若补其脾胃，非此为引用不能补。若得葱白、香白芷之类，亦能走手阳明后阴，能解肌肉间热，此手足阳明伤风之的药也。刮去黑皮兼腐烂，里白者佳。铡碎剉，桶内剉过，竹筛齐之用。

羌活气微温，味苦甘平　治肢节疼痛，利诸节，手足太阳风药也，加川芎，治太阳、少阴头痛，透关利节，去黑皮并腐烂。铡碎剉，桶剉过，竹筛齐之用。

独活气微温，味苦甘平　足少阴肾行经药也。若与细辛同用，治少阴经头痛。一名独摇草，得风不摇，无风自摇动。去皮净，铡剉碎，桶剉过，竹筛齐之用。

柴胡气平，味微苦　除虚劳烦热，解肌去热，早晨潮热，此少阳、厥阴行经药也，妇人产前产后必用之药。善除本经头痛，非他药能

止，治心下痞，胸膈痛。去芦，铡碎，剉桶剉过，竹筛齐之用。

前胡气微寒，味苦　主痰满，胸胁中痞，心腹强气。治伤寒热实，明目益精，推陈致新，半夏为使，铡剉用。

葛根气平，味甘　治脾胃虚而渴，除胃热，解酒毒，通行足阳明之经。去皮，铡碎，剉桶剉，竹筛齐之用。

威灵仙气温味甘，一作苦　主诸风湿冷，宣通五脏，腹内癖滞，腰膝冷疼，及治折伤。铁足者佳，去芦，铡细用。

细辛气温，味大辛　治少阴头痛如神。当少用独活为使，去芦并叶，华州者佳，铡细用。

香白芷气温，味大辛　治手阳明头痛，中风寒热，解利药也。以四味升麻汤中加之，通行手足阳明经，先铡碎，剉桶内剉过，竹筛齐之用。

桔梗气微温，味辛苦　治咽喉痛，利肺气。去芦，米泔浸一宿，焙干，铡碎，剉桶剉，竹筛齐用。

鼠粘子气平，味辛　主风毒肿，利咽膈。吞一枚可出疮疽头，捣细用。

藁本气温，味大辛　此太阳经风药，治寒气郁结于本经，头痛，大寒犯脑，令人脑痛，齿亦痛，铡细用。

川芎气温，味辛　补血，治血虚头痛之圣药也。妊妇胎动数月，加当归，二味各二钱，水二盏，煎至一盏，服之神效，捣细，以纱箩罗细用。

蔓荆子气清温，味辛　治太阳头痛，昏闷，除头昏目暗，散风邪之药也。胃虚人不可服，恐生痰，拣捣用。

秦艽气微寒，味苦　主寒热邪气，寒湿风痹，下水，利小便，疗黄病骨蒸。治口噤及肠风，泻血。去芦头，铡碎，剉桶内剉，竹筛齐之用。

天麻气平，味苦　治头风诸风湿痹，四肢拘挛，小儿风痫惊气，利腰膝，强筋骨。剉用，苗谓之定风草。

麻黄气温，味苦　发太阳、少阴经汗，去芦，铡，微捣碎，煮三二沸，掠去上沫，不然，令人心烦。

荆芥穗气温，味辛苦　辟邪毒，利血脉，宣通五脏不足气，能发汗，除劳冷，捣和醋，封毒肿，去枝，手搓碎用。

薄荷气温，味苦辛　能发汗，通关节，解劳乏。与薤相宜，新病人不可多食，令人虚汗不止。去枝茎及黄叶，搓碎用之。

热浮长气之厚者，阳中之阳，气厚则发热，辛、甘、温、热是也

黑附子气热，味大辛　其性走而不守，亦能除肾中寒甚。白术为佐，谓之术附汤，除寒湿之圣药，温药中少加之。通行诸经，引用药也。及治经闭，慢火炮裂，铡细用。

川乌头气热，味大辛　疗风痹、血痹，半身不遂，行经药也。先以慢火炮裂，刮去皮脐，铡细用。

肉桂气热，味大辛　补下焦相火不足，治沉寒痼冷之病，及表虚自汗，春夏为禁药也。去皱，捣用。

桂枝气热，味甘辛　仲景《伤寒论》发汗用桂枝。桂枝者，乃桂条也，非身干也，取其轻薄而能发散。今又有一种柳桂，乃嫩小桂条也，尤宜入治上焦药用也，以铡碎用。

木香气热，味辛苦　除肺中滞气，若疗中下焦气结滞，须用槟榔为使，广州者佳，铡细用。

丁香气温，味辛　温脾胃，止霍乱，消痃癖，气胀反胃，腹内冷痛，壮阳，暖腰膝，杀酒毒，捣细用。

白豆蔻气热，味大辛　荡散肺中滞气，主积冷气，宽膈，止反胃吐逆，消谷，下气，进食。去皮，捣细用。

草豆蔻气热，味大辛　治风寒邪客在于胃口上，善去脾胃客寒，令人心胃痛，面裹煨熟，捣细用。

益智仁气热，味大辛　治脾胃中受寒邪，和中益气，治多唾，于补中药内兼用，不可多服。去皮，捣细用。

川椒气热，味辛　主邪气，温中，除寒痹，坚齿发，明目，利五脏。凡用炒去汗及合口者，手搓细用。

缩砂仁气温，味辛　治脾胃气结滞不散，主虚劳，冷泻，心腹痛，下气，消食，捣细用。

干姜气热，味大辛　治沉寒痼冷，肾中无阳，脉气欲绝，黑附子为引，用水同煎，姜附汤是也。亦治中焦有寒，水洗，慢火炮裂后，剉细用。

玄胡气温，味辛　破血，治气。妇人月水不调，小腹痛，温暖腰膝，破散癥瘕，捣细用。

干生姜气温，味辛　主伤寒头痛鼻塞，上气痰嗽，止呕吐，生姜同治，与半夏等分，治心下急痛，锉用。

良姜气热，味辛　主胸中冷，霍乱，腰痛，反胃呕食，转筋，泻利，下气，消宿食，锉细用。

吴茱萸气热，味苦辛　治塞在咽嗌，噎塞胸中，经言咽膈不通，食不下，食则呕，令人口开目瞪，寒邪所结，气不得上下。此病不已，令人寒中，腹满膨胀，下利寒气，用之如神，诸药不可代也。洗出苦味，晒干捣用。

厚朴气温，味辛　能除腹胀。若虚弱人，虽腹胀宜斟酌用之。寒胀是也，大热药中兼用。结者散之，神药也。误服脱人元气，切禁之。紫色者佳，去皮，锉碎，姜制，微炒剉，桶剉，竹筛齐，用。

茴香气平，味辛　破一切臭气，调中止呕，下食。炒黄，捣细用。

红花气温甘辛　主产后口噤，血晕，腹内恶血不尽绞痛，破流血，神验。手搓碎用。

神曲气温，味甘辛　消食。治脾胃食不化，须用于脾胃药中少加之。微炒黄，用。

湿化成中央戊湿，其本气平，其兼气温凉寒热。在人以胃应之，己土，其本味咸，其兼味辛甘咸苦，在人以脾应之

人参气温，味甘　治脾肺阳气不足，及肺气促，短气，非升麻为引用，不能补上升之气。升麻一分、人参三分，可为相得也。若补下焦元气，泻肾中火邪，茯苓为之使。甘草梢子生用为君，此药能补中、缓中，短气[①]、少气，泻肺脾胃火邪，善去茎中痛。或加苦楝，酒煮玄胡为主，尤好尤效。去芦，锄细用。

黄芪气温，甘平　治虚劳自汗，补肺气，实皮毛，泻肺中火，脉弦，自汗。善治脾胃虚弱，血脉不行，疮疡内托，阴证疮疡必用之。去芦皴，锄碎剉，桶剉，竹筛齐之用。

甘草气平，味甘　生用大凉，泻热火。炙则温，能补上中下三焦元气，调和诸药，共为力而不争，性缓，善解诸急，故有国老之称。去皮，锄碎剉，桶剉，竹筛齐之用。

当归气温，味甘　和血，补血，尾破血，身和血。用以温水洗去土，酒制焙晒干，去芦，锄细用。

熟地黄气寒，味苦　酒晒蒸如乌金，假酒力则微温，大补血虚，虚损，血衰人须用，善黑鬓髦，忌萝卜，锄用。

半夏气微寒，味辛平　治寒痰及形寒饮冷，伤肺而咳，大和胃气，除胃寒，进饮食，太阳厥痰头痛，非此药不能除也。汤泡七次，锄细用。

白术气温，味甘　能除湿益燥，和中益气，利腰膝间血，除胃中热。捣碎，纱箩子罗过用。

苍术气温，味甘　主治与白术同。若除上湿发汗，功最大。若补中焦，除湿，力少如白术。泔浸，刮去皮，捣细用。

橘红气温，味微苦　能益气。加青皮减半，去气滞，推陈致新。若补脾胃，不去白。理胸中肺气，去白，捣细用。

青皮气温，味辛　主气滞，消食，破积结膈，去穰，捣细用。

① 短气：此前疑脱“治”字。

藿香气微温，味甘辛　疗风水，去恶气。治脾胃吐逆，霍乱心痛，去枝茎，用叶，以手搓细用。

槟榔气温，味辛　治后重如神，性如铁石之沉重，能坠诸药至于下极，捣细用。

广茂气温，味苦平　主心膈痛，饮食不消，破痃癖气，最良。火炮，铡开捣细，纱箩罗过用。

京三棱气辛，味苦　主老癖癥瘕结块，妇人血脉不调，心腹刺痛，火炮，铡开捣细，纱箩罗过用。

阿胶气微温，味甘平　主心腹痛，血崩，补虚安胎，坚筋骨，和血脉，益气，止痢。慢火炮，肥搓细用。

诃子气温，味苦　主腹胀满，饮食不下，消痰下气，通利津液，破胸膈结气，治久痢，赤白肠风，去核，铡用。

桃仁气温，味甘苦　治大便血结、血秘、血燥，通润大便。七宣丸中用之，专疗血结，破血。汤泡，去皮尖，研如泥用。

杏仁气温，味甘苦　除肺燥，治气燥在胸膈，麸炒，去皮尖用。

大麦蘖气温，味咸　补脾胃虚，宽肠胃。先捣细，炒黄色，取面用。

紫草气寒，味苦　主心腹邪气，五疸，补中益气，利九窍，通水道，疗腹肿胀满。去土用茸，铡细用之。

苏木气平，味甘咸　主破血，产后血胀满欲死，排脓止痛，消痈肿瘀血，月经不调，及血晕口噤，铡细用。

燥降收气之薄者，阳中之阴，气薄则发泄，辛、甘、淡、平、寒、凉是也

茯苓气平，味甘　能止渴，利小便，除湿益燥，和中益气，利腰脐间血为主治，小便不通，溺黄或赤而不利。如小便利或数，服之则大损人目。如汗多人服之，损元气，夭人寿。医云：赤利白补。上古无此说，去皮捣细，纱箩罗过用。

猪苓气平，味甘　大燥，除湿，比诸淡渗药，大燥亡津液，无湿证

勿服。去黑皮白者佳，捣，罗过用。

琥珀气平，味甘　安五脏，定魂魄，消瘀血，通五淋。捣细，纱箩子罗过用。

泽泻气平，味甘　除湿之圣药也，治小便淋沥，去阴间汗，无此疾服之，令人目盲。捣碎，纱萝过用。

滑石气寒，味甘　性沉重，能泄气且令下行，故曰滑则利窍。治前阴窍涩不利，利窍不比与渗淡诸药同。白者佳，捣，水飞用。

瞿麦气寒，味苦　主关格诸癃结，小便不通，治肿痈排脓，明目，去翳，破胎堕子，下闭血，逐膀胱邪热。去枝用穗，铡细用。

车前子气寒，味甘　主气癃闭，利水道，通小便，除湿痹，肝中风热冲目赤痛。捣细，纱箩罗过用。

木通气平，味甘　主小便不通，导小肠中热。去粗皮，铡碎剉，桶剉，竹筛齐用。

灯草、通草气平，味甘　通阴窍涩不利，利小水，除水肿，治五淋闭，铡细，生用。

五味子气温，味酸　大益五脏之气。孙真人云：五月常服，补五脏气。遇夏月季月间人困乏无力，乃无气以动也，以黄芪、人参、麦门冬，少加黄柏剉，煎汤服，使人精神神气两足，筋力涌出，生用。

白芍药气微寒，味酸　补中焦之药，得炙甘草为辅，治腹中痛。如夏月腹痛，少加黄芩；若恶寒腹痛，加肉桂一分、白芍药三钱、炙甘草一钱半，此仲景神品药也。如冬月大寒腹中痛，加桂一钱半，水二盏，煎一盏，去滓，铡碎剉，桶剉，竹筛齐用。

桑白皮气寒，味苦酸　主伤中五劳羸瘦，补虚益气，除肺中水气，止唾血、热渴，消水肿，利水道。去皮，铡剉，桶内剉，竹筛齐之用。

天门冬气寒，味微苦　保肺气，治血热侵肺，上喘气促，加黄芪、人参用之为主，如神。汤浸去心，晒干用。

麦门冬气寒，味微苦　治肺中伏火，脉气欲绝，加五味子、人参二味，谓之生脉散，补肺中元气不足。汤浸去心用。

犀角气寒，味苦酸　主伤寒，温疫头痛，安心神，烦乱，明目镇肝。治中风失音，小儿麸豆风热惊痫，镑为末用之。

乌梅气平，味酸　主下气，除热烦满，安心调中，治痢止渴，以盐豉为白梅，亦入除痰药，去核，铡细用。

牡丹皮气寒，味苦　治肠胃积血，及衄血、吐血之要药，犀角地黄汤中之一味也，铡细用。

地骨皮气寒，味苦　解骨蒸肌，主消渴，去风湿痹，坚筋骨，去骨用皮，剉细用。

连翘气平，味苦　治寒热瘰疬诸恶疮肿，除心中客热，去白虫，通五淋，以手搓细用。

枳壳气寒，味苦　治胸中痞塞，泄肺气。麸炒去穰，捣细，纱箩子罗过用。

枳实气寒，味苦酸咸　除寒热，破结实，消痰痹。治心下痞，逆气，胁痛。麸炒去穰，捣罗过用。

寒沉藏味之厚者，阴中之阴，味厚则泄，酸、苦、咸、寒气是也

大黄气寒，味苦　其性走而不守，泻诸实热，大肠不通，荡肠胃热，专治不大便。去皮，铡碎，竹筛齐用。

黄柏气寒，味苦　治肾下膀胱不足诸痿厥，腰脚无力，于黄芪汤中少加用之，使两足膝中气力涌出，痿软即时去也。蜜炒为细末，治口疮痈痪必用药也。去皮铡碎剉，桶剉，竹筛齐用。

黄芩气寒，味微苦　治肺中湿热，疗上热，目中赤肿，瘀肉，壅盛必用之药。泄肺受火邪，上逆于膈，上补膀胱之寒水不足，乃滋其化源。去皮并黑腐，铡细剉，桶剉，竹筛齐用。

黄连气寒，味苦　泻心火，除脾胃中湿热，烦躁恶心，郁热在中焦，兀兀欲吐，治心下痞满。仲景云：治九种心下痞，泻心汤皆用之。去须，铡碎用之。

石膏气寒，味甘苦　治足阳明经发热、恶热、躁热、潮热，自汗，小便浊赤，大渴引饮，身体肌肉壮热，苦头痛，白虎汤是也。善治本经头痛，若无此证，医者误用，有不可胜救也。捣细，罗用。

草龙胆气寒，味大苦　治赤目肿痛睛胀，瘀肉高起，痛不可忍，以柴胡为主，治眼疾必用之药也。去芦铡碎剉，桶剉，竹筛齐用。

生地黄气寒，味苦　凉血，补益肾水真阴不足。此药大寒，宜斟酌用，恐伤人胃气，铡细用。

知母气寒，味大辛　治足阳明火热，大补益肾水膀胱之寒。刮去黑皮苗里白者佳，铡细用。

汉防已气寒，味大苦　疗腰以上至足湿热肿盛，脚气，补膀胱，去留热，行十二经。去皮铡细剉，桶剉，竹筛齐用。

茵陈蒿气微寒，味苦平　除烦热，主风湿寒热邪气，热结，黄疸，通身发黄，小便不利。去枝用叶，手搓碎用。

朴硝气寒，味苦辛　除寒热邪气，逐六腑积聚，结固血癖，胃中食饮热结血闭，去停痰痞满，消毒，生用。

栝楼根气寒，味苦　主消渴，身热，烦满大热，补虚安中，通月水，消肿毒瘀血，及热狂疮疖。捣细，罗过用。

牡蛎气微寒，味咸平　主伤寒、寒热、温疟、女子带下赤白，止汗，心痛，气结，涩大小肠，治心胁下痞。烧白，捣罗用。

苦参气寒，味微苦　足少阴肾经之君药也，治本经须用。铡细剉，桶剉，竹筛齐之用。

地榆气微寒，味甘酸　主产乳七伤带下，月经不止，血崩之病，除恶血，止痛。治肠风泄血，小儿疳痢。性沉寒，入下焦，治热血痢用。

川楝子气寒，味苦平　主伤寒大热烦躁，杀三虫，疥疡，通利大便小便，捣细用。

山栀子气寒，味微苦　治心烦懊侬，烦不得眠，心神颠倒欲绝，血滞，小便不利。捣细用。

香豉气寒，味苦　主伤寒头痛，烦躁满闷，生用之。

气味厚薄寒热阴阳升降之图

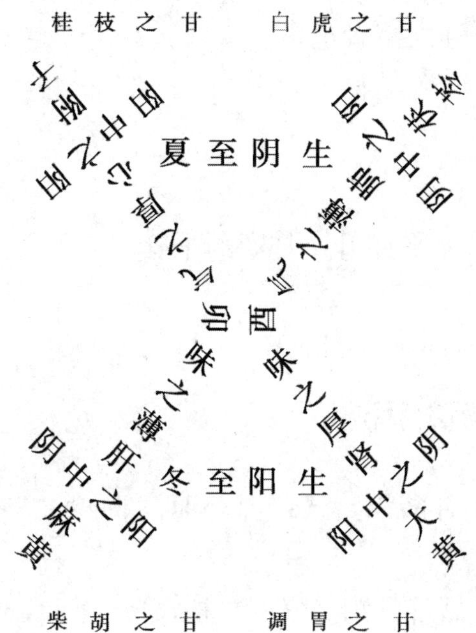

升降者天地之气交

茯苓　淡为在天之阳。阳也，阳当上行，何为利水而泄下？经云：气之薄者乃阳中之阴。所以茯苓利水而泄下，然而泄下亦不离乎阳之体，故入手太阳也。

麻黄　苦为在地之阴。阴也，阴当下行，何谓发汗而升上？经云：味之薄者乃阴中之阳。所以麻黄发汗而升上，亦不离乎阴之体，故入手太阴也。

附子　热，气之厚者，乃阳中之阳，故经云发热。

大黄　苦，味之厚者，乃阴中之阴，故经云泄下。

粥　淡为阳中之阴，所以利小便。

茶　苦为阴中之阳，所以清头目。

清阳发腠理，清之清者也。

清阳实四肢，清之浊者也。

浊阴归六腑，浊之浊者也。

浊阴走五脏，浊之清者也。

药性要旨

苦药平升，微寒平亦升，甘辛药平降。甘寒泻火，苦寒泻湿热，苦甘寒泻血热。

用药升降浮沉补泻法

肝胆　味：辛补酸泻。气：温补凉泻肝胆之经，前后寒热不同，逆顺互换，入求责法。

心小肠　味：咸补甘泻。气：热补寒泻三焦命门补泻同。

脾胃　味：甘补苦泻。气：温凉寒热补泻各从其宜，逆从互换，入求责法。

肺大肠　味：酸补辛泻。气：凉补温泻。

肾膀胱　味：苦补咸泻。气：寒补热泻。

五脏更相平也，若一脏不平，所胜平之，此之谓也。故云安谷则昌，绝谷则亡。水去则荣散，谷消则卫亡。荣散卫亡，神无所居。仲景云：水入于经，其血乃成；谷入于胃，脉道乃行。故血不可不养，气不可不温。血温气和，荣卫流行，常有天命。

脏气法时补泻法

肝苦急，急食甘以缓之。

心苦缓，急食酸以收之。

肺苦气上逆，急食苦以泄之。

脾苦湿，急食苦以燥之。

肾苦燥，急食辛以润之。开腠理，致津液，通气也。

肝欲散，急食辛以散之。以辛补之，以酸泻之。

心欲软，急食咸以软之。以咸补之，以甘泻之。

脾欲缓，急食甘以缓之。以甘补之，以苦泻之。

肺欲收，急食酸以收之。以酸补之，以辛泻之。

肾欲坚，急食苦以坚之。以苦补之，以咸泻之。

此五者有辛酸甘苦咸，各有所利。或散，或收，或缓，或急，或软，或坚，四时五脏，病随五味所宜也。

君臣佐使法

帝曰：方治君臣，何谓也？岐伯曰：主病之为君，佐君之为臣，应臣之为使，非上中下三品之谓也。帝曰：三品何谓？曰：所以明善恶之殊贯也。

凡药之所用者，皆以气味为主，补泻在味，随时换气。主病者为君，假令治风者，防风为君；治上焦热，黄芩为君；中焦热，黄连为君；下焦湿热，防己为君；治寒，附子之类为君。看兼见何证，以佐使药分治之，此制方之要也。《本草》说：上品药为君。各从其宜。

治法纲要

《气交变论》说五运太过不及云云。夫五运之政，犹权衡也。高者抑之，下者举之，化者应之，变者复之，此生长化成收藏之理。气之常也，失常则天地四塞矣。失常之理，则天地四时之气无所运行。故动必有静，胜必有复，乃天地阴阳之道也。

抑举辨

假令高者抑之，非高者固当抑也。以其本下而失之太高，故抑之而使下。若本高何抑之有？假令下者举之，非下者固当举也。以其本高而失之太下，故举之而使高，若本下何举之有？

用药用方辨

仲景治表虚，制桂枝汤。桂枝味辛热发散，助阳体轻，本乎天者亲上，故桂枝为君，芍药、甘草佐之。阳脉涩，阴脉弦，法当腹中急痛，仲景制小建中汤。芍药味酸寒，主收补中，本乎地者亲下，故芍药为君，官桂、甘草佐之，一则治表虚，一则治里虚，各言其主用也。后之人用古方者，触类而长之，则知其本而不至于差误矣。

药味专精

至元庚辰六月中，许伯威五旬有四，中气本弱，病伤寒八九日。医者见其热甚，以凉剂下之，又食梨三四枚，伤脾胃，四肢冷，时昏瞶，请予治之。诊其脉动而中止，有时自还，乃结脉也。亦心动悸，呃噫不绝，色青黄，精神减少，目不欲开，倦卧恶人语，予以炙甘草汤治之。成无已云：补可去弱。人参大枣，甘，补不足之气。桂枝、生姜，辛，益正气，五脏痿弱，荣卫涸流，湿以润之。麻仁、阿胶、麦门冬、地黄之甘，润经益血，复脉通心。加桂枝、人参，急扶正气。减生地黄，恐损阳气，剉一两服之，不效。予再思脉病对，莫非药陈腐而不效乎？再于市铺选尝气味厚者，再煎服之，其病减半，再服而愈。凡药昆虫草木，生之有地；根叶花实，采之有时。失其地，性味少异；失其时，气味不全。又况新陈不同，精粗不等，倘不择用，用之不效，医之过也。《内经》云：司岁备物，气味之专精也。修合之际，宜加意焉。

【点评】《药类法象》的内容摘自罗氏师爷张元素的《医学启源》以及李东垣之徒弟王好古的《汤液本草》。药类法象思想由张元素提出，李东垣、王好古发扬光大。即用对应自然界春、夏、长夏、秋、冬的风、热、湿、燥、寒五气的特征来归类、解释药物的功效特点，认为风升生、热浮长、湿化成、燥降收、寒沉藏。将具有疗风、疏风、生发、上升作用的药物归入风类，将具有温热、除寒、疏通气机作用的药归入热类等。这种分类方法有它的特点，如在补脾方中加入羌活、防风、独活等风药，目的并不在散风邪，而是升发脾胃之气。这种对药物作用的解释方法，在一定程度上有利于我们更好地理解古方的配伍原理，也有利于创制实用的新方。但也存在一些药物归类难以理解的问题，如将滋润药熟地、阿胶与燥湿药苍术、藿香均归入“湿”类等。这种药物分类方法后世流传并不广，现代《中药学》也不再用此方法对药物进行分类。罗氏对每味药具体作用描述的文字虽然不多，但也都是经验之谈，值得认真学习。如干姜与干生姜分列两条，前者“气热，味大辛”，后者“气温，味辛”。二者虽然都为姜科植物姜的根茎，但干姜为“母姜”（即在地下埋了3年，发过两次芽的姜）制成，所以气味更浓烈，温热之性更强，所以两者治疗的病症也不同。

卷二十二 医验纪述

北方下疰脚气论

《内经》云：太阳之胜，火气内郁，流散于外，足胻胕肿，饮发于中，胕肿于上。又云：脾脉搏坚而长，其色黄，当病少气；其软而散，色不泽者，当病足胻肿，若水状也。脾病者，身重肉痿，足不能行，善瘛，脚下痛，此谷入多而气少，湿居下也，故湿从下受之。如上所说，皆谓脾胃湿气下流，乘其肝肾之位，由是足胫疼痛而胕肿也。夫五谷入胃，糟粕、津液、宗气，分为三隧，故宗气积于胸中，出于喉咙，以贯心肺而行呼吸焉。营气者秘其津液，注之于脉，化而为血，以营四末，内注五脏六腑，以应刻数焉。卫气者，出悍气之慓疾，而先行于四末分肉之间，行而不休者也。又宗气之道，内谷为实，谷入于胃，乃传之于脉，流溢于中，布散于外，精专者行于经隧，常营无已，终而复始，是谓天地之纪。或饮食失常，胃气不能鼓舞，脾气不能运化，行于百脉，其气下流，乘其肝肾，土木水相合，下疰于足胻，胕肿而作疼痛，晋苏敬号为脚气是也。凡治此疾，每旦早饭，任意饱食，午饭少食，日晚不食，弥佳。恐伤脾胃营运之气，失其天度，况夜食则血气壅滞，而行阴道，愈增肿痛。古之人少有此疾，自永嘉南渡，衣缨士人多有之。大唐开关，爪牙之士作镇于南极，其地卑湿，雾露所聚，不习水土，往者皆遭之。关西河北人，皆不生此疾。《外台秘要》总录，亦说江东岭南大率有此，此盖清湿袭虚伤于下。故经云：感则害人皮肉筋骨者也。故制方立论，皆详其当时土地所宜而治之。今观此方爽恺谓爽明恺燥也，本《左传》，而无卑湿之地，况腠理致密，外邪难侵，而有此疾者，何也？盖多饮乳酪醇酒，水湿之属也，加以奉养过度，以滋其湿水之润下，气不能呴之，故下疰于足胻，积久而作肿满疼痛，此饮之下流之所致也。岂可与南方之地同法而治哉？当察其地势高下，详其饮食居处，立为二法，一则治地之湿气，一则治饮食之下流。随其气宜，用药施治，使无疾之苦，庶几合轩岐之旨哉？孙真人云：医者，意也。随时增损，物无定方。真知言哉！

北方脚气治验

中书粘合公，年四旬有余，躯干魁梧。丙辰春，从征至扬州北之东武隅，脚气忽作，遍身肢体微肿，其痛手不能近，足胫尤甚，履不任穿，跣以骑马，控两镫而以竹器盛之，以困急来告。予思《内经》有云：饮发于中，胕肿于上。

又云：诸痛为实。血实者宜决之，以三棱针数刺其肿上，血突出高二尺余，渐渐如线流于地，约半升许，其色紫黑。顷时肿消痛减，以当归拈痛汤重一两半服之，是夜得睡，明日再服而愈。《本草十剂》云：宣可去壅，通可去滞。《内经》云：湿淫于内，治以苦温。羌活苦辛，透关节而胜湿。防风甘辛，温，散经络中留湿，故以为主。水性润下，升麻、葛根苦辛平，味之薄者阴中之阳，引而上行以苦发之也。白术苦甘温，和中胜湿，苍术体轻浮，气力雄壮，能去皮肤腠理间湿，故以为臣。夫血壅而不流则痛，当归身辛温以散之，使血气各有所归。人参、甘草甘温，补脾胃，养正气，使苦剂不能伤胃。仲景云：湿热相合，肢节烦疼。苦参、黄芩、知母、茵陈苦寒，乃苦以泄之者也。凡酒制炒以为因用，治湿不利小便，非其治也。猪苓甘温平，泽泻咸平，淡以渗之，又能导其留饮，故以为佐。气味相合，上下分消其湿，使壅滞之气得宣通也。

当归拈痛汤　治湿热为病，肢体烦疼，肩背沉重，胸膈不利，下疰于胫，肿痛不可忍。

甘草炙　茵陈蒿酒炒　酒黄芩[①]　羌活各半两　防风　知母酒洗　猪苓去皮　泽泻　当归身各三钱　苦参酒洗　升麻　黄芩炒　人参　葛根　苍术各二钱　白术一钱半

上㕮咀。每服一两，水二盏半，先以水拌湿，候少时煎至一盏，去滓，温服，食前。待少时，美膳压之。

病有远近治有缓急

征南元帅不潾吉歹，辛酉八月初三戌时生，年七旬，丙辰春东征，南回至楚丘，诸路迎迓，多献酒醴，因而过饮。遂腹痛肠鸣，自利日夜约五十余行，咽嗌肿痛，耳前后赤肿，舌本强，涎唾稠黏，欲吐不能出，以手曳之方出，言语艰难，反侧闷乱，夜不得卧，使来命予。诊得脉浮数，按之沉细而弦。即谓中书黏公曰：仲景言下利清谷，身体疼痛，急当救里。后清便自调，急当救表。救里四逆汤，救表桂枝汤。总帅今胃气不守，下利清谷，腹中疼痛，虽宜急治之，比之咽嗌，犹可少待。公曰：何谓也？答曰:《内经》云疮发于咽嗌，名曰猛疽。此疾治迟则塞咽，塞咽则气不通，气不通则半日死，故宜急治。于是遂砭刺肿上，紫黑血出，顷时肿势大消。遂用桔梗、甘草、连翘、鼠粘、酒制黄芩、升麻、防风等分，㕮咀，每服约五钱，水煮清，令热漱，冷吐去之。咽之恐伤脾胃，自利转甚，再服涎清肿散，语言声出。后以神应丸辛热之剂，以散中寒，解化宿食，而燥脾湿。丸者，取其不即施化，则不犯其上热，至其病所而后化，乃治主以缓也。不数服，利止痛定。后胸中闭塞，作阵而痛。予思《灵枢》有云：上焦如雾，宣五谷味，熏肤充身泽毛，若雾露之溉，是为气也。今相公年高气弱，自利无度，致胃中生发之气，不能滋养于心肺，故闭塞而痛。经云：上气不足，推而扬之。脾不足者，以甘补之。再以异功散甘辛微温之剂，温养脾胃，加升麻、人参上升，以顺正气，不数服而胸中快利而

① 酒黄芩：疑衍，当删，原方中为炒黄芩，已录。

痛止。《内经》云：调气之方，必别阴阳。内者内治，外者外治，微者调之，其次平之，胜者夺之，随其攸利，万举万全。又曰：病有远近，治有缓急，无越其制度。又曰：急则治其标，缓则治其本。此之谓也。

胻寒治验

征南副元帅大忒木儿，年六旬有八，戊午秋征南，予从之。过扬州十里，时仲冬，病自利完谷不化，脐腹冷疼，足胻寒，以手搔之，不知痛痒。尝烧石以温之，亦不得暖。予诊之，脉沉细而微，予思之，年高气弱，深入敌境，军事烦冗，朝暮形寒，饮食失节，多饮乳酪，履于卑湿，阳不能外固，由是清湿袭虚，病起于下，故胻寒而逆。《内经》云：感于寒而受病，微则为咳，盛则为泄为痛。此寒湿相合而为病也，法当急退寒湿之邪，峻补其阳，非灸不能病已。先以大艾炷于气海，灸百壮，补下焦阳虚。次灸三里二穴各三七壮，治胻寒而逆，且接引阳气下行。又灸三阴交二穴，以散足受寒湿之邪，遂处方云，寒淫所胜，治以辛热。湿淫于外，平以苦热，以苦发之。以附子大辛热助阳退阴，温经散寒，故以为君。干姜、官桂大热辛甘，亦除寒湿；白术、半夏苦辛温而燥脾湿，故以为臣。人参、草豆蔻、炙甘草甘辛大温，温中益气；生姜大辛温，能散清湿之邪；葱白辛温，以通上焦阳气，故以为佐。又云：补下治下，制以急，急则气味厚。故大作剂服之，不数服泻止痛减，足胻渐温，调其饮食，逾十日平复。明年秋，过襄阳，值霖雨，阅旬余，前证复作。再依前灸添阳辅，各灸三七壮，再以前药投之，数服良愈。

加减白通汤 治形寒饮冷，大便自利，完谷不化，脐腹冷痛，足胻寒而逆。

附子炮，去皮脐 干姜炮，各一两 官桂去皮 甘草炙 半夏汤泡七次 草豆蔻面裹煨 人参 白术各半两

上八味㕮咀。每服五钱，水二盏半，生姜五片，葱白五茎，煎一

盏三分，去滓，空心宿食消尽，温服。

气海一穴，在脐下一寸五分，任脉所发。

三里二穴，在膝下三寸胻外廉两筋间，取足举之[①]，足阳明脉所入合也，可灸三壮，针入五分。

三阴交二穴，足内踝上三寸骨下陷中，足太阴、少阴、厥阴之交会，可灸三壮，针入三分。

髓会绝骨，《针经》云：脑髓消，胫酸耳鸣，绝骨在外踝上辅骨下当胫中是也，髓会之处也。洁古老人云：头热如火，足冷如冰，可灸阳辅穴。又云：胻酸冷，绝骨取之。

阳辅二穴，在足外踝上四寸辅骨前绝骨端，如前三分，去丘墟七寸，足少阳脉之所行也。可灸三七壮，针入五分。由是副帅疾愈，以医道为重，待予弥厚。

肝胜乘脾

真定路总管刘仲美，年逾六旬，宿有脾胃虚寒之证。至元辛巳闰八月初，天气阴寒，因官事劳役，渴而饮冷，夜半自利两行。平旦召予诊视，其脉弦细而微，四肢冷，手心寒，唇舌皆有褐色，腹中微痛，气短而不思饮食。予思《内经》云：色青者肝也，肝属木。唇者，脾也，脾属土。木来克土，故青色现于唇也。舌者心之苗，水挟木势，制火凌脾，故色青见于舌也。《难经》有云：见肝之病，则知肝当传之于脾，故先实其脾气。今脾已受肝之邪矣，洁古先师云：假令五脏胜，各刑已胜，补不胜而泻其胜，重实其不胜，微泻其胜，而以黄芪建中汤加芍药、附子主之。且芍药味酸，泻其肝木，微泻其胜。黄芪、甘草甘温，补其脾土，是重实其不胜。桂、附辛热，泻其寒水，又助阳退阴。饴糖甘温，补脾之不足，肝苦急，急食甘以缓之。生姜、大枣辛甘大温，生发脾胃升腾之气，行其荣卫，又能缓其

① 取足举之：应为“举足取之”。

急。每服一两，依法水煎服之，再服而愈。

黄芪建中汤劳倦门内有，不录，于方中倍芍药，量虚实加附子

风痰治验

参政杨公七旬有二，宿有风疾。于至元戊辰春，忽病头旋眼黑，目不见物，心神烦乱，兀兀欲吐，复不吐，心中如懊侬之状，头偏痛，微肿而赤色，腮颊亦赤色，足胻冷，命予治之。予料之，此少壮之时，喜饮酒，久积湿热于内，风痰内作，上热下寒，是阳不得交通，否之象也。经云：治热以寒。虽良工不敢废其绳墨，而更其道也。然而病有远近，治有轻重。参政今年高气弱，上焦虽盛，岂敢用寒凉之剂，损其脾胃。经云：热则疾之。又云：高巅之上，射而取之。予以三棱针约二十余处刺之，其血紫黑，如露珠之状，少顷，头目便觉清利，诸症悉减。遂处方云，眼黑头旋，虚风内作，非天麻不能除。天麻苗谓之定风草，此草独不为风所摇，故以为君。头偏痛者，乃少阳也，非柴胡、黄芩酒制不能治。黄连苦寒酒炒，以治上热，又为因用，故以为臣。橘皮苦辛温，炙甘草甘温补中益气为佐。生姜、半夏辛温，能治风痰，茯苓甘平利小便，导湿热引而下行，故以为使。服之数服，邪气平，生气复而安矣。

天麻半夏汤　治风痰内作，胸膈不利，头旋眼黑，兀兀欲吐，上热下寒，不得安卧。

天麻　半夏各一钱　橘皮去白　柴胡各七分　黄芩酒制，炒　甘草　白茯苓去皮　前胡各五分　黄连三分，去须

上九味㕮咀，都为一服。水二盏，生姜三片，煎至一盏，去滓，温服，食后。忌酒面生冷物。

明年春参政除怀孟路总管以古风一阕见赠云：书生暮年私自怜，百病交遘无由痊。自知元气不扶老，肝木任纵心火燃。上炎下走不相制，一身坐受阴阳偏。一月十五疾一作，一作数日情惘然。心抨抨兮

如危弦，头濛濛兮如风船。去年卧病几半载，两耳但觉鸣秋蝉。罗君赴召来幽燕，与我似有前生缘。药投凉冷恐伤气，聊以砭石加诸巅。二十余刺若风过，但见郁气上突霏白烟。胸怀洒落头目爽，尘坌一灌清冷渊。东垣老人医中仙，得君门下为单传。振枯起怯入生脉，倒生回死居十痊。方今草野无遗贤，姓名已达玉阶前。病黎报君为一赋，欲使思邈相周旋。青囊秘法不可惜，要令衰朽终天年。

【点评】本卷是罗氏临床有效医验的真实记录与分析，其中有很多宝贵经验，值得仔细研读。共记载了5个医案，罗氏通过这些医案，充分表明了自己的很多医学观点。

首案脚气病，古代又称湿脚气，以足胫疼痛，胕肿，不能行走为主要症状。严重者可出现面黄无华，少气软弱，心悸气急，甚至心衰而亡。从症状来看，其中有部分相当于现代所说的维生素 B_1 缺乏症、痛风等病症。古代医家认为本病的发生与“饮食失常，胃气不能鼓舞，脾气不能运化，行于百脉，其气下流，乘其肝肾，土木水相合，下疰于足胻”相关，治疗多用健脾祛湿、清热活血剂，罗氏用当归拈痛汤治疗。罗氏又提到“凡治此疾，每旦早饭，任意饱食，午饭少食，日晚不食，弥佳”，这种饮食调理方法不但适用于脚气病，同样也适用于脾胃运化失常引起的其他疾病，如肥胖病、高脂血症、高黏滞血症、慢性胃炎等。

此外，罗氏以不潾吉歹元帅咽嗌肿痛伴下利清谷、腹痛案来说明“急则治其标，缓则治其本”的原理；以用加减白通汤治愈副元帅大忒木儿足胻寒，不知痛痒案，说明“寒淫所胜，治以辛热”的原理；从“泻肝补土”的角度解释了黄芪建中汤治愈真定路总管刘仲美四肢冷，腹中微痛，气短，不思饮食的原理。风痰治验案详细记载了先用针刺放血，后用天麻半夏汤速效的原理与方法。从案后所附参政除怀孟路总管所作的一首词，可以看出罗氏高明的医术在当时人们心目中的地位非同一般。

卷二十三　医验纪述

上热下寒治验

中书右丞姚公茂，六旬有七，宿有时毒。至元戊辰春，因酒病发，头面赤肿而痛，耳前后肿尤甚，胸中烦闷，咽嗌不利，身半以下皆寒，足胫尤甚。由是以床相接作炕，身半以上卧于床，身半以下卧于炕，饮食减少，精神困倦而体弱，命予治之。诊得脉浮数，按之弦细，上热下寒明矣。《内经》云：热胜则肿。又曰：春气者病在头。《难经》云：蓄则肿热，砭射之也。盖取其易散故也，遂于肿上约五十余刺，其血紫黑如露珠之状，顷时肿痛消散。又于气海中火艾炷灸百壮，乃助下焦阳虚，退其阴寒。次于三里二穴，各灸三七壮，治足胻冷，亦引导热气下行故也。遂处一方，名曰既济解毒汤，以热者寒之。然病有高下，治有远近，无越其制度。以黄芩、黄连苦寒酒制炒，亦为因用，以泻其上热，以为君。桔梗、甘草辛甘温上升，佐诸苦药以治其热。柴胡、升麻苦平，味之薄者阳中之阳，散发上热以为臣。连翘苦辛平，以散结消肿；当归辛温和血止痛；酒煨大黄苦寒，引苦性上行至巅，驱热而下以为使。投剂之后，肿消痛减，大便利，再服减大黄。慎言语，节饮食，不旬日良愈。

既济解毒汤　治上热头目赤肿而痛，胸膈烦闷不得安卧，身半以下皆寒，足胻尤甚，大便微秘。

大黄酒蒸，大便利勿用　黄连酒制炒　黄芩酒制炒　甘草炙　桔梗各二钱　柴胡　升麻　连翘　当归身各一钱

上㕮咀，作一服。水二盏，煎至一盏，去滓，食后，温服。忌酒

湿面大料物及生冷硬物。

阳证治验

真定府赵吉夫，约年三旬有余，至元丙寅五月间，因劳役饮食失节，伤损脾胃，时发烦躁而渴，又食冷物过度，遂病身体困倦头痛，四肢逆冷呕吐，而心下痞。医者不审，见其四肢逆冷，呕吐心下痞，乃用桂末三钱，以热酒调服，仍以绵衣覆之，作阴毒伤寒治之。须臾汗大出，汗后即添口干舌涩，眼白睛红，项强硬，肢体不柔和，小便淋赤，大便秘涩，循衣摸床，如发狂状，问之则言语错乱，视其舌则赤而欲裂，朝轻暮剧。凡七八日，家人皆自谓危殆不望生全，邻人吉仲元举予治之。诊其脉六七至，知其热证明矣。遂用大承气汤苦辛大寒之剂一两，作一服服之，利下三行，折其胜势。翌日，以黄连解毒汤大苦寒之剂二两，使徐徐服之以去余热。三日后，病十分中减之五六，更与白虎加人参汤约半斤，服之，泻热补气，前证皆退。戒以慎起居，节饮食，月余渐得平复。《内经》曰：凡用药者，无失天时，无逆气宜，无翼其胜，无赞其复，是谓至治。又云：必先岁气，无伐天和。当暑气方盛之时，圣人以寒凉药，急救肾水之源，补肺金之不足。虽有客寒伤人，仲景用麻黄汤内加黄芩、知母、石膏之类，发黄发狂，又有桂枝汤之戒。况医者用桂末热酒调服，此所谓差之毫厘，谬之千里，此逆仲景之治法。经云：不伐天和，不赞其复，不翼其胜，不失气宜。不然，则故病未已，新病复起矣。

阴黄治验

至元丙寅六月，时雨霖霪，人多病瘟疫。真定韩君祥，因劳役过度，渴饮凉茶，及食冷物，遂病头痛，肢节亦疼，身体沉重，胸满不食，自以为外感伤，用通圣散两服。药后添身体困甚，方命医治之，医以百解散发其汗。越四日，以小柴胡汤二服，后加烦热躁渴。又六日，以三一承气汤下之，躁渴尤甚，又投白虎加人参柴胡饮子之类，病愈增。又易医用黄连解毒汤、朱砂膏、至宝丹之类，至十七日后，病势转增传变，身目俱黄，肢体沉重，背恶寒，皮肤冷，心下痞硬，按之而痛，眼涩不欲开，目睛不了了，懒言语，自汗，小便利，大便了而不了。命予治之，诊其脉紧细，按之虚空，两寸脉短不及本位。此证得之因时热而多饮冷，加以寒凉药过度，助水乘心，反来侮土，先囚其母，后薄其子。经云：薄所不胜乘所胜也。时值霖雨，乃寒湿相合，此为阴证发黄明也，予以茵陈附子干姜汤主之。《内经》云：寒淫于内，治以甘热，佐以苦辛。湿淫所胜，平以苦热，以淡渗之，以苦燥之。附子、干姜辛甘大热，散其中寒，故以为主。半夏、草豆蔻辛热；白术、陈皮苦甘温，健脾燥湿，故以为臣。生姜辛温以散之；泽泻甘平以渗之；枳实苦微寒，泄其痞满；茵陈苦微寒，其气轻浮；佐以姜附，能去肤腠间寒湿而退其黄，故为佐使也。煎服一两，前证减半，再服悉去。又与理中汤服之，数日气得平复。或者难曰：发黄皆以为热，今暑隆盛之时，又以热药治之，何也？予曰：理所当然，不得不然。成无己云：阴证有二，一者始外伤寒邪，阴经受之，或因食冷物伤太阴经也。二者始得阳证，以寒治之，寒凉过度，变阳为阴也。今君祥因天令暑热，冷物伤脾，过服寒凉，阴气大胜，阳气欲绝，加以阴雨，寒湿相合，发而为黄也。仲景所谓当于寒湿中求之。李思顺云：解之而寒凉过剂，泻之而逐寇伤君。正以此也。圣圣之制，岂敢越哉？或者曰：洁古之学，有自来矣。

茵陈附子干姜汤 治因凉药过剂，变为阴证，身目俱黄，四肢皮肤冷，心下痞硬，眼涩不欲开，自利蜷卧。

附子炮，去皮脐，三钱　干姜炮，二钱　茵陈一钱二分　白术四分　草豆蔻面裹煨，一钱　白茯苓去皮，三分　枳实麸炒　半夏汤泡七次　泽泻各半钱　陈皮三分，去白

上十味㕮咀，为一服。水一盏半，生姜五片，煎至一盏，去滓，

凉服，不拘时候。

肢节肿痛治验

真定府张大，年二十有九，素好嗜酒。至元辛未五月间，病手指节肿痛，屈伸不利，膝髌亦然，心下痞满，身体沉重，不欲饮食，食即欲吐，面色萎黄，精神减少。至六月间，来求予治之。诊其脉沉而缓，缓者脾也。《难经》云：输主体重节痛，输者脾之所主。四肢属脾，盖其人素饮酒，加之时助，湿气大胜，流于四肢，故为肿痛。《内经》云：诸湿肿痛，皆属脾土。仲景云：湿流关节，肢体烦痛。此之谓也，宜以大羌活汤主之。《内经》云：湿淫于内，治以苦温，以苦发之，以淡渗之。又云：风能胜湿。羌活、独活苦温透关节而胜湿，故以为君。升麻苦平，威灵仙、防风、苍术苦辛温发之者也，故以为臣。血壅而不流则痛，当归辛温以散之。甘草甘温，益气缓中。泽泻咸平，茯苓甘平，导湿而利小便，以淡渗之也，使气味相合，上下分散其湿也。

大羌活汤

羌活　升麻各一钱　独活七分　苍术　防风去芦　威灵仙去芦　白术　当归　白茯苓去皮　泽泻各半钱

上十味㕮咀，作一服。水二盏，煎至一盏，去滓，温服，食前一服，食后一服。忌酒面生冷硬物。

中寒治验

参政商公，时年六旬有二，元[1]有胃虚之证。至元己巳夏，上都住，时值六月，霖雨大作，连日不止。因公务劳役过度，致饮食失节，每旦则脐腹作痛，肠鸣自利，须去一二行乃少定，不喜饮食，懒

① 元：本来。

于言语，身体倦困，召予治之。予诊其脉沉缓而弦，参政以年高气弱，脾胃宿有虚寒之证，加之霖雨及劳役，饮食失节，重虚中气。《难经》云：饮食劳倦则伤脾。不足而往，有余随之。若岁火不及，寒乃大行，民病鹜溏。今脾胃正气不足，肾水必挟木势，反来侮土，乃薄所不胜乘所胜也。此疾非甘辛大热之剂，则不能泻水补土，虽夏暑之时，有用热远热之戒。又云：有假者反之，是从权而治其急也。《内经》云：寒淫于内，治以辛热。干姜、附子辛甘大热，以泻寒水，用以为君。脾不足者，以甘补之。人参、白术、甘草、陈皮苦甘温以补脾土。胃寒则不欲食，以生姜、草豆蔻辛温治客寒犯胃。厚朴辛温厚肠胃，白茯苓甘平助姜附，以导寒湿。白芍药酸微寒，补金泻木，以防热伤肺气为佐也，不数服良愈。

附子温中汤　治中寒腹痛自利，米谷不化，脾胃虚弱，不喜饮食，懒言语，困倦嗜卧。

干姜炮　黑附子炮，去皮脐，各七钱　人参去芦　甘草炙　白芍药　白茯苓去皮　白术各五钱　草豆蔻面裹煨，去皮　厚朴姜制　陈皮各三钱

上十味㕮咀。每服五钱，或一两，水二盏半，生姜五片，煎至一盏三分，去滓，温服，食前。

时不可违

中书左丞张仲谦，年五十二岁，至元戊辰春正月，在大都患风证，半身麻木。一医欲汗之，未决可否，命予决之。予曰：治风当通因通用，汗之可也。然此地此时，虽交春令，寒气独存，汗之则虚其表，必有恶风寒之证。仲谦欲速瘥，遂汗之，身体轻快。后数日，再来邀予视之，曰：果如君言，官事繁剧，不敢出门，当如之何？予曰：仲景云大法夏宜汗，阳气在外故也。今时阳气尚弱，初出于地，汗之则使气亟夺，卫气失守，不能肥实腠理，表上无阳，见风必大恶矣。《内经》曰：阳气者卫外而为固也。又云：阳气者若天与日，失

其所则折寿而不彰。当汗之时，犹有过汗之戒，况不当汗而汗者乎？遂以黄芪建中汤加白术服之，滋养脾胃，生发荣卫之气，又以温粉扑其皮肤，待春气盛，表气渐实，即愈矣。《内经》曰：心不可伐，时不可违。此之谓也。

黄芪建中汤见劳倦门，于方中加白术

【点评】本卷共记载了6个案例。67岁的中书右丞姚公茂以头面赤肿、足胫寒甚的上热下寒证为主证，罗氏上刺血以散热，下艾灸以助阳，又开具清热解毒的既济解毒汤治疗，患者不旬日而愈。上热下寒是阴阳交互不良的一类病证，临床很常见，罗氏的这一医案能给后人很多启发。30多岁的真定府赵吉夫为四肢逆冷的热厥证，他医误用热药后出现危象，罗氏初用大承气汤，继用黄连解毒汤，再用白虎加人参汤而治愈，提醒医家临证当细察，不然“差之毫厘，谬之千里”。真定韩君祥因天令暑热，冷物伤脾，又过服通圣散、三一承气汤、白虎加人参汤、黄连解毒汤等寒凉药，一误再误，致阴气大胜，阳气欲绝，发为阴黄。罗氏指出，虽值六月盛暑之时，也不能按湿热论治，当用茵陈附子干姜汤。29岁的真定府张大手指、膝髌关节肿痛、难以屈伸，罗氏断定此因嗜酒加之时气导致湿气大胜，流于关节而致，处方大羌活汤，并详细解释了配伍原理。现代痛风病的治疗可以参考此方。62岁的参政商公腹泻，虽有“夏暑之时，有用热远热之戒”，若病为虚寒之证，也当以辛热之药治之，罗氏处方附子温中汤。52岁的中书左丞张仲谦半身麻木，不当汗时而汗之，至严重恶风，后以黄芪建中汤加白术而愈，罗氏希望通过此案来说明《内经》“心不可伐，时不可违”的治病原则，即治疗时当考虑季节因素，因时制宜。

卷二十四　医验纪述

阴证阳证辨

静江府提刑李君长子，年一十九岁，至元壬午四月间，病伤寒九日。医者作阴证治之，与附子理中丸数服，其证增剧。别易一医作阳证，议论差互，不敢服药。李君亲来邀请予为决疑，予避嫌辞。李君拜泣而告曰：太医若不一往，犬子只待死矣。不获已遂往视之，坐间有数人。予不欲直言其证，但细为分解，使自忖度之。凡阳证者，身须大热而手足不厥，卧则坦然，起则有力，不恶寒，反恶热，不呕不泻，渴而饮水，烦躁不得眠，能食而多语，其脉浮大而数者，阳证也。凡阴证者，身不热而手足厥冷，恶寒蜷卧，面向壁卧，恶闻人声，或自引衣盖覆，不烦渴，不欲食，小便自利，大便反快，其脉沉细而微迟者，皆阴证也。诊其脉沉数得六七至，其母云，夜来叫呼不绝，全不得睡，又喜冰水。予闻其言，阳证悉具，且三日不见大便，宜急下之。予遂秤酒煨大黄六钱、炙甘草二钱、芒硝二钱，水煎服之。至夕下数行，燥粪二十余块，是夜汗大出。翌日又往视之，身凉脉静矣。予思《素问·热论》云：治之各通其脏腑。故仲景述《伤寒论》，六经各异，传受不同。《活人书》亦云：凡治伤寒，先须明经络。若不识经络，触途冥行，前圣后圣，其揆一也。昧者不学经络，不问病源，按寸握尺，妄意疾证，不知邪气之所在，动致颠要，终不肯悔。韩文公曰：医之病病在少思。理到之言，勉人学问，救生之心重矣。

解惑

省郎中张子敬，六十七岁，病眼目昏暗，唇微黑色，皮肤不泽，六脉弦细而无力。一日出示治眼二方，问予可服否？予曰：此药皆以黄连大苦之药为君，诸风药为使，凡人年五十，胆汁减而目始不明。《内经》云：土位之主，其泻以苦。诸风药亦皆泻土，人年七十，脾胃虚而皮肤枯，重泻其土，使脾胃之气愈虚，而不能营运营卫之气，滋养元气。胃气不能上行，膈气吐食诸病生焉。又已年高衰弱，起居皆不同，此药不可服。只宜慎言语，节饮食，惩忿窒欲，此不治之治也。子敬以为然。明年春，除关西路按察使，三年致仕还，精神清胜，脉遂平和，此不妄服寒药之效也。《内经》曰：诛罚无过，是谓大惑，解之可也。

执方用药辨

省掾曹德裕男妇，三月初病伤寒八九日，请予治之。脉得沉细而微，四肢逆冷，自利腹痛，目不欲开，两手常抱腋下，昏昏嗜卧，口舌干燥。乃曰前医留白虎加人参汤一服，可服否？予曰：白虎虽云治口燥舌干，若执此一句亦未然。今此证不可用白虎者有三。《伤寒论》云：立夏以前，处暑以后，不可妄用，一也；太阳证无汗而渴者不可用，二也；况病人阴证悉具，其时春气尚寒，不可用，三也。仲景云：下利清谷，急当救里，宜四逆汤。遂以四逆汤三两加人参一两，生姜十余片，连须葱白九茎，水五大盏，同煎至三盏，去滓，分三服，一日服之。至夜利止，手足温。翌日大汗而解，继以理中汤数服而愈。孙真人《习业篇》云：凡欲为太医[①]，必须谙《甲乙》《素问》《黄帝针经》《明堂流注》《十二经》《三部九候》《本草》《药性》，仲

① 太医：当为“大医”，下同。

景、叔和并须精熟，如此方为太医。不尔，犹无目夜游，动致颠陨，执方用药者，再斯可矣。

过汗亡阳变证治验

中山王知府次子薛里，年十三岁，六月十三日暴雨方过，池水泛溢，因而戏水，衣服尽湿，其母责之。至晚，觉精神昏聩，怠惰嗜卧。次日，病头痛身热，腿脚沉重。一女医用和解散发之，闭户塞牖，覆以重衾，以致苦热不胜禁，遂发狂言，欲去其衾。明日，寻衣撮空，又以承气汤下之。下后语言渐不出，四肢不能收持，有时项强，手足瘛疭，搐急而挛，目左视而白睛多，口唇肌肉蠕动，饮食减少，形体羸瘦。命予治之，具说前由。予详之，盖伤湿而失于过汗也。且人之元气，起于脐下肾间，动气周于身，通行百脉。今盛暑之时，大发其汗，汗多则亡阳，百脉行涩，故三焦之气，不能上荣心肺，心火旺而肺气焦，况因惊恐内蓄。《内经》曰：恐则气下。阳主声，阳既亡而声不出也。阳气者，精则养神，柔则养筋。又曰：夺血无汗，夺汗无血。今发汗过多，气血俱衰，筋无所养，其病为痓，则项强手足瘛疭，搐急而挛。目通于肝，肝者，筋之合也。筋既燥而无润，故目左视而白睛多。肌肉者，脾也。脾热则肌肉蠕动，故口唇蠕动，有时而作。经云：肉痿者，得之湿地也。脾热者，肌肉不仁，发为肉痿。痿者，痿弱无力，运动久而不仁。阳主于动，今气欲竭，热留于脾，故四肢不用，此伤湿过汗而成坏证明矣。当治时之热，益水之原救其逆，补上升生发之气。《黄帝针经》曰：上气不足，推而扬之。此之谓也，以人参益气汤治之。《内经》曰：热淫所胜，治以甘寒，以酸收之。人参、黄芪之甘温，补其不足之气而缓其急搐，故以为君。肾恶燥，急食辛以润之。生甘草甘微寒，黄柏苦辛寒以救肾水而生津液，故以为臣。当归辛温和血脉，橘皮苦辛，白术苦甘，炙甘草甘温，益脾胃，进饮食。肺欲收，急食酸以收之。白芍药之酸微寒，以收耗散之气，而补肺金，故以为佐。升麻、柴胡苦平，上升生发不足之气，故以为使，乃从阴引阳之谓也。

人参益气汤

黄芪五分　人参　黄柏去皮　升麻　柴胡　白芍药各三分　当归　白术　炙甘草各二分　陈皮三分　生甘草二分

上十一味㕮咀，都为一服。水二盏半，先浸两时辰，煎至一盏，去滓，热服。早食后，午饭前，各一服。投之三日后，语声渐出，少能行步，四肢柔和，食饮渐进，至秋而愈。

用热远热从乎中治

郝道宁友人刘巨源，时年六十有五，至元戊寅夏月，因劳倦饮食不节，又伤冷饮，得疾。医者往往皆以为四时证，治之不愈。逮十日，道宁请太医罗谦甫治之。诊视曰：右手三部脉沉细而微，太阴证也。左手三部脉微浮而弦，虚阳在表也，大抵阴多而阳少。今所苦身体沉重，四肢逆冷，自利清谷，引衣自覆，气难布息，懒语言，此脾受寒湿，中气不足故也。仲景言下利清谷，急当救里，宜四逆汤温之。《内经》复有用热远热之戒，口干但欲嗽水不欲咽，早晨身凉而肌生粟，午后烦躁，不欲去衣，昏昏睡而面赤，隐隐红斑现于皮肤，此表实里虚故也。内虚则外证随时而变，详内外之证，乃饮食劳倦，寒伤于脾胃，非四时之证明矣。治病必察其下，今适当大暑之时，而得内寒之病，以标本论之，时为标也，病为本也。用寒则顺时而违本，用热则从本而逆时，此乃寒热俱伤，必当从乎中治。中治者，温之是也。遂以钱氏白术散，加升麻，就本方加葛根、甘草以解其斑，少加白术、茯苓以除湿而利其小便也。人参、藿香、木香安脾胃，进饮食。㕮咀，每服一两，煎服，再服斑退而身温，利止而神出。次服异功散、治中汤辛温之剂，一二服，五日得平。止药，主人曰：病虽少愈，勿药可乎？罗君曰：药，攻邪也。《内经》曰：治病以平为期。

邪气既去，强之以药，变证随起。不若以饮食调养，待其真气来复，此不药而药、不治而治之理存焉。从之，旬日良愈。噫！谦甫之为医，深究《内经》之旨，以为据依，不为浮议之所摇，胸中了然而无所滞，岂验方而用药者比也？巨源友旧，朝夕往视之，故得其详，不可不录之以为戒。五月二十五日郝道宁谨题。

病宜早治

仲景《伤寒论》曰：凡人有疾，不时即治，隐忍冀瘥，以成痼疾。小儿女子，益以滋甚。时气不和，便当早言。若不早治，真气失所。邪方萌动，无惮劬[①]劳，不避晨夜而即治之，则药饵针艾之效，必易为之。不然，患人忍之，数日乃说，邪气极盛而病极，成而后施治，必难为力。《内经》曰：其善治者治皮毛，其次治肌肤，其次治六腑，其次治五脏。治五脏者，半死半生矣。正以谓此。昔桓侯怠以皮肤之微疾，以至骨髓之病，虽悔何及？戊午春，桃李始华，雨雪厚寸许，一园叟遽令举家执梃击树，尽堕其雪。又焚束草于其下以散其寒，使冲和之气未伤而复，是年他家果皆不成熟，独此园大熟。噫！果木之病，治之尚有不损，况人之有病，可不早治乎？故《金匮玉函》云：生候长存，形色未病，未入腠理，针药及时，脉浮调节，委以良医，病无不愈者矣！

【点评】本卷共记载了5个案例。在19岁静江府提刑李君长子伤寒阴证阳证难辨案中，罗氏仔细描述了阴证与阳证的鉴别要点，并特别强调识经络的重要性：“《活人书》亦云：凡治伤寒，先须明经络。若不识经络，触途冥行，前圣后圣，其揆一也。昧者不学经络，不问病源，按寸握尺，妄意疾证，不知邪气之所在，动致颠要，终不肯悔。”值得细读。67岁省郎中张子敬眼目

① 劬（qú 渠）：劳苦。

昏暗案，罗氏分析了高年眼疾不可用寒药的原理，嘱患者“慎言语，节饮食，惩忿窒欲”，结果不治而治。罗氏以省掾曹德裕男妇案分析了伤寒虽口干舌燥不可用白虎汤的3种情况；以13岁中山王知府次子薛里案，分析了伤湿后大发其汗至亡阳危证，后以人参益气汤治愈的机理。65岁郝道宁友人刘巨源案，为郝氏记录的罗氏治验。患者因夏月脾受寒湿，出现四肢逆冷、自利清谷，本当用四逆汤温之，但因《内经》有“用热远热”之诫，遂以钱氏白术散治之而愈，此方平和，补益中焦，故罗氏提出了“用热远热从乎中治”的治则。最后一段则专门论述了“病宜早治”的重要性。

卫生宝鉴补遗

罗谦甫先生《卫生宝鉴》一书，分门别类，纤悉俱备，惟治伤寒之法，虽纪述一二而不全录，盖以其一门理趣幽深，未易殚举，况其玄机妙旨，已备于仲景以下历代名医书中。先生之意，欲使可医者究心寻绎，庶得其奥，今犹恐遐方僻壤，临病仓猝，医者欲求全书检阅，岂可得乎？故粗述仲景诸公治内伤外感经验方，并中暑方，附刊卷末，名曰补遗。庶免卤莽灭裂之辈，妄投匕剂，误伤于人耳，若欲究其极致，则仲景治外感三百九十七法，一百一十三方，东垣治内伤初中末三法，及历代名医方论，具有全书，诚能刻意推求，以施治疗而全人生，亦仁者之用心也，兹不能尽述云。

外感伤寒等证

表证

头疼发热，或鼻塞声重，四时俱用芎术香苏散治之即局方香苏散加芎术。

芎术香苏散

川芎　香附　紫苏各四两　甘草一两，炙　苍术　陈皮各二两

上剉。每服三五钱，水煎，去滓，热服，不拘时候，日三服。

伤风伤冷，鼻塞声重，头痛目眩，四肢拘倦，咳嗽多痰，胸满气短。证重者，三拗汤治之，轻者金沸草散治之。

局方三拗汤

麻黄不去根节　杏仁不去皮尖　甘草不炙。各等分

上剉。每服五钱，生姜五片，水煎，通口服，被覆取汗。

局方金沸草散　又治时行寒疫，壮热恶风

旋覆花去梗　麻黄去节　前胡各三两　荆芥穗四两　甘草炒　半夏汤泡，姜汁浸　赤芍药各一两

上七味。每服五钱，水一盏半，生姜三片，枣一枚，煎八分，去滓，温服，不拘时候。

头疼项强，发热恶寒，肢体拘急，骨节烦疼，腰脊强痛，胸膈烦满，四时用消风百解散治之。春初秋末，用葛根解肌汤治之。

局方消风百解散

荆芥　白芷　陈皮去白　苍术　麻黄去节，各四两　甘草炙，二两

上六味。每服五钱，水一盏半，生姜三片，乌梅一枚，连须葱白三寸，煎至八分，去滓，温服，不拘时候。

局方葛根解肌汤

葛根四两　麻黄三两，去根节　芍药　甘草炙　黄芩各二两，冬寒可去之，如病人有郁蒸热，可斟酌用之　肉桂一两，天气热时可去之，冬寒斟酌用之

上六味。每服五钱，水一盏半，枣一枚擘破，煎八分，去滓，稍热服，不以时候，汗出为度。

头痛项强，壮热恶寒，身体烦疼，目睛痛，多寒壅咳嗽，鼻塞声重，春夏秋俱用败毒散治之，冬用十神汤治之，春秋若寒亦用。

局方败毒散

人参　茯苓　甘草炙　前胡　川芎　羌活　独活　桔梗　柴胡　枳壳

上十味，各等分。每服五钱，水一盏半，生姜、薄荷各少许，煎至八分，去滓，温服，不拘时候。

局方十神汤

陈皮去白　麻黄去根节　川芎　甘草炙　香附　紫苏去粗梗　白芷　升麻　芍药各四两　干葛十四两

上十味。每服五钱，水一盏半，生姜五片，煎至八分，去滓，热服，不拘时候。如发热头痛，加连须葱白三茎；如中满气实，加枳壳数片，同煎服。

伤寒发热头痛，四时用十味芎苏散治之。

十味芎苏散

川芎七钱　紫苏　干葛各二钱半　柴胡　茯苓各半两　甘草三钱　半夏六钱　枳壳炒，三钱　陈皮三钱半　桔梗生，二钱半

上剉。每帖五钱，水二盏，姜三片，葱白二根，煎一盏，去滓，不拘时候服。

伤寒热毒烦闷口燥，或干呕，用黄连解毒汤治之。春暖夏暑秋热，皆可用之，虽冬寒，若病人旧有郁热，亦可用也。

黄连解毒汤

黄连　黄柏　黄芩　大栀子各半两

上四味。每服五钱，水煎，温服。如腹满呕吐，或欲作利，加半夏三枚、厚朴二钱、茯苓四钱、生姜三片，煎服。

表证不解，下证未全，或燥热沸结，心烦不得眠，烦渴，头昏唇焦，咽燥目赤，或便溺秘结，证轻者用凉膈散治之，夏宜用之。如春秋久病人旧有郁热者，亦宜用之。

洁古凉膈散出《医学启源》，与《局方》分两不同

连翘一两　山栀　大黄　黄芩　薄荷叶各半两　甘草一两半　朴硝二钱半

上七味。每服五钱，水一盏半，竹叶七片，蜜少许，煎至八分，去滓，食后，温服。如或咽痛涎嗽，加桔梗一两、荆芥穗半两。或咳而呕，加半夏半两、生姜三片。或鼻衄呕血，加当归、芍药各半两，生地黄一两。或淋者，加滑石四两、茯苓一两。或风眩头痛，加川芎、防风各半两，石膏三两。或有酒毒，加葛根一两。或斑疹，加葛根、荆芥穗、赤芍药、川芎、防风、桔梗各半两。凡言加减者，皆自本方中加减也。

宣明双解散

防风　川芎　当归　芍药　大黄　薄荷　麻黄不去节　连翘　芒硝各半两　石膏　黄芩　桔梗各一两　滑石　甘草各三两　荆芥　栀

子 白术各一钱 生姜三片。以上即防风通圣散 滑石六两 甘草一两。以上即益元散

上二十味。每服五钱，葱白五寸，生姜三片，水煎服。

伤寒七八日，邪毒不解，表里俱热，心胸大烦，头痛自汗，大渴饮水，燥干，脉滑数而实，或长而实，用启源白虎汤治之，夏热时用。如上证脉洪大，可加人参。如鼻中气短促上喘，脉洪大而虚无力，或微迟，则内伤治。

启源白虎汤

知母一两半 甘草一两，炙 粳米一两 石膏四两，乱纹者，另为末

上四味。每服五钱，水煎，温服。如或烦渴口干，脉洪大，加人参半两，名人参白虎汤。此药立夏后，立秋前，天气热时，可服；立夏前，立秋后，天气不热时，不可服。内伤气虚、血虚、脉虚之人，并不可服，此方与仲景方，分两不同。

伤寒四五六日，蒸热发作，身热或恶风，或筋脉拘急，身体疼痛，寒热往来，或胸满胁痛，或自汗，四时俱用仲景小柴胡汤治之。

仲景小柴胡汤

柴胡八两 黄芩 人参 甘草炙，各三两 半夏三两半

上五味。每服五钱，水一盏半，生姜五片，枣子一枚，煎至八分，去滓，热服，不拘时候。

里证

伤寒四五日，或十余日，邪结在里，大便秘涩，腹满，或胀痛，或绕脐刺痛，或谵语，或心下痞硬，脉长，脉沉实，或下利心下坚硬，或已经下，其脉浮沉尚有力，用仲景大柴胡汤治之。

仲景大柴胡汤

柴胡八两 黄芩 赤芍药各三两 大黄二两 半夏二两半 枳实半两，麸炒

上六味。每服五钱，水一盏半，生姜五片，枣子一枚，煎至八分，去滓，热服，不拘时候。

恶热不恶寒，手心腋下濈濈汗出，胃中干涸，燥粪结聚，潮热，大便硬，小便如常，或腹满而喘，或谵语，脉沉而滑，用仲景调胃承气汤治之。

仲景调胃承气汤

硝一斤　甘草炙，二两　大黄四两，去皮，酒洗

上剉。每服临期斟酌多少，先煮二味熟，去滓，下硝，上火煮二三沸，顿服之。

始初发热恶寒，今汗后不恶寒，但大热发而躁，始初脉浮大，今脉洪实，或沉细数，始初惺惺，今狂语，用调胃承气汤治之方见前。

心胸连脐腹大闷，腹中疼，坐卧不安，胃闷喘急，或腹中微满不大便，用仲景小承气汤治之。

仲景小承气汤

大黄四两　厚朴二两，姜炒　枳实大者三个，炒

上剉碎二味，大黄切如棋子大。临证斟酌多少用之。

胸腹胀满，按之痛，日久不大便，小便赤涩，表里俱热，或烦渴谵妄，或狂妄不识人，或潮热懊憹，又如疟状，或大渴反不能饮，或喘急胃闷，或微喘直视，脉实数而沉，用大承气汤或三一承气汤治之。

仲景大承气汤

大黄四两，如棋子大，酒洗　厚朴八两，姜炒　枳实大者五枚，炒　芒硝二合

上四味。每服看证斟酌多少，用水三盏，先煮二物，取一盏半，去滓，纳大黄，煮取八分，去滓，纳芒硝，微煎一两沸，温服，得下，余勿服。

启源三一承气汤

大黄酒洗　芒硝　厚朴姜炒　枳实炒，各半两　甘草炙，一两

上五味。每服斟酌多少，用水一盏半，生姜三片，煎八分，热服，得利则止，未利再服。

伤寒手足温，自利不渴，腹满时痛，咽干，脉沉细，用三因治中汤治之《活人书》同。

三因治中汤

人参　干姜炮　白术　甘草炙　陈皮去白　青皮炒，各等分

上六味剉。每服五钱，水一盏半，煎七分，去滓，食前服。

半表半里证

往来寒热，或胸满胁痛，或心烦，或呕，或咳，或口苦舌干，或渴，或小便不利，或心悸脉弦，或弦紧，用小柴胡汤治之方见前。

寒热往来，大便秘涩，腹满胀痛，或时发烦躁，或已经汗后如疟，日晚发热，用大柴胡汤治之方见前。

外感有内伤证

外感风寒，内伤生冷，憎寒壮热，头目昏疼，肢体拘急，或中脘虚寒，呕逆恶心，用局方人参养胃汤治之。

局方人参养胃汤

厚朴　苍术　半夏各一两　藿香　草果　茯苓　人参各半两　甘草炙，二钱半　橘红七钱半

上九味剉。每服五钱，水一盏半，生姜七片，乌梅一枚，煎七分，去滓，热服。

外感发热头疼，内因痰饮凝滞为热，或中脘痞满，呕逆恶心，用参苏饮或藿香正气散治之。

局方参苏饮

陈皮去白　枳壳麸炒　桔梗　甘草炙　木香各半两　半夏　干葛　紫苏叶　前胡　人参　茯苓各七钱半

上十一味剉。每服五钱，水一盏半，生姜七片，枣一枚，煎七分，去滓，微热服一方不用木香。

局方藿香正气散

茯苓　白芷　大腹皮　紫苏各一两　陈皮　桔梗　白术　厚朴　半夏　甘草炙，各二两　藿香三两，去皮

上十一味剉。每服五钱，水一盏半，生姜三片，枣一枚，煎至七分，去滓，热服。如欲出汗，被盖，再煎服。

如以上证候未见愈，用小柴胡汤治之方见前。

如以上证候又未见愈，腹或满，数日不大便，用《活人书》小柴胡加芒硝汤治之。

小柴胡加芒硝汤

柴胡二两七钱　黄芩　人参　甘草炙，各二两　半夏八钱　芒硝三两

上六味剉。每服五钱，水一盏半，生姜五片，枣一枚，煎八分，去滓，下硝再煎一两沸，稍热服。

外感伤寒极证

阳证

身动而轻，言语有声，目睛了了[①]，鼻中呼吸出入能往来，口中鼻中俱气热出《此事难知》。用调胃承气汤治之方见前。

阴证

身静而重，语言无声，气少难以布息，目睛不了了，鼻中呼吸不能出入往来，口中鼻中气俱冷，水浆不入，大小便不禁，面上恶寒，有如刀刮出《此事难知》。用四逆汤及葱熨法治之。

仲景四逆汤

甘草炙，二两　干姜炮，一两半　附子一枚，生用，去皮，破八片，今宜泡用

上三味，每服斟酌多少，用水二盏，煮取八分，去滓，温服。

① 了了：清清楚楚。

活人书葱熨法

葱一束，以绳缠如饼大，切去根叶，惟存葱白长二寸许，以火烘一面令热，勿至灼火，乃以热处著病人脐，连脐下，其上以熨斗盛火熨之，令葱饼热气，透入腹中，更作三四饼。如坏不可熨，即易一饼，俟病人渐醒，手足温有汗，乃瘥，更服四逆汤以温内。

阳证似阴

手足逆冷，大便秘结，小便赤色，或大便黑硬，脉沉而滑出《活人书》，按此手足逆冷，名热厥，与阴厥不同，详见后篇厥证条下。证轻者用白虎汤，重者小承气汤治之，二方并见前。

阴证似阳

身微热，烦躁，面赤，脉沉而微出《活人书》按身微热是里寒，烦躁是阴盛，发躁，面赤是下元虚阳泛上，犹日落而霞光上天也，与阳证面赤不同。仲景少阴证面赤用四逆汤加葱白治之，方见前。

身冷，脉细沉数，烦躁，不饮水出《活人书》。此名阴盛格阳，用仲景干姜附子汤加人参治之。

仲景干姜附子汤加人参

干姜一两　附子一枚，炮去皮，破八片　人参半两

上三味。每服酌量多少，水一盏半，煎至八分，去滓，或温或凉服。

伤寒目赤而烦渴，脉七八至，东垣曰：此阴盛格阳于外，非热也。诊脉以数为热，迟为寒，今脉七八至，是热极也。然按之至骨则无脉，是无根蒂之脉，虽七八至，其下无根蒂，故知非热也出《试效文[①]》。治法用干姜附子汤加人参方见前，又用仲景白通加猪胆汁汤。

仲景白通加猪胆汁汤

葱白四茎　干姜二两　附子一枚，炮去皮，破八片　人尿五合　猪胆汁

① 试效文：明德堂本亦作“试效文”，疑误，当为“试效方”。

二合

上剉。每服酌量多少，水一盏，煮至五分，去滓，纳尿、胆汁和匀，或温或凉服，无胆亦可。

表里杂证

烦躁

烦为烦扰，躁为躁聩，皆为热证。然烦有虚烦，躁有阴躁，古人所谓阴极发躁。

阳证

五六日不大便，或心下硬而烦躁者，治用大柴胡汤或调胃承气汤方并见前。

大热干呕，呻吟错语不得眠，治用黄连解毒汤方见前。

烦躁发热，胸中烦闷，或已经汗解，内耗，胸中烦满，其证不虚不实，治用三黄泻心汤，或用竹叶石膏汤治之。

活人书三黄泻心汤

大黄　黄连各二两　黄芩一两

上剉。每服一两，百沸汤[1]二大盏，热渍之，停一时久，绞去滓，暖动分二服。

仲景竹叶石膏汤

石膏一斤　半夏二两半　甘草炙，二两　人参三两　麦门冬五两半

上剉。每服五钱，水二盏，入淡竹叶、生姜各五片，煎至一盏半，去滓，入粳米百余粒，再煎，候米熟，去米温服，不计时。

阴证此是阴极发热

手足冷或身微热，脉皆沉细微弱而烦躁者，治用四逆汤加葱白方

① 百沸汤：即白开水，以煮开多时者为佳，故称百沸汤。

见前，或白通加猪胆汁汤方见前，或用人参三白汤加竹茹，或无忧散，上四方选而用之。

人参三白汤加竹茹

白术　白芍药　白茯苓各一两　人参二两　竹茹一两

上剉。每服五钱，水二盏，生姜三片，煎八分，去滓，温服。

三因无忧散

以天南星为末，入腊月黄牛胆中，缚令紧，悬于当风避日处，候干为末，用人参半两，煎汤七分盏，调末二钱，乘热服之。迟少时，更以热人参汤投之，或入辰砂细末亦可。

舌苔

阳证

寒邪在半表半里，舌苔白滑或黄苔，治用小柴胡汤方见前。热结在里，表里俱热，舌上或白或黑，不滑而涩，治用白虎汤加人参方见前。

经曰：脏结舌上，白苔滑者难治。又曰：脏结无阳证。不往来寒热，其人反静，舌上苔滑者，不可攻也。

阴证

手足冷，舌苔黑，治用四逆汤方见前。

谵语此是语言谵妄错乱也

阳证

胃实不大便，谵语，治用大柴胡汤或调胃承气汤方并见前。

妇人伤寒，经水适断，发热恶寒，至夜谵言，此为热入血室血室者，《素问》所谓女子胞，即产肠也，治用小柴胡汤。方见前。

阴证

手足冷，脉细微而谵语，治用四逆汤方见前。

郑声此是语言郑重，如说此一语又复再说，声气无力，句不连续也

阳证

身微热，脉微弱而郑声者，治用人参三白汤方见前。

阴证

身凉，手足或冷而郑声者，治用四逆汤方见前。

呃逆仲景所谓哕，盖脐下气逆，冲上出口作声，《素问》所谓诸逆冲上，皆属于火

阳证

不虚不实而呃逆者，治用小柴胡汤方见前，或用橘皮竹茹汤，或用丁香柿蒂汤加人参。

活人书橘皮竹茹汤

橘皮一斤　青竹茹一升半　甘草炙，二两　人参半两

上剉。每服五钱，水二盏，生姜五片，枣二枚，煎八分，去滓，温服。

丁香柿蒂汤加人参

丁香　柿蒂　青皮　陈皮　人参各等分

上剉。每服三钱，水一盏半，煎七分，去滓，温服。

身热，脉虽数而呃逆者，治用人参三白汤加竹茹方见前，或用八物汤加竹茹，或用丁香柿蒂汤加人参方见前。

八物汤加竹茹

人参　白术　白茯苓　甘草　当归　熟地黄　川芎　竹茹　白芍

药各等分

上剉。每服五钱，水一盏，生姜三片，煎八分，去滓，温服。

阴证

身冷，手足或冷而呃逆者，治用四逆汤加人参方见前。如病后无他证，独见呃逆者，治用人参三白汤加当归。

人参三白汤加当归

人参　白术　茯苓　芍药　当归各等分

上剉。每服五钱，水二盏，生姜三片，煎八分，不拘时服。

发黄

阳证

身热，不大便而发黄者，用仲景茵陈蒿汤。

仲景茵陈蒿汤

茵陈六两　大黄二两　山栀子十四枚

上剉。每服酌量多少，以水三升，先煮茵陈至二升，纳二味，煮取一升，去滓服。

身热，大便如常，小便不利而发黄者，治用茵陈五苓散。

茵陈五苓散

泽泻　白术　猪苓　赤茯苓各一两半　官桂一两　茵陈三两

上剉。水煎，温服。

身热，大小便如常而发黄者，治用仲景栀子柏皮汤加茵陈。

仲景栀子柏皮汤加茵陈

栀子十五枚　甘草一两　柏皮二两　茵陈六两

上剉。水煎，温服。

阴证

皮肤凉又烦热，欲卧水中，喘呕，脉沉细迟无力而发黄者，治用茵陈四逆汤。

茵陈四逆汤

干姜一两半　甘草炙，二两　附子炮，一枚，去皮，破八片　茵陈六两

上剉。每服酌量多少，水煎，凉服。

皮肤冷，心下硬，按之痛，身体重，背恶寒，目不欲开，懒言语，自汗，小便利，大便了而不了，脉紧细而发黄者，治用茵陈四逆汤方见前。

遍身冷，面如桃李枝色，腹满，小便涩，关尺脉沉迟细而发黄者，治法先用茵陈茯苓汤以利其小便，次用茵陈四逆汤方见前，更加当归、木通。

茵陈茯苓汤

茯苓　官桂各一两　猪苓七钱半　滑石一两半　茵陈一两半　当归一两

上剉。每服五钱，水煎，温服。

发斑

阳证

斑斑如锦纹，或面部，或胸背，或四肢红赤者，胃热也；紫黑者，胃烂也。赤者，五死一生，治用玄参升麻汤，重者白虎加人参汤方见前。

三因玄参升麻汤

玄参炒　升麻　甘草炙，各半两

上剉。每服五钱，水一盏半，煎七分，温服。

阴证

斑如蚊蚤咬，痕稀少而微红，此下元阴火失守，聚在胃中，上熏于肺。肺主皮毛，故胸背皮肤发此斑也，治用大建中汤。

大建中汤

桂心　芍药　黄芪各二钱　人参　当归　甘草炙，各一钱　附子炮，半两　生姜五钱　半夏二钱半

上九味剉。每服酌量多少，水二盏，枣一枚，煎八分，去滓，温服。

发狂

阳证

发狂，烦躁，面赤，脉实，治用调胃承气汤方见前。

阴证

发狂，如肌表虽或热，以手按之则冷透手，或肩背胸膈有斑十数点，脉弦沉细，治用干姜附子汤加人参方见前。

厥逆厥者，逆也。阴阳不相顺接，故手足逆冷，冷至臂腿，名曰四肢厥逆

阳证

手足虽冷，有时或温，手足心必暖，脉虽沉伏，按之则滑，其证或畏热，或渴欲饮水，或扬手踯足，烦躁不得眠，大便秘，小便赤，此名热厥，古人所谓阳极发厥也。治用白虎汤、大承气汤、双解散、凉膈散。以上四方，详证轻重，选而用之方并见前。

阴证

四肢冷，身不热，恶心，蜷足卧，或引衣被自覆，不渴，或下利，或大便如常，脉沉微不数，或虽沉实，按之则迟弱，此名冷厥，治用通脉四逆汤，或当归四逆汤，或白通加猪胆汁汤方并见前。若病人寒热而厥，面色不泽，冒昧，两手忽无脉，或一手无脉，此是将有好汗，宜用麻黄附子甘草汤以助其汗，汗出则愈，不用药助，亦好汗必自出。

麻黄附子甘草汤

麻黄二两，去节　甘草炙，二两　附子一个，炮

上剉。每服五钱，水二盏，煎至八分，不拘时，温服。

多汗

阳证

身微热，表虚，汗出不已，或因医者发汗，以致表虚，脉不实，治用王海藏黄芪汤。

王海藏黄芪汤

黄芪　人参　白茯苓　白术　白芍药各一两　甘草七钱半　陈皮五钱

上剉。每服酌量多少，用水二盏，生姜三片，煎八分，温服。

阴证

身凉，额上手背有冷汗，治用四逆汤加人参方见前。

结胸

邪气乘虚，结于心中，硬满而痛，手不可按，其痛连脐腹坚硬，名曰大结胸；若按之心中痛，此名小结胸

心胸高起，大痛，手不可按，治用轻者枳实理中丸，重者大陷胸

丸治之。

活人书枳实理中丸

茯苓　人参各二两　枳实麸炒，十六枚　白术　干姜炮　甘草炙，各二两

上为末，炼蜜和匀。每一两作四丸，热汤化下一丸。

仲景大陷胸丸

大黄三两　葶苈炒　杏仁炒，去皮尖　芒硝各七钱半

上以前二味为末，研杏仁、芒硝如泥，和药末，丸如弹子大。每服一丸，别杵甘遂末一钱匕，白蜜一大匙，水二盏，煎至七分，顿服之，一宿乃下。如不下更服，以下为度。但甘遂性猛，宜详虚实斟酌用之。按之心中痛，脉浮滑者，治用仲景小陷胸汤。

仲景小陷胸汤

黄连二钱半　半夏六钱　瓜蒌实大者一枚，用四分之一

上以水三盏，先煎瓜蒌实至一盏半，去滓，入前药二味，煎至一盏，分作二服，利下黄涎即安。

心下痞邪气乘虚，滞于心下，满而不痛曰痞

心下满而不痛者，治用半夏泻心汤，或生姜泻心汤，或枳实理中丸方见前。

仲景半夏泻心汤

半夏一两半　黄芩　人参　甘草　干姜各二两　黄连一两　枣子十二枚，擘破

上剉。用水一斗，煮取六升，去滓，再煎取三升，温服一升，日三服。

仲景生姜泻心汤

生姜四两　甘草炙　人参　黄芩各三两　干姜　黄连各一两　半夏半升　枣子十二枚

上八味。以水一斗，煮取六升，去滓，再煎取三升，温服一升，日三服。心下痞满，心烦，腹鸣下利，治用生姜泻心汤方见前。

呕有物有声名曰呕，干呕则无物

阳证

呕而发热，或寒热，或潮热者，治用小柴胡汤方见前。

阴证

呕而身微热，或厥，或烦，小便利，脉弱者，治用四逆汤出《此事难知》，方见前。

吐有物无声名曰吐

阳证

吐而身热或不热者，治用小半夏加茯苓汤，或小半夏加橘皮汤，或干姜黄芩黄连人参汤。

活人书小半夏加茯苓汤

半夏五两　生姜八两　茯苓三两　白术　陈皮　甘草各二两

上剉。水煎服。

活人书小半夏加橘皮汤

半夏一两　陈皮半两　白术　茯苓　甘草各半两

上剉。每服五钱，水二盏，生姜十片，煎至八分，去滓，温服。

仲景干姜黄芩黄连人参汤

干姜　黄芩　黄连　人参各三两

上剉。每服五钱，水二盏，煎八分，去滓，温服。

阴证

吐而手足寒或烦躁，治用四逆汤方见前。

下利或下脓血

阳证

协热下利，脐下热，大便赤黄，或有肠垢者，治用仲景黄芩汤。

仲景黄芩汤

黄芩三两　芍药二两　甘草二两

上剉。每服五钱，水二盏，枣子三枚，煎至八分服。如呕，加半夏、生姜。

热毒入胃，下利脓血，治用仲景黄连阿胶汤。

仲景黄连阿胶汤

黄连四两　黄芩一两　芍药二两　阿胶三两　鸡子黄二个

水五升，先煮三物取二升，去滓，入胶炀尽小冷，纳鸡黄令相得，温服七合，日三服。一方无芍药、鸡子黄，有栀子仁半两。

阴证

寒毒下利，脐下寒，腹胀满，大便或黄白，或清黑，或有清谷，治用理中汤，或四逆汤，或白通汤二方见前。

仲景理中汤

人参　干姜　甘草炙　白术各等分

上剉。每服五钱，水一盏半，煎八分，去滓，稍热服，空心食前。病重者加附子。

衄血

应汗不汗，内有瘀血，故鼻衄，治用活人书犀角地黄汤主之。

活人书犀角地黄汤

芍药三钱　生地黄半两　犀角一两，如无，以升麻代之　牡丹皮一两

上剉。每服五钱，水一盏半，煎至八分，有热狂，加黄芩二两。

吐蛔

脏寒蛔上入膈，吐蛔，此胃寒乃胃虚寒，非实寒也，治用仲景理中丸。

仲景理中丸

人参　干姜　甘草炙　白术各三两

上四味细末，蜜丸，每服一两作四丸。以沸汤研一丸温服，日三四服，夜二服。

仲景乌梅丸

乌梅三百个　细辛　附子炮　官桂　人参　黄柏各六两　当归　蜀椒各四两，炒出汗　干姜十两　黄连十六两

上用苦酒浸乌梅一宿，去核，蒸捣成泥，余药为细末，和匀，入熟蜜，杵二千下，丸如桐子大。米汤送下十丸，日三服，稍加至二十丸。

烦满囊缩

此厥阴经证，其筋脉循阴器，络舌本。厥阴经受病，其筋脉劲急，故舌卷囊缩者难治，治用当归四逆汤方见前，与吴茱萸生姜汤同为一方、

吴茱萸生姜汤可加当归四逆，名曰当归四逆加吴茱萸生姜汤。

吴茱萸生姜汤

吴茱萸二两　生姜半斤切　人参

上用水煎，不拘时服。

代灸涂脐膏

附子　马兰子　蛇床子　木香　肉桂　吴茱萸各等分

上六味细末，用面一匙，药一匙，或各半匙，生姜汁和煨成膏，摊纸上，圆三寸许，贴脐下关元、气海，自晓至晚，其火力可代灸百壮，脐痛亦可贴之。

头大此邪热客心肺，上攻头目为肿盛，俗云大头天行病

头面肿盛，目不能开，上喘，咽喉不利，舌干口燥，治用试效方普济消毒饮子。

试效方普济消毒饮子

黄芩　黄连各半两　人参三钱　橘红　玄参　生甘草　柴胡桔梗各二钱　鼠粘子　马勃　板蓝根各一钱　僵蚕炒　升麻各五分　连翘一钱

上十四味细末。半以汤调，时时服之，半用蜜丸，口噙化之。或加防风、薄荷、川芎、当归身，㕮咀。或大便硬，加酒煨大黄一钱或二钱以利之，如肿势盛大，宜针刺之。

瘥后劳复此是病瘥已好，或因饮食或因动作而再病者，曰劳复

瘥后又头重目眩，治用小柴胡汤方见前。

瘥后又自热无汗，神气不清爽，治用小柴胡汤方见前。

瘥后又身热无汗，心下大烦，骨节疼痛，目眩，恶寒，食则呕，用三因橘皮汤。

三因橘皮汤

橘皮一两半　甘草炙，半两　人参二钱半　竹茹半两

上剉。每服五钱，水一盏半，生姜三片，枣子一枚，煎七分，食前服。

瘥后面肿，或腰以下肿，治用索矩三和汤。

索矩三和汤

橘皮　厚朴　槟榔　白术各三两　甘草炙　紫苏各二两，去粗梗　木通　海金沙各一两

上剉。每服五钱，水一盏，生姜三片，煎至八分，温服。

如鼻上有汗出，必气血和而自愈。

人病瘥后，虚烦不得眠，此胆寒也，治用三因温胆汤。

三因温胆汤

半夏　枳实　竹茹各二两　橘皮三两　甘草一两　白茯苓一两

上六味剉。每服酌量多少，水一盏半，生姜五片，枣一枚，煎七分，去滓，食前，温服。

阴阳易伤寒新愈，因行房得病，男如此曰阳易，女如此曰阴易，如阴阳易病，见舌吐出者必死

男子阳易病，头重不欲举，眼中生花，腰踝内连腹痛，身重少气，阴肿入里，腹内绞痛，治用烧裩[①]散、通脉四逆汤、当归四逆汤。

仲景烧裩散

取其妇人裩裆近隐处者，烧灰细研，服方寸匕，日三服。小便即利，阴头微肿则愈。如妇人病，则烧男子裩裆。

仲景通脉四逆汤

甘草炙，二两　干姜三两，炮　附子大者一枚，炮，去皮，破八片

上剉。每服酌量多少，水煎，去滓，调服烧裩散。

① 裩（kūn 昆）：满裆裤。

当归四逆汤

当归　桂枝　芍药　细辛各三两　甘草炙　通草各二两　枣子二十五枚

上剉。每服酌量多少，水煮，去滓，调服烧裩散。

妇人阴易病，热气上冲胸，手足拘急，搐搦如中风状，治用活人书青竹茹汤。

活人书青竹茹汤

栝楼根无黄者，二两　青竹茹半斤，淡竹上刮

上剉。以水二升半，煎至一升二合，分作三服。

妇人阳易病，小腹急痛，腰胯四肢举动不已，身无热，治用活人书当归白术汤。

活人书当归白术汤

白术　当归　桂枝　附子炮　甘草炙　芍药　黄芪　人参各二钱半　生姜半两

上剉。用水三升，煎至一升半，分作二服，通口服一盏，食顷再服，温覆微汗瘥。

内伤似外感证

始为热中病似外感阳证

头痛大作，四肢疰闷，气高而喘，身热而烦，上气，鼻息不调，四肢困倦不收，无气以动，无气以言，或烦躁闷乱，心烦不安，或渴不止。病久者，邪气在血脉中有湿，故不渴；如病渴是心火炎上克肺金，故渴。或表虚不任风寒，目不欲开，恶食，口不知味，右手气口脉大，大于左手人迎三倍，其气口脉急大而数，时一代而涩。涩是肺之本脉，代是无气不相接，乃脾胃不足之脉。大是洪大，洪大而数，

乃心脉刑肺，急是弦急，乃肝木挟心火克肺金也。其右关脾脉，比五脉独大而数，数中时显一代，此不甚劳役，是饮食不节，寒温失所，则无右关胃脉损弱，隐而不见，惟内显脾脉如此也。治用补中益气汤。

补中益气汤

黄芪半钱，病甚者一钱　人参　橘皮　当归身　白术各三分　炙甘草五分　升麻　柴胡各二分

上八味剉，都作一服。水二盏，煎至一盏，去滓，温服，早饭后，临病斟酌轻重加减。

末传寒中病似外感阴证

腹胀，胃脘当心痛，四肢两胁膈咽不通，或涎唾，或清涕，或多溺，足下痛，不能任身履地，骨乏无力，喜睡[①]，两丸多冷，阴阴作痛，或妄见鬼状，梦亡人，腰背胛眼腰脊皆痛，不渴不泻，脉盛大以涩，名曰寒中，治用神圣复气汤、白术附子汤、草豆蔻丸。

神圣复气汤

柴胡一钱　藁本八分　防风半钱　羌活一钱　人参半钱　干姜炮，一钱三分　甘草八分　升麻七分　半夏七分，汤泡七次　白葵花五朵，去心细剪　当归身六分，酒洗　郁李仁五分，另研泥　黑附子炮制，去皮脐，三分

上件剉。用水五盏，同煎至二盏，入

黄芪一钱　橘红五分　草豆蔻仁面裹烧熟去皮，一钱

上入在内，再煎至一盏，再入下项药

黄柏五分，酒浸　黄连酒浸　枳壳　生地黄酒洗，各三分

以上四味，预一日另用新水浸，又次入

华细辛根二分　川芎细末，三分　蔓荆子三分

预一日用新水半大盏，分作二处浸，此三味，并黄柏等前正药，

① 睡：明德堂本作“唾”。

作一大盏，不去滓，入此浸药，再上火煎，至一大盏，去滓，稍热服，空心。又能治咬颊、咬唇、咬舌、舌根强硬等证如神。忌肉汤及食肉，使不助经络中火邪也。大抵肾与膀胱经中有寒，元气不足者，皆宜服之。于月生月满时，隔三五日一服，如病急不拘时分。

白术附子汤

白术　附子　苍术　陈皮　厚朴　半夏　茯苓　泽泻各一两　猪苓半两　肉桂四钱

上十味㕮咀。每服五钱，水一盏，生姜三片，煎至半盏，食前温服，量虚实加减。

草豆蔻丸　治胃脘当心而痛。

草豆蔻四钱，面裹煨熟　生甘草三分　半夏一钱　大麦蘖一钱半　益智　陈皮　吴茱萸汤泡去苦　僵蚕　黄芪各八分　桃仁七分　青皮　当归身各六分　曲末四分　姜黄四分　人参八分　熟甘草六分　泽泻一分　柴胡四分，详胁下痛多少加之

上十八味，除桃仁另研如泥外，为极细末，同研，汤浸蒸饼为丸如桐子大。每服二十丸，熟汤送下，旋斟酌多少服之。

似外感阳明中热证

有天气大热时，劳役得病，或路途劳役，或田野中劳役，或身体怯弱，食少劳役，或长斋久素，胃气久虚劳役，其病肌体壮热，躁热闷乱，大恶热，渴饮水，此与阳明伤寒热白虎汤证相似。鼻口中气短促上喘，此乃脾胃久虚，元气不足之证，身亦疼痛。至日西作，必谵语热渴，闷不止，脉洪大空虚，或微弱，白虎汤证其脉洪大有力，与此内伤中热不同，治用清暑益气汤。

清暑益气汤

人参　白术　陈皮　神曲　泽泻各半钱　黄芪一钱半，少汗者减半钱　甘草炙　黄柏酒浸　葛根　青皮　当归身　麦门冬各三分　苍术一钱

半　升麻一钱　五味子九枚

上十五味剉，作一服。水二盏，煎至一盏，去滓，稍热服，食远。

似外感恶风寒证

有因劳力坐卧阴凉处，后病表虚，不任风寒，少气短促，懒言语声，困弱无力。此因劳役辛苦，肾中阴火沸腾，后因脱衣，或沐浴歇息于阴凉处，其阴火不行，还归皮肤，腠理极虚无阳，被风与阴凉所遏，以此表虚不任风寒，与外感恶风相似，不可同外感治，宜用补中益气汤方见前。

似外感杂证

劳役形体，饮食失节，脾胃中州，变寒走痛而发黄，治用小建中汤，或大建中汤，或理中汤方见前。

小建中汤

芍药六两　桂枝　甘草各二两　大枣七个　生姜三两　胶饴一升

上㕮咀。以水七升，煎至三升，去滓，入胶饴，更上微火消解，温服一升，日三服。

长夏湿热胃困

有长夏五六月湿热之时，人困倦，四肢不收，精神短少，胸满短气，肢节疼痛，气促而喘，身热而烦，或大便泄利而黄，或白泔色，或渴，或不渴，或不饮食，或小便频数而黄，治用清暑益气汤方见前。

五苓散　治中暑烦渴，身热头痛，霍乱吐泻，小便赤少，或饮水即吐，亦宜服之。

泽泻二十五两　白术十五两　赤茯苓去皮，十五两　猪苓去皮，十五两　肉桂去粗皮，十两

上为细末。每服二钱，热汤调下，不拘时服。

缩脾饮　解伏热，除烦渴，消暑毒，止吐利。霍乱之后，服热药太多致烦躁者，并宜服之。

缩砂仁　干葛　乌梅肉　白扁豆各二两　草果煨，去壳　甘草炙，各四两

上㕮咀。每服五钱，水二盏，煎至一盏，不拘时，任意代熟水饮之，极妙。

枇杷叶散　治中暑伏热，引饮太过，脾胃伤冷，饮食不化，胸膈痞闷，呕哕恶心，头目昏眩，口干烦渴，肢体困倦，全不思食，或阴阳不和，致成霍乱，吐利转筋，烦躁引饮。

枇杷叶去毛，炙，半两　香薷三分　白茅根　麦门冬各一两，去心　丁香　甘草炙　干木瓜各一两　陈皮去白焙，半两　厚朴去皮，姜汁炙，各半两

上为末。每服二钱，温水调下，烦躁用新汲水调下，不拘时服。小儿亦可服，量岁数减少与之。

桂苓甘露饮　治伏暑引饮过度，肚腹膨胀，霍乱泻利，并皆治之。

白术　猪苓去皮　白茯苓去皮　滑石研，各二两　甘草炙　寒水石研　泽泻各一两　肉桂去皮，半两

上为末。每服三钱，热汤或冷水调下，不拘时服，入蜜少许亦好。

黄连香薷汤　治伏暑引饮，口燥咽干，或吐或泻，及治脏腑冷热不调，饮食不节，或食腥脍生冷过度，或起居不节，或露卧湿地，或当风取凉，而风冷之气，归于三焦，传于脾胃。脾胃得冷，不能消化水谷，致令真邪相干，肠胃虚弱，饮食变乱于肠胃之间，便致吐利，心腹疼痛，霍乱气逆。有心痛而先吐者，有腹痛而先利者，有吐利俱发者，有发热头痛体疼而复吐利虚烦者，或但吐利心腹刺痛者，或转

筋拘急疼痛，或但呕而无物出，或四肢逆冷而脉欲绝，或烦闷昏塞而欲死者，此药悉能主之。

黄连四两　香薷一斤　白扁豆微炒，半斤　厚朴去皮，姜汁炙熟，半斤

上吹咀。每服五钱，水二盏，入酒少许，煎至一盏，沉冷，不拘时服。

消暑十全饮　消暑气，进饮食。

人参　厚朴姜制　白术　香薷　木瓜　白扁豆　黄芪　陈皮　白茯苓　甘草各等分

上吹咀。每服五钱，水二盏，生姜三片，煎至一盏，不拘时服。

六和汤　治心脾不调，气不升降，霍乱转筋，呕吐泄泻，寒热交作，痰喘咳嗽，胸膈痞满，头目昏痛，肢体浮肿，嗜卧怠惰，小便赤涩，并伤寒阴阳不分，冒暑伏热烦闷，或成痢疾，中酒烦渴，畏食，妇人胎前产后，并宜服之。

半夏　杏仁　缩砂仁　人参　甘草各一两　赤茯苓　藿香　木瓜　白扁豆各二两　香薷　厚朴各四两

上吹咀。每服五钱，水二盏，生姜三片，枣一枚，煎至一盏，不拘时服。

大顺散　治冒暑伏热，引饮过多，脾胃受湿，水谷不分，清浊相干，阴阳气逆，霍乱呕吐，脏腑不调。

甘草三斤　干姜四斤　杏仁去皮尖炒，四斤　肉桂去粗皮，四斤

上为末。每服三钱，白汤调下，不拘时服。

益元散　治中暑身热，小便不利，此药性凉，除胃脘积热。

滑石六两　甘草一两

上为细末。每服三钱，用热汤或冷水调下。如欲发汗，以葱白、豆豉调汤下，不拘时服。

【点评】从开篇一段文字来看，本卷补遗内容应该是罗氏之学生根据其旨意所做的补充。补遗的目的很明确，即补全有关

伤寒的治方，“欲使可医者究心寻绎，庶得其奥，今犹恐遐方僻壤，临病仓猝，医者欲求全书检阅，岂可得乎？故粗述仲景诸公治内伤外感经验方，并中暑方，附刊卷末，名曰补遗。庶免卤莽灭裂之辈，妄投匕剂，误伤于人耳”。故本卷主要记载了大量常用的治疗外感证的方药，分类也别具一格、重点突出，且简单、清晰、明了。先分表证、里证、半表半里证、外感有内伤证、外感伤寒急证。而表里杂证则按伤寒病中常见的症状、体征细分为烦躁、舌苔、谵语、郑声、呃逆、发黄等21类。为了辨别类似伤寒的内伤病，又专分出内伤似外感证、似外感阳明热证、似外感恶风寒证、似外感杂证。最后是长夏湿热胃困类方。补遗内容虽然不能涵盖伤寒的全部治方，但最常用、最重点的方基本已包括，其中大多为仲景方，也有出自宋代《太平惠民和剂局方》、朱肱《类证活人书》的方剂，亦有罗氏师爷张元素、师父李东垣等医家治伤寒的经典方。分类科学，实用而方便，值得大家学习。

方名索引

四画

五画

六画

七画

八画

九画

十画

十一画

十二画

十三画

十四画及以上